包括的腎代替治療

編著 鶴屋和彦 九州大学大学院包括的腎不全治療学

株式会社 新興医学出版社

Integrated Renal Replacement Therapy for Chronic Kidney Disease

compiled work
Kazuhiko Tsuruya

Department of Integrated Therapy for Chronic Kidney Disease,
Kyushu University Graduate School of Medical Sciences

© First edition, 2012 published by
SHINKOH IGAKU SHUPPAN CO., LTD TOKYO.
Printed & bound in Japan

執筆者一覧

編 者

鶴屋　和彦　　九州大学大学院包括的腎不全治療学　准教授

執筆者（執筆順）

鶴屋　和彦　　九州大学大学院包括的腎不全治療学　准教授
吉田　寿子　　九州大学大学院包括的腎不全治療学　助教
江里口雅裕　　九州大学大学院病態機能内科学
永江　　洋　　九州大学大学院病態機能内科学
藤﨑毅一郎　　九州大学病院救命救急センター　特任助教
中野　敏昭　　九州大学病院腎疾患治療部　助教
土本　晃裕　　九州大学大学院病態機能内科学
升谷　耕介　　九州大学病院腎疾患治療部　助教
北田　秀久　　九州大学病院腎疾患治療部　臨床講師
谷口　正智　　九州大学大学院病態機能内科学　助教
山田　俊輔　　九州大学大学院病態機能内科学
豊永　次郎　　九州大学大学院病態機能内科学
末廣　貴一　　九州大学大学院病態機能内科学

序　文

　慢性腎臓病患者は年々増加傾向にあり，現在わが国では，総数で1,300万人を超えるともいわれています．慢性腎臓病は，末期腎不全だけでなく，心血管合併症の独立した危険因子であることから，この数年来，世界的に慢性腎臓病対策の重要性が唱えられてきました．最近，ようやくその成果が現れはじめ，一昨年（2009年）に初めて，これまで増加し続けてきた新規透析導入患者数が前年を下回り，今後，減少傾向に向かうことが期待されています．しかしながら，死亡者数より新規導入数がはるかに多いため，透析患者総数は未だに増加の一途をたどり，現在，30万人を超える勢いで増加しています．また，患者の高齢化や糖尿病合併例，長期透析例の増加により，腎代替療法の治療選択や合併症対策の重要性は年々増しているように思われます．

　近年，「包括的腎代替療法」という概念が提唱され，治療選択や残存腎機能の重要性が強調されるようになりました．そのなかで，残存腎機能保持が優れている腹膜透析の有用性が見直され，"PD first"や"Incremental PD"のような透析導入の方法が提唱されています．しかしながら，わが国の透析患者に占める腹膜透析患者の割合は3.4％と極めて低く，その原因として，腎代替療法の治療選択に関する説明が十分に行われていないことがあげられます．ほとんどの医師が，血液透析，腹膜透析，腎移植という3つの治療法の長所・欠点，適応・不適応についてしっかりと患者さんに説明し，理解してもらった上で，どの治療法を選択するかを決定すべきである，ということを理解しているにもかかわらず，実際には十分な説明は行っておらず，特に，導入施設が血液透析しか施行していない場合，腹膜透析や腎移植に関する説明はごく簡単にしか行われていないのが現状だと思われます．

　恥ずかしながらわれわれも，数年前に腹膜透析療法を開始するまでは血液透析に偏った情報提供を行ってきました．その結果，ほとんどの患者さんを血液透析に導入し，腹膜透析導入を目的に他院へ紹介するのは稀でした．当時は，それほど疑問を感じていませんでしたが，今振り返ると，医師として重要な仕事のひとつである情報提供ができていなかったことに呵責の念を覚えます．

　この度「包括的腎代替療法」について起稿するにあたり，まず第1章に，"包括的腎代替療法の概念と治療選択"と題して，治療選択の現状と情報提供の重要性を記載しました．次に，第2章～第4章に腹膜透析，血液透析，腎移植の原理と適応，合併症について，第5章に栄養管理，第6章～第9章には，透析患者の合併症として特に重要であるCKD-MBD，血圧異常（高血圧，低血圧），腎性貧血，透析アミロイドーシスについて，できるだけ網羅的に，最新の知見を取り入れて編集・執筆しました．特に，血液透析に関しては，九州大学腎臓研究室の創始者で，われわれの目標とする医療の礎を築かれた藤見惺先生（現・福岡腎臓内科クリニック院長）から諸先輩方が教えを受け，現在もなお受け継がれている「長時間透析」について詳しく盛り込みました．そのなかでも述べていますが，5時間以上の透析患者が大半を占めるわれわれの関連施設の生命予後は，わが国の平均をはるかに上回っており，血液透析療法に関しては，世界で最も優れた医療を提供していると自負しています．そのことをふまえた上でご一読いただければ幸いに存じます．

　本書を作成するにあたり，忙しい診療のなかでご執筆いただいた九州大学病態機能内科学腎臓研究室の先生方，また，今日まで研究室を発展させていただき，現在もなおご指導いただいています藤見惺先生，小野山薫先生，奥田誠也先生，平方秀樹先生に心より感謝申し上げます．最後に，大幅に脱稿が遅れたにもかかわらず我慢強くお待ちいただき，多大なるご尽力を賜りました新興医学出版社の皆様にも厚く御礼を申し上げます．

平成24年1月　鶴屋 和彦

目　次

第1章　包括的腎代替療法の概念と治療選択

Ⅰ．包括的腎代替療法の概念 ………………………………………………………（鶴屋　和彦）… 2
Ⅱ．残存腎機能の重要性とその保持における腹膜透析の優位性 …………………（鶴屋　和彦）… 2
Ⅲ．透析導入期の情報提供と治療法決定 …………………………………………（吉田　寿子）… 3
　1．RRT選択の現状 ……………………………………………………………………………… 4
　2．治療法選択における包括的腎代替療法の意義 …………………………………………… 5
　3．各治療法のメリット・デメリット ………………………………………………………… 6
　4．治療法説明のツールとタイミング ………………………………………………………… 7
　5．透析療法の非導入 …………………………………………………………………………… 8
　6．Informed consent から shared decision making へ ……………………………………… 9

第2章　腹膜透析療法

Ⅰ．腹膜透析の原理 …………………………………………………………………（鶴屋　和彦）… 12
　1．腹膜の構造 …………………………………………………………………………………… 12
　2．腹膜透析における水・溶質の輸送 ………………………………………………………… 13
　3．腹膜機能の評価法：腹膜機能検査（PET） ……………………………………………… 14
Ⅱ．腹膜透析の種類と方法 ………………………………………………（鶴屋　和彦，吉田　寿子）… 16
　1．腹膜透析の種類と方法 ……………………………………………………………………… 16
　2．腹膜透析液の種類 …………………………………………………………………………… 17
　3．基本的なバッグ交換手技 …………………………………………………………………… 20
Ⅲ．透析量の評価法と至適透析量 …………………………………………………（鶴屋　和彦）… 22
　1．透析量の評価法 ……………………………………………………………………………… 22
　2．至適透析量の臨床的な変遷 ………………………………………………………………… 23
Ⅳ．血液透析との比較 ………………………………………………………………（鶴屋　和彦）… 25
　1．腹膜透析の長所と短所 ……………………………………………………………………… 25
　2．予後に及ぼす影響 …………………………………………………………………………… 25
Ⅴ．腹膜透析の合併症 ……………………………………………………（江里口雅裕，永江　洋）… 26
　1．腹膜炎 ………………………………………………………………………………………… 26
　2．カテーテル関連感染症（出口部感染，トンネル感染） ………………………………… 31
　3．非感染性カテーテル関連合併症 …………………………………………………………… 34
　4．腹膜劣化 ……………………………………………………………………………………… 36
　5．その他の合併症 ……………………………………………………………………………… 39

第3章　血液透析療法

Ⅰ．血液透析の原理と特徴 ………………………………………………（藤﨑毅一郎）… 46
　1．透析療法の発明と臨床応用 ……………………………………………… 46
　2．透析療法の原理 …………………………………………………………… 46
　3．血液透析（hemodialysis：HD）………………………………………… 47
　4．血液濾過（hemofiltration：HF）………………………………………… 48
　5．血液透析濾過（hemodiafiltration：HDF）……………………………… 48
Ⅱ．血液浄化療法の実際～透析液，ダイアライザー，抗凝固薬～ ……（永江　洋）… 49
　1．透析液 ……………………………………………………………………… 49
　2．透析膜 ……………………………………………………………………… 50
　3．抗凝固薬 …………………………………………………………………… 51
Ⅲ．至適透析量の設定 ……………………………………………………（中野　敏昭）… 53
　1．透析量の指標 ……………………………………………………………… 54
　2．透析量と生命予後に関するこれまでの報告 …………………………… 55
　3．生命予後を改善する至適透析量 ………………………………………… 57
Ⅳ．バスキュラーアクセス ………………………………………………（藤﨑毅一郎）… 57
　1．透析導入前のVA必要性の予測と準備 ………………………………… 58
　2．術前評価 …………………………………………………………………… 58
　3．VAの種類 ………………………………………………………………… 59
　4．VAの合併症 ……………………………………………………………… 60
Ⅴ．血液透析に伴う合併症 ………………………………………（藤﨑毅一郎，鶴屋　和彦）… 61
　1．不均衡症候群（dialysis disequilibrium syndrome）…………………… 61
　2．筋肉痙攣 …………………………………………………………………… 63
　3．透析中の血圧低下 ………………………………………………………… 64
Ⅵ．長時間透析 ……………………………………………………………（中野　敏昭）… 64
　1．透析時間に関するこれまでの報告 ……………………………………… 64
　2．生命予後を重視した透析時間の設定 …………………………………… 66

第4章　腎移植

Ⅰ．腎移植の歴史と現状 …………………………………………（土本　晃裕，升谷　耕介）… 72
　1．腎移植の歴史 ……………………………………………………………… 72
　2．わが国における腎移植の現状と問題点 ………………………………… 73
Ⅱ．腎移植の特徴 …………………………………………………（土本　晃裕，升谷　耕介）… 73
　1．腎代替療法間の比較 ……………………………………………………… 73
　2．わが国の臓器移植法 ……………………………………………………… 75
　3．腎移植の適応と禁忌，およびドナー・レシピエントの選択基準 …… 76
　4．ABO血液型不適合移植 ………………………………………………… 78
　5．先行的腎移植（preemptive renal transplantation）…………………… 79

Ⅲ．移植手術の実際 ………………………………………………………（北田　秀久）… 80
　1．レシピエント手術（腎移植術）………………………………………………………… 80
　2．生体腎ドナー手術 ……………………………………………………………………… 80
Ⅳ．拒絶反応と免疫抑制療法 ……………………………………………（升谷　耕介）… 82
　1．拒絶反応の分類とその所見 …………………………………………………………… 82
　2．免疫抑制療法 …………………………………………………………………………… 83
Ⅴ．移植腎生検 ……………………………………………………………（升谷　耕介）… 85
Ⅵ．移植腎機能障害の原因（拒絶反応以外）……………………………（土本　晃裕）… 87
　1．CNIによる腎障害 ……………………………………………………………………… 87
　2．原疾患の再発 …………………………………………………………………………… 88
　3．BKウイルス腎症 ……………………………………………………………………… 88
　4．ネフロン数ミスマッチ ………………………………………………………………… 88
　5．全身疾患に伴うもの（腎硬化症，糖尿病性腎症など）……………………………… 89
Ⅶ．腎移植後の内科合併症 ………………………………………………（土本　晃裕）… 89
　1．感染症 …………………………………………………………………………………… 89
　2．高血圧 …………………………………………………………………………………… 89
　3．糖尿病 …………………………………………………………………………………… 90
　4．脂質異常症 ……………………………………………………………………………… 90
　5．悪性腫瘍 ………………………………………………………………………………… 90
　6．副甲状腺機能亢進症 …………………………………………………………………… 91
Ⅷ．腎移植に関する今後の課題 …………………………………………（升谷　耕介）… 91

第5章　透析患者の栄養管理

Ⅰ．透析患者の栄養障害 …………………………………………………（中野　敏昭）… 96
Ⅱ．栄養評価法 ……………………………………………………………（中野　敏昭）… 96
　1．食事摂取量調査 ………………………………………………………………………… 97
　2．身体計測 ………………………………………………………………………………… 97
　3．生化学的検査 …………………………………………………………………………… 97
　4．包括的な栄養スクリーニング ………………………………………………………… 98
Ⅲ．栄養摂取の目標値 ……………………………………………………（中野　敏昭）… 99
　1．エネルギー ……………………………………………………………………………… 99
　2．蛋白質 …………………………………………………………………………………… 100
　3．食塩 ……………………………………………………………………………………… 101
　4．脂質 ……………………………………………………………………………………… 101
　5．ビタミン ………………………………………………………………………………… 101

第6章　慢性腎臓病に伴うミネラル骨代謝異常
Chronic Kidney Disease-Mineral and Bone Disorder：CKD-MBD

Ⅰ．CKD-MBDの概念 ……………………………………………………（谷口　正智）…104

II．二次性副甲状腺機能亢進症 …………………………………（谷口　正智）…105
1．副甲状腺の主な機能…………………………………………………………………105
2．CaによるPTH調節機構……………………………………………………………106
3．ビタミンDによるPTH調節機構…………………………………………………108
4．PによるPTH調節機構……………………………………………………………108
5．二次性副甲状腺機能亢進症の病態およびその機序………………………………109
6．副甲状腺過形成と治療抵抗性………………………………………………………110
7．二次性副甲状腺機能亢進症に対する治療…………………………………………111

III．血管石灰化 ……………………………………………………（山田　俊輔）…119
1．CKDにおける血管石灰化と生命予後………………………………………………119
2．異所性石灰化としての血管石灰化とその臨床像…………………………………120
3．血管石灰化の発症機序………………………………………………………………122
4．血管石灰化の診断と評価方法………………………………………………………124
5．CKD-MBDの管理による血管石灰化の予防と治療………………………………126
6．血管石灰化の可逆性…………………………………………………………………126
7．CKD-MBDのガイドラインと血管石灰化…………………………………………127

IV．CKD-MBDに伴う骨病変 …………………………………（山田　俊輔）…128
1．骨の生理………………………………………………………………………………128
2．従来の骨病変分類……………………………………………………………………129
3．KDIGOが定める新しい骨症分類…………………………………………………130
4．骨病変の診断と評価方法……………………………………………………………131
5．腎性骨症の治療………………………………………………………………………133
6．骨折に関する疫学……………………………………………………………………136

V．CKD-MBDガイドライン …………………………………（山田　俊輔）…137
1．CKD-MBDのガイドラインとその特徴……………………………………………137
2．日本透析医学会のガイドライン……………………………………………………138
3．KDIGOガイドライン………………………………………………………………139
4．JSDTガイドラインが抱える今後の課題…………………………………………140
5．無作為化比較試験に基づく薬剤選択………………………………………………141

第7章　血圧異常

I．高血圧 ……………………………………………………（藤﨑毅一郎，鶴屋　和彦）…152
1．透析患者における高血圧の機序……………………………………………………152
2．高血圧が予後に及ぼす影響…………………………………………………………153
3．透析患者の高血圧の治療……………………………………………………………154

II．低血圧 …………………………………………………………（藤﨑毅一郎）…156
1．透析患者の低血圧の分類……………………………………………………………156
2．低血圧の管理…………………………………………………………………………157

第8章　腎性貧血

- Ⅰ．腎性貧血治療の変遷 ………………………………………………（鶴屋　和彦）…162
- Ⅱ．腎性貧血の発現時期 ………………………………………………（鶴屋　和彦）…162
- Ⅲ．貧血および ESA 治療が予後に及ぼす影響 ………………………（鶴屋　和彦）…163
  - 1．生命予後に及ぼす影響 …………………………………………………………163
  - 2．左室肥大や CVD 発症，CKD の進展に及ぼす影響 …………………………163
- Ⅳ．貧血治療の開始時期 ………………………………………………（鶴屋　和彦）…168
- Ⅴ．Hb 値正常化が CVD を抑制できなかった原因（想定される機序）…（鶴屋　和彦）…168
- Ⅵ．大規模多施設 RCT の解釈 ………………………………………（鶴屋　和彦）…169
- Ⅶ．CHOIR 試験，CREATE 試験以降の ESA 治療に対する認識の変化 ……（鶴屋　和彦）…169
  - 1．Hb 上限についての警告 ………………………………………………………169
  - 2．FDA による合同聴聞会 ………………………………………………………170
- Ⅷ．Hb 値変動の予後に及ぼす影響 …………………………………（鶴屋　和彦）…170
- Ⅸ．TREAT 研究の結果と波紋 ………………………………………（鶴屋　和彦）…171

第9章　透析アミロイドーシス

- Ⅰ．透析アミロイドーシスの発症機序 ………………………………（豊永　次郎）…176
- Ⅱ．透析アミロイドーシスの発症リスク ……………………………（豊永　次郎）…177
  - 1．長期透析例 ………………………………………………………………………177
  - 2．高齢者 ……………………………………………………………………………177
  - 3．生体適合性が低い透析膜 ………………………………………………………177
  - 4．透析液の水質の悪さ ……………………………………………………………177
  - 5．遺伝的素因 ………………………………………………………………………177
- Ⅲ．透析アミロイドーシスの診断と臨床症状 ………………………（豊永　次郎，末廣　貴一）…178
  - 1．手根管症候群 ……………………………………………………………………178
  - 2．ばね指 ……………………………………………………………………………179
  - 3．肩関節周囲炎 ……………………………………………………………………180
  - 4．骨囊胞 ……………………………………………………………………………180
  - 5．破壊性脊椎関節症（destructive spondyloarthropathy：DSA）…………181
  - 6．消化管病変 ………………………………………………………………………181
- Ⅳ．透析アミロイドーシスの予防と治療 ……………………………（末廣　貴一）…181
  - 1．血液透析療法 ……………………………………………………………………182
  - 2．血液濾過（hemofiltration：HF），血液濾過透析（hemodiafiltration：HDF）…182
  - 3．透析液の清浄化 …………………………………………………………………182
  - 4．透析時間 …………………………………………………………………………183
  - 5．β_2 ミクログロブリン吸着カラム ………………………………………………183
  - 6．保存的治療 ………………………………………………………………………183
  - 7．外科的治療 ………………………………………………………………………183
- Ⅴ．腹膜透析（peritoneal dialysis：PD）と透析アミロイドーシス ……（末廣　貴一）…184
- Ⅵ．腎移植と透析アミロイドーシス …………………………………（末廣　貴一）…184

索引 ……………………………………………………………………………………………187

第 1 章

包括的腎代替療法の概念と治療選択

第1章 包括的腎代替療法の概念と治療選択

I 包括的腎代替療法の概念

慢性腎臓病（chronic kidney disease：CKD）が進行し末期に至ると，生命維持のために腎代替療法（renal replacement therapy：RRT）が必要となる．RRTには血液透析（hemodialysis：HD），腹膜透析（peritoneal dialysis：PD），腎移植（renal transplantation）の3つの方法があり，従来，これらの治療法は独立したもので，末期腎不全（end-stage renal disease：ESRD）に対する治療の選択肢の1つとして捉えられてきた．2000年にVan Biesenら[1]は，PDで導入し，後にHDへ移行した患者の生命予後は，HDで導入した患者の予後よりも有意に優れていたことを報告した（図1）．その中で，自己の腎機能が破綻した時点でHDかPDの選択を行うのではなく，自己の腎機能が比較的保たれた状態でPDを開始し，残存腎機能が廃絶した時点でHDあるいは腎移植へ移行するという導入方法を'integrative care approach'として提唱した．この概念は，以後，包括的腎代替療法（integrated renal replacement therapy）として広く受け入れられ（図2）[2]，現在では，それぞれの治療法が競合するものではなく，互いに補完し合う関係にあるという考え方が普及している．

この概念の普及に伴い，残存腎機能の保たれた患者に1回注入量や1日の交換回数を少ない状態でPDを開始し，残存腎機能の低下に合わせて徐々にそれらを増やしていく方法も発案された．この方法はIncremental PDと呼ばれ[3]，必要以上に透析液を使用しないですむために腹膜劣化を軽減できるうえに，生活の質（quality of life：QOL）の向上，医療経済面での節約効果が期待できるという利点がある．栗山[4]は，導入期の患者に対して1日1回のイコデキストリン液を処方し，安定した初期治療を行いえていることを報告している．

II 残存腎機能の重要性とその保持における腹膜透析の優位性

透析患者において残存腎機能は，体液電解質管理，エリスロポエチン産生やビタミンD活性化などの内分泌機能，中分子物質の除去などに影響し，栄養状態やQOL，生存率に寄与することが明らかとなり，最近，PDのみならずHDにおいても，その温存の重要性が指摘されている（図3）[5-8]．溶質除去の観点からみた残存腎機能の役割は，小分子物質よりも中分子物質（β_2ミクログロブリンなど）や蛋白結合物質（Pクレゾール，インジカンなど）の除去において重要と考えられている．また，体液量管理の観点から残存腎機能は重要である．残存腎機能が減少し，尿量が減少した分を腹膜からの限外濾過で補ったとしても予後に反映されないのは，体液量適正化という好影

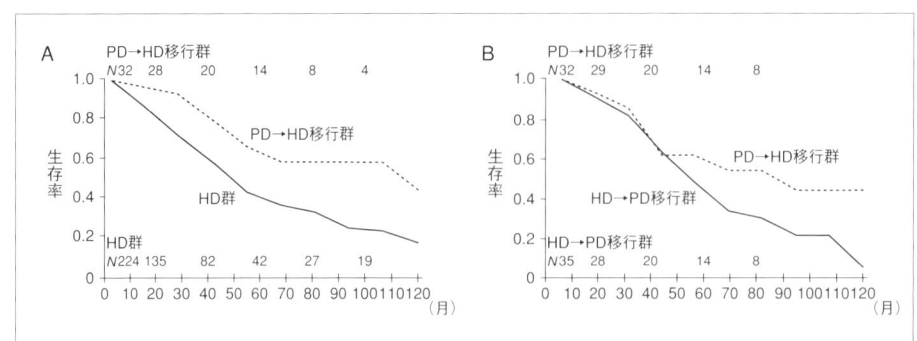

図1 透析患者の生存率
腹膜透析（PD）で導入し，血液透析（HD）に移行した患者は，HDで導入した患者よりも生存率が高い．
A：HDで導入し，継続した患者との比較．B：HDで導入し，PDに移行した患者との比較．
（Van Biesen W, et al. J Am Soc Nephrol 11：116-125, 2000[1]より引用）

III. 透析導入期の情報提供と治療法決定

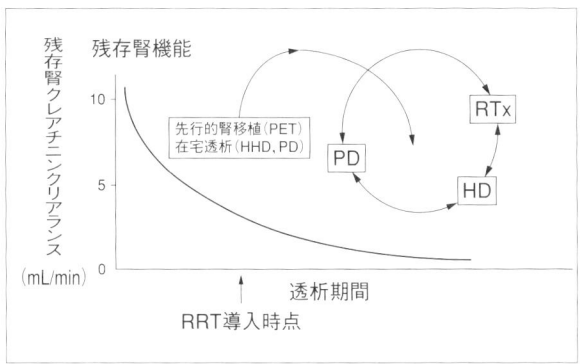

図2　包括的腎代替療法の概念
PD：peritoneal dialysis（腹膜透析）
HD：hemodialysis（血液透析）
RTx：renal transplantation（腎移植）
PET：preemptive RTx（先行的腎移植）
HHD：home HD（在宅血液透析）
RRT：renal replacement therapy（腎代替療法）
（Mendelssohn DC, et al. Perit Dial Int 22（1）：5-8, 2002[2]より一部改変）

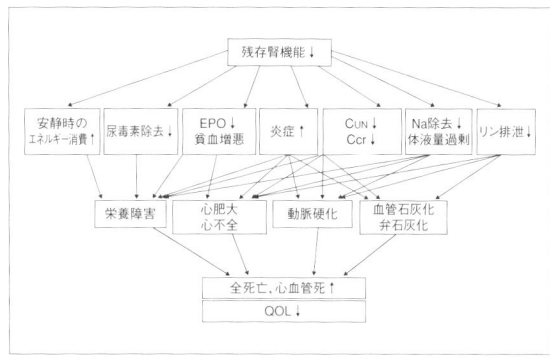

図3　残存腎機能が予後に及ぼす影響
EPO：エリスロポエチン，CUN：尿素クリアランス，Ccr：クレアチニンクリアランス．
（Wang AY, et al. Kidney Int 69：1726-1732, 2006[7]より一部改変）

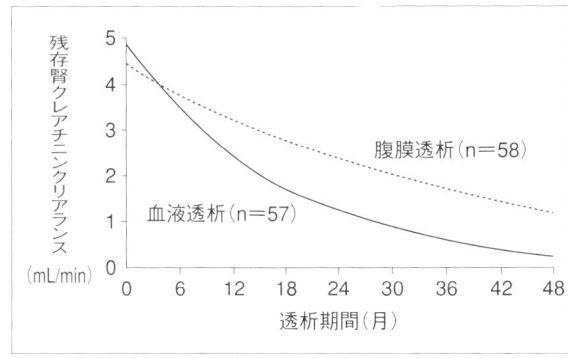

図4　残存腎機能保持における腹膜透析の有用性
（Lysaght MJ, et al. ASAIO Trans 37：598-604, 1991[10]より引用）

響が糖負荷による悪影響で相殺されるためと考えられている．その他，残存腎機能低下は，血圧コントロール不良や内因性エリスロポエチン産生低下からの貧血増悪に起因する左室肥大，高リン血症による血管石灰化や細胞外液量管理困難からの食事摂取量低下とエネルギー消費量の低下による栄養状態の低下，炎症性サイトカインの排泄除去と産生亢進による炎症性サイトカインの増加，免疫機能の低下による腹膜炎の増加などを介した機序により，生命予後を悪化させることが報告されている．

透析法の違いによる残存腎機能の保持に関しては，間欠的に除水するHDに比べ，持続的に透析，除水を行っているPDでは血行動態が安定しているため，比較的長期にわたって残存腎機能が維持される（**図4，表1**）[9-14]．残存腎機能を保持するためには，脱水を避け，腎毒性物質，薬剤の使用をできるだけ控えること，アンジオテンシン変換酵素阻害薬やアンジオテンシンⅡ受容体拮抗薬を高血圧治療の第一選択薬とすることなどが推奨される．また，残存腎機能が低下あるいは喪失した例については，小分子のみならず中〜大分子領域における尿毒素が蓄積する危険性があり，β_2ミクログロブリンなど中分子物質をチェックし，透析不足がないかを確認する必要がある．

III　透析導入期の情報提供と治療法決定

ESRDに至った患者の治療法の選択肢として，透析療法および腎移植がある．RRTの選択は導入期のもっとも重要な事項であり，患者の選択しうる治療法について十分に説明したうえで，患者が納得してRRTを選択し，受け入れることができるように導いていくことが大切である．

第1章 包括的腎代替療法の概念と治療選択

表1 透析法と残存腎機能

著者[文献] (報告年)	研究方法	患者数 (HD/PD)	観察開始時 GFR (mL/分) (HD/PD)	12ヵ月後 GFR (mL/分) (HD/PD)	月あたり RRF 低下率 (%)	RRF 低下の 差の比率 (%)
Rottembourg[9] (1983)	前向き	25/25	4.3/4.4	2.1/3.8	6.0/1.2	80
Lysaght[10] (1991)	後向き	57/58	5.0/4.5	—	5.8/2.9	50
Moist[11] (2000)	前向き	811/1,032	7.33/7.5	—	—	65
Misra[12] (2001)	後向き	39/102	4.2/5.1	—	7.0/2.2	69
Lang[13] (2001)	前向き	30/15	7.5/7.4	3.8/6.0	5.8/1.8	69
Jansen[14] (2002)	前向き	279/243	5.1/5.8	1.4/2.2	10.7/8.1	24

GFR：糸球体濾過量，RRF：残存腎機能．

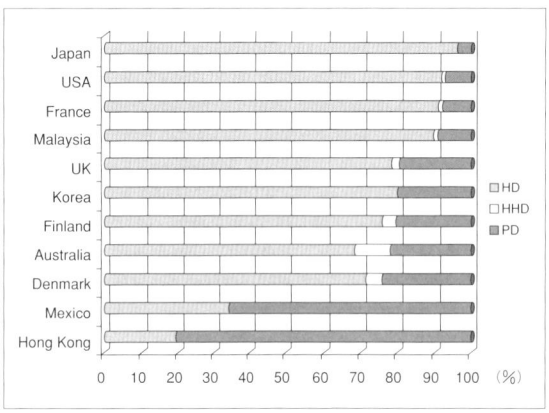

図5 世界の治療選択率の現状
HD：Hemodialysis（血液透析）
HHD：Home hemodialysis（在宅血液透析）
PD：Peritoneal dialysis（腹膜透析）
(2007年 USRDS データを元に作成)

1 RRT 選択の現状

わが国の透析患者は年々増加し，2009年末の調査では290,675人と報告されている[15]．つまり国民の450人に1人，特に75歳以上の男性では100人に1人が透析療法を受けていることになる．治療方法（modality）はHDに偏っており，PD患者は全体の3.5%（約1万人）程度で，導入時の選択比率も年間導入者数の約10%にとどまっている（2008年，Baxter 社調査）．諸外国のデータと比較すると，治療法の割合が大きく異なっていることがわかる（図5）．海外でPDが維持透析治療として選択される場合，経済性や収益性がもっとも考慮されている[16]．しかしながら，わが国の医療保険制度では，ESRDにかかる医療費の自己負担額は非常に低いため，諸外国のように経済的な理由で治療法が決定されることはほとんどなく，HDに偏った現状は情報提供の偏りが主因と考えられる．

腎移植は，生体ドナーからの提供が可能であることや，透析療法によって生命維持が可能であることより，他の臓器移植や透析療法と異なり，待機的に行うことができる治療法である．手術技術の向上や免疫抑制薬の改良により移植後の生着率はめざましく改善したが，国内での腎移植例は生体腎・献腎を合わせても年間1,000件を超える程度である[17]．近年，緩徐に増加してはいるものの，全透析患者30万人，移植希望登録患者12,000人という状況を考えると著しく不足した状態が続いている．詳細は腎移植の稿に譲るが，腎移植例が増加しない理由として，日本人特有の死生観以外にドナー，レシピエント双方に医療機関内外で提供される情報が不足していることも大きな一因であると考えられる．

偏った情報提供は，患者の治療法選択に大きな影響を与える．PDや腎移植に関して，治療を実施していない施設における情報提供が十分に行われていないことが報告されている[18]．Korevaarら[19]が行ったPDとHDの無作為化試験では，試験参加の同意が得られなかった735名のうち48％が自らの意思によってPDを選択している．また，医学的・社会的な要因を取り除いた場合，治療法選択の比率はHDとPDで約50％ずつであったという報告もある[20]．近年はわが国でも，保存期腎不全教室の開催や個別療法説明の実施などによりPDを選択する患者が増加傾向にあり[21,22]，CKD保存期での取組みの一部として，情報提供や治療法選択を見直す取組みが広がっている．今後は，PD実施施設の増加や腎移植を含めた専門知識を持ったスタッフの教育・育成が課題である．

2 治療法選択における包括的腎代替療法の意義

包括的腎代替療法の概念は，HD，PD，腎移植が競合するものではなく互いに補完し合う関係にあり，その患者にもっとも適した治療法を適したタイミングで提供するという考え方で，具体的には，残存腎機能が保持できるという特徴を活かしてPDで透析導入し（PD first），残存腎機能が低下してPD単独での管理が困難となればHD併用療法，HDへと移行すること，可能な限り腎移植も積極的に考慮すること，医学的・社会的にHDが困難となった患者ではPDへ移行する（PD last）ことなど，腎不全患者に対する包括的な治療を推奨する概念である（図2）．透析導入前に生体腎移植を行う方法（先行的腎移植，pre-emptive renal transplantation：PET）も含まれ，近年，増加傾向にある．また，日本国内ではまだ100名程度と普及が限られているが，在宅血液透析（home hemodialysis：HHD）は長時間透析・連日透析と患者自身のQOLの高さを利点として併せ持つ透析法で，1998年に保険収載されている．PDとHDの併用療法は，長期透析を特徴とする日本で生み出された透析法であるが，透析効率の補填のみでなく腹膜休息日（PD holiday）による患者QOL向上や腹膜保護のメリットも有する．この併用療法は，2010年4月の診療報酬改定により，PDとHDを別々の施設で管理する場合でもそれぞれの施設で指導管理料や人工腎臓にかかる費用を算定できるようになった．治療継続期間が限られるPDからHDへの移行途中に併用療法の時期を挟むことによって，患者の心理面への好影響も期待でき，今後は併用療法を実施する施設が増えることが予想される．このようにRRTと一言で言ってもその選択肢は多数あり，患者は自分の生活状況に合った治療法を選択することができる．

2009年に日本透析医学会より「腹膜透析ガイドライン」[23]が発表され，至適透析量や栄養管理に加え，PDの導入基準と中止条件についても指針が示された．わが国でPDが普及しない一因に被嚢性腹膜硬化症（encapsulating peritoneal sclerosis：EPS）の発症があげられるが，このガイドラインで，PD継続にこだわらず患者にとって最適なタイミングで次の治療段階に移行する包括的腎不全医療を行うことにより，EPS発症を概ね回避できる可能性が示された．また，同年に日本腎臓学会より発表された「エビデンスに基づくCKD診療ガイドライン」[24]では，CKDステージ4～5のすべての患者およびその家族に対し，RRTに関する十分な説明を行うことが推奨されている．介入に関しては，医師だけでなく看護師，栄養士，薬剤師，ソーシャルワーカーなど他職種による導入前教育プログラムの効果が明らかにされている[25]．PDや腎移植を行うことのできない施設においては，それぞれの治療法が可能な施設との医療連携を積極的に図ることが重要である．

今後，従来のようなHD vs. PD，透析療法 vs. 腎移植というような考え方ではなく，こうした包括的腎不全医療の概念を理解することが重要で，それぞれの治療法を十分に理解したうえで，CKD早期からの一貫した経過の中で情報提供と患者支援を行うことが求められる．

表2 治療法説明用パンフレット

		透析療法		腎臓移植	
		血液透析 (in centre)	腹膜透析	生体腎	献腎 (死体腎)
医学的要因	生命予後	移植に比べると良くはない 最初の2年はPDが優れている，あるいは差がない		良い	
	残存腎機能	維持しにくい	維持されやすい		
	禁忌	・体外循環に耐えられない高度の心機能障害 ・内シャント作成困難	・外科手術や炎症による高度の腹膜癒着や人工肛門，腹膜ヘルニアなど		
食事制限		厳しい 蛋白・水分・塩分・カリウム・リン	やや厳しい 蛋白・水分・塩分・リン	少ない	
社会的要因	通院回数	週に3回		月に1〜2回	
	時間的な制約	多い 週3回 1回4〜5時間の通院治療	やや多い 透析液交換（1回30分）や装置のセットアップのための手間はあるが，日中の自由度は高い．	ほとんどない	
	その他	手技は専門のスタッフが実施 シャントトラブルの可能性 透析中の血圧低下 間欠的な治療であり 恒常性は保たれにくい	手技を覚える必要がある 腹膜炎の可能性 腹膜の透析膜としての寿命 継続治療であり 恒常性が保たれやすい	免疫抑制薬の副作用 拒絶反応などによる腎機能障害・透析再導入の可能性 移植腎喪失への不安	

（日本腎臓病学会，日本透析医学会，日本移植学会：腎不全の治療選択より引用，一部改変．）

3 各治療法のメリット・デメリット

医学的な観点から述べれば，PDとHDの間に死亡率や罹患率に違いがあるか，現時点で明確な答えは出ていない．これまでに報告されたHDとPDの患者予後を比較した観察研究では，PDで導入した患者の予後が良好であったという報告や，透析導入後2年程度まではHDとPDに差はない，もしくはPDのほうが良かったが，それ以降はHDのほうが良かったという報告もみられる[26-30]．また，PDのメリットとされる残存腎機能の維持についても，生体適合性の良い透析膜と質の高い透析液の使用により，HDとPDに差がなかったという報告もある[31]．

表2に各治療法の特徴を示している．医学的な特徴，社会的な特徴をどのようにとらえるか，何をメリット・デメリットとするかということは個人によって異なる．例えば，PDは一般的に通院回数も少ないことがメリットとして知られているが，患者によっては，週に3回通院するHDのほうが安心と考える場合もある．精神的に不安が強い患者にとって，在宅療法はデメリットとなり得る．腹膜炎や透析再導入を心配してPDや腎移植に踏み切れない患者がいれば，十分に予防できることを説明するなど，不安を取り除くサポートを行うことが重要である．

残存腎機能が保持されやすいPDも，導入後の管理次第では早期に廃絶し，体液管理が不良となる場合がある．また，生命予後やQOLの面で優れている腎移植も，免疫抑制薬の内服を忘れば透析再導入の可能性は高くなる．つまり，いずれの治療法においてもメリットとデメリットは患者の自己管理という基盤のうえに成り立つものであり，その患者の自己管理をサポートするのはわれわれ医療を提供する側の責任であることを忘れてはならない．

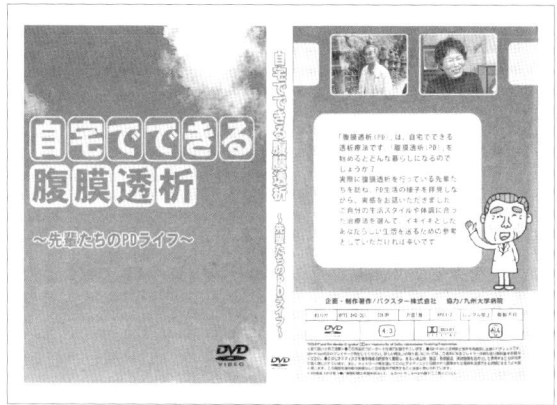

図6　患者さんの声を伝えるDVD
（企画・制作著作/バクスター（株）　協力/九州大学病院）

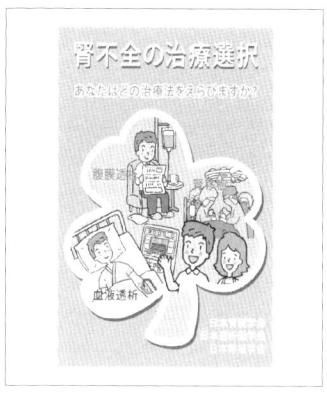

図7　治療法説明用パンフレット
（日本腎臓学会，日本透析医学会，日本移植学会：腎不全の治療選択より）

表3　治療法説明の方法

説明を受ける人	個人（とその家族を含む），グループ（とその家族を含む）
実施者	医師，看護師，栄養士，薬剤師，MSW（医療ソーシャルワーカー），実際にその治療を行っている患者
形式	療法選択外来 腎不全教室 市民公開講座
使用ツール	メーカー作成のパンフレットやDVD 学会作成のパンフレット「あなたはどの治療法を選びますか」 施設オリジナルのパンフレット
タイミング	CKDステージごとに行う Cr.値を基準に行う 紹介受診時

4　治療法説明のツールとタイミング

　治療法説明の方法や介入のタイミングについては，学会や研究会で議論されることも多く，職種を問わず注目されているテーマである．包括的腎不全医療という概念や，PD実施施設の増加，CKDに対する取組みなど，さまざまな視点から見直されている．

　説明のためのツールとして，メーカー作成のビデオ・DVDやパンフレットを用いる施設と独自に作成する施設がある（図6，7）．説明形式についても個人面談で行う，複数名を対象とする腎不全教室として行う，医師だけで実施する，看護師，栄養士，薬剤師などコメディカルと連携して行う，などさまざまである（表3）．

　早期導入や早期介入の臨床的な効果は十分には明らかにされていないが[32-34]，早期から十分な情報を提供することにより，少なくとも治療法決定に関しては大きな効果が期待できる．CKDとはどのように経過する疾患か，どのような治療法があるか，透析療法の導入で生活はどのように変わるのか，仕事は続けられるか，患者自身でできることは何があるか，どのようなサポートを受けることができるか，などのさまざまな疑問を患者とともに考え，熟慮のうえで治療法が決定されれば，RRTの受入れや導入時期だけでなく，導入後の臨床経過や予後にも影響を与えると考えられる．情報提供の際に重要なことは，患者にとって

表4 インターネットで得られる腎代替療法についての情報

一般向け	・『腎不全の治療選択：あなたはどの治療法を選びますか』 　日本腎臓学会，日本透析医学会，日本移植学会が合同で作成 　　http://www.jsn.or.jp/jsn_new/iryou/kaiin/free/primers/pdf/sentaku_new.pdf ・腎臓病なんでもサイト 　　http://www.kidneydirections.ne.jp/ ・テルモ　ホームページ「CAPD」 　　http://www.terumo.co.jp/capd/index.html
ガイドライン	・日本腎臓学会編：エビデンスに基づくCKD診療ガイドライン2009 　　http://www.jsn.or.jp/ckd/ckd2009_764.php ・日本透析医学会：2009年版日本透析医学会「腹膜透析ガイドライン」 　　http://www.jsdt.or.jp/tools/file/download.cgi/291/2009年版　日本透析医学会「腹膜透析ガイドライン」.pdf

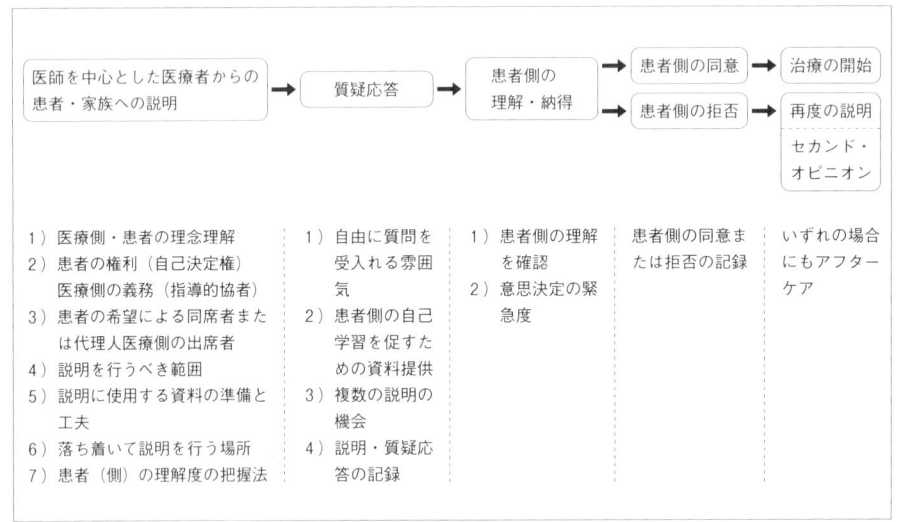

図8　意思決定までのプロセス
(大平整爾：治療時の選択とインフォームドコンセント．透析看護．医学書院，東京，p 31，2003 より引用)

RRTが受け入れがたいことであることを十分に理解しておくことである．個々の理解や受入れ状況に合わせた情報提供が非常に重要である．

5　透析療法の非導入

透析導入年齢の高齢化が進み，80歳代，90歳代の患者のHDやPD導入も珍しいことではなくなったが，一方で，認知症患者や介護を必要とする腎不全患者のRRT導入に関する議論の必要性が増している．若年者であっても精神疾患などでRRTの必要性を理解できない患者に対してRRTを導入しない，あるいは中止するという選択肢について考慮しなくてはならないこともある．わが国では非導入基準や中止基準についてまだ十分な議論が行われておらず，RRT非導入を経験したことのある医師やコメディカルが少ないのが現状である．RRT非導入は医学的な問題だけでなく，倫理的な問題や法的な問題もかかわるため，医療側で一方的に決定すべきことではなく，患者，家族を含めて十分に議論したうえで決定されなければならない．非導入を選択する場合でも，治療法を選択する場合と同様に，患者には自己による意思決定権が保証されており，患者自身による意思決定が不可能である場合は，その権利は代諾者に委ねられるということを十分に配慮して決定す

ることが重要である．

6 Informed consent から shared decision making へ

　近年，shared decision making という言葉が用いられるようになった．インフォームドコンセント（informed consent）のように一般的ではないが，「意思決定の共有」あるいは「共同の意思決定」と訳される．意思決定の理論は心理学や経済学の分野で扱われることが多い．しかし，どの領域で論じられる場合でも「情報」がキーワードとなる．提供される情報の質や選択肢の数などが意思決定に大きく影響を与える．医療情報公開の流れに加え，インターネット環境の普及により，医療に携わらない人々も十分な情報を得ることが可能な時代である（表4）．しかし公開されている情報が適正なものか，バランスのとれたものであるかなど，その情報をどう判断するかは受け取る側に委ねられており，医学的知識のない患者では誤った認識を生じるリスクが高い．患者にとって必要な情報が得られているか，さらに不足している情報は何か，判断・意思決定は十分に可能か，ということを見極めながら，最終的な意思決定にいたるまでのプロセス（図8）を進めていくことが望ましい．医療従事者は，患者の迷いを読み取り，意思決定のために提供しうる情報を追加し，他職種との連携も必要である．

　RRT の治療法決定にあたって「患者の自己決定を重視」という言葉を耳にするが，それは決して患者のみに意思決定が委ねられるということではない．患者と家族，医療従事者が情報や迷いを共有し意思決定を行っていくことが shared decision making であり，この概念を意識することによってよりよい治療法選択が可能となる．とはいえ ESRD の患者にとっては治療法選択がゴールではない．RRT をどのように選択できるかということが，その後継続される治療経過まで影響を与える．患者のその後の生き方にかかわるチームの役割と責任は大きい．

　'Integrative care' という概念が Van Biesen ら[1]によって提唱されてから 10 年余りが経過した今日でも，RRT について偏った情報提供が依然として行われている．もっとも重要なことは，RRT のどの治療も '特別な治療法' にしてしまわないことである．現在行っている医療や看護の質を計画的・継続的に改善させていくこと（continuous quality improvement）が，すべての患者に，より質の高い医療と QOL を提供する一助となるであろう．

文　献

1) Van Biesen W, Vanholder RC, Veys N, et al.：An evaluation of an integrative care approach for end-stage renal disease patients. J Am Soc Nephrol 11：116-125, 2000
2) Mendelssohn DC, Pierratos A：Reformulating the integrated care concept for the new millennium. Perit Dial Int 22(1)：5-8, 2002
3) Mehrotra R, Nolph KD, Gotch F：Early initiation of chronic dialysis：role of incremental dialysis. Perit Dial Int 17：426-430, 1997
4) 栗山廉二郎：Icodextrin PD 液一日一回療法．腎と透析 58 別冊腹膜透析 2005：162-168, 2005
5) Shemin D, Bostom AG, Laliberty P, et al.：Residual renal function and mortality risk in hemodialysis patients. Am J Kidney Dis 38：85-90, 2001
6) Ng TG, Johnson DW, Hawley CM：Is it time to revisit residual renal function in haemodialysis? Nephrology (Carlton) 12：209-217, 2007
7) Wang AY, Lai KN：The importance of residual renal function in dialysis patients. Kidney Int 69：1726-1732, 2006
8) Bargman JM, Thorpe KE, Churchill DN：Relative contribution of residual renal function and peritoneal clearance to adequacy of dialysis：A reanalysis of the CANUSA Study. J Am Soc Nephrol 12：2158-2162, 2001
9) Rottembourg J, Issad B, Gallego JL, et al.：Evolution of residual renal function in patients undergoing maintenance haemodialysis or continuous ambulatory peritoneal dialysis. Proc EDTA 19：397-403, 1983
10) Lysaght MJ, Vonesh EF, Gotch F, et al.：The influence of dialysis treatment modality on the decline of remaining renal function. ASAIO Trans 37：598-604, 1991
11) Moist LM, Port FK, Orzol SM, et al.：Predictors of loss of residual renal function among new dialysis patients. J Am Soc Nephrol 11：556-564, 2000
12) Misra M, Vonesh E, Van Stone JC, et al.：Effect of cause and time of dropout on the residual GFR：a comparative analysis of the decline of GFR on dialysis. Kidney Int 59：754-763, 2001
13) Lang SM, Bergner A, Topfer M, et al.：Preservation of residual renal function in dialysis patients：effects of

文　献

dialysis-technique-related factors. Perit Dial Int **21**：52-57, 2001
14) Jansen MA, Hart AA, Korevaar JC, et al.：Predictors of the rate of decline of residual renal function in incident dialysis patients. Kidney Int **62**：1046-1053, 2002
15) 日本透析医学会統計調査委員会：図説わが国の慢性透析療法の現況（2009年12月31日現在），2010
16) 川口良人：世界の腹膜透析事情．臨床透析 **24**：247-255, 2008
17) 日本臨床腎移植学会：腎移植臨床登録集計報告 2006 年実施症例の集計報告 (2)．移植 **42**：414-422, 2007
18) 中野広文，古賀祥嗣，中元秀友，他：末期慢性腎不全に対する腎代替療法の情報提供に関するアンケート調査．日腎会誌 **48**：658-663, 2006
19) Korevaar JC, Feith GW, Dekker FW, et al.：NECOSAD Study Group：Effect of starting with Hemodialysis compared with peritoneal dialysis in patients new on dialysis treatment：A randomized controlled trial. Kidney Int **64**：2222-2228, 2003
20) Prichard SS：Treatment modality selection in 150 consecutive patients starting ESRD therapy. Perit Dial Int **16**：69-72, 1996
21) Ohno M：A high percentage of well-informed end-stage renal disease patients choose peritoneal dialysis, even in Japan. Perit Dial Int **26**：727-728, 2006
22) 小川里絵，今川浄子，小薗郁代，他：当院の療法選択の現状と課題．腎と透析 **66** 別冊腹膜透析 2009：359-360, 2009
23) 中山昌明，川西秀樹，友 雅司，他：2009 年版日本透析医学会「腹膜透析ガイドライン」．透析会誌 **42**：285-315, 2009
24) 日本腎臓学会：エビデンスに基づく CKD 診療ガイドライン 2009．東京医学社，東京，2009
25) Devins GM, Mendelssohn DC, Barre PE, et al.：Predialysis psychoeducational intervention and coping styles influence time to dialysis in chronic kidney disease. Am J Kidney Dis **42**：693-703, 2003
26) Termorshuizen F, Korevaar JC, Dekker FW, et al.：Hemodialysis and peritoneal dialysis：comparison of adjusted mortality rates according to the duration of dialysis：analysis of The Netherlands Cooperative Study on the Adequacy of Dialysis 2. J Am Soc Nephrol **14**：2851-2860, 2003
27) Ganesh SK, Hullbert-Shearon T, Port FK, et al.：Mortality differences by dialysis modality among incident ESRD patients with and without coronary artery disease. J Am Soc Nephrol **14**：415-424, 2003
28) Vonesh EF, Snyder JJ, Foley RN, et al.：The differential impact of risk factors on mortality in hemodialysis and peritoneal dialysis. Kidney Int **66**：2389-2401, 2004
29) Jaar BG, Coresh J, Plantinga LC, et al.：Comparing the risk for death with peritoneal dialysis and hemodialysis in a national cohort of patients with chronic kidney disease. Ann Intern Med **143**：174-183, 2005
30) Liem YS, Wong JB, Hunink MG, et al.：Comparison of hemodialysis and peritoneal dialysis survival in the Netherlands. Kidney Int **71**：153-158, 2007
31) Fenton SS, Schaubel DE, Desmeules M, et al.：Hemodialysis versus peritoneal dialysis：a comparison of adjusted mortality rates. Am J Kidney Dis **30**：334-342, 1997
32) Korevaar JC, Jansen MA, Dekker FW, et al.：Evaluation of DOQI guidelines：early start of dialysis treatment is not associated with better health-related quality of life. National Kidney Foundation-Dialysis Outcomes Quality Initiative. Am J Kidney Dis **39**：108-115, 2002
33) Caskey FJ, Wordsworth S, Ben T, et al.：Early referral and planned initiation of dialysis：what impact on quality of life? Nephrol Dial Transplant **18**：1330-1338, 2003
34) Cooper BA, Branley P, Bulfone L, et al.：IDEAL Study：A randomized, controlled trial of early versus late initiation of dialysis. N Engl J Med **363**：609-619, 2010

第 2 章

腹膜透析療法

I 腹膜透析の原理

腹膜透析は，生体膜である腹膜を透析膜として用いる透析法で，拡散と浸透圧の原理で血液中の老廃物と過剰な水分を体内より取り除く透析法である．腹膜を本来存在しない物質に曝し，本質的な機能を担わせていることを念頭に置き，使用する物質はできるだけ生理的なものと近いものとし，機能もできるだけ最小限としなければならない．

1 腹膜の構造

腹膜透析では，腹腔の内面と腹腔内臓器の表面を覆う壁側腹膜（parietal peritoneum）と臓側腹膜（visceral peritoneum）からなる1層の膜の構造が半透膜としての性質を有していることを利用して透析を行っている．腹膜は，機能面から毛細血管，間質，中皮細胞，リンパ管の4つに分けられる（図1）[1]．

1 毛細血管

溶質や水は，毛細血管から血管内皮細胞を通過して間質に移動する．その際，内皮細胞には3つの細孔（ultrasmall pore，small pore，large pore）が存在すると考えられている（3 pore model）．large pore は水分の除去にはあまり関与せず，蛋白質などの大分子量物質を透過させる．small pore は水分や老廃物の除去などに関与し，アルブミンまでの分子量領域の小分子量物質から中分子量物質までを透過させる．もっとも小さい transcellular pore（ultrasmall pore）は除水だけに関与している．

2 間質

間質は中皮細胞の下の結合組織層で，膠原線維，弾性線維，脂肪細胞，細網細胞，マクロファージなどを含み，間質は弾性板（elastic lamina）で支えられている．毛細血管から腹膜へ物質を移送する経路である．

3 中皮細胞（mesothelium）

腹膜表面には一層の中皮細胞が存在し，腹膜表面の防御を担っている．細胞膜は外板，中板，内板からなり，プロテオグリカンや酸性ムコ多糖体物質を豊富に含む．細胞間隙の多くは間隙幅800～900 nm の tight junction で，長さ80～100 nm の比較的短い突起を有する．連続した基底膜上にあり，細胞表面にはたくさんの微絨毛を有している．6種のサブユニットに分類される蛋白質

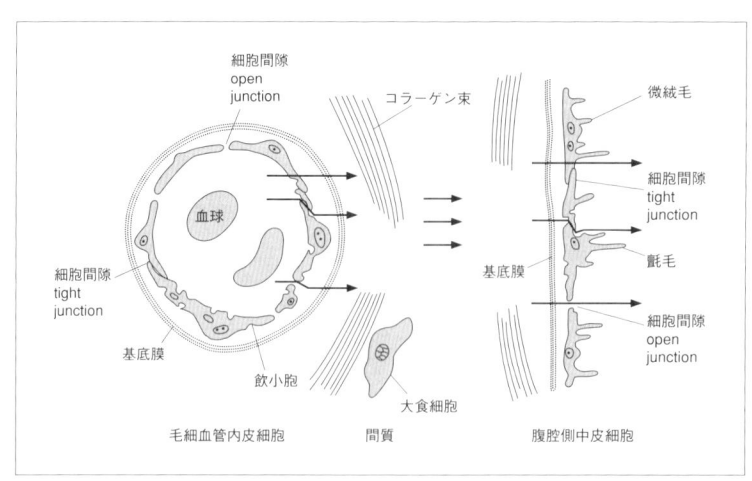

図1　腹膜の溶質転送機構の模式図
（中川成之輔：腹膜透析とCAPDの原理．CAPDの臨床（改訂第2版増補）．太田和夫，中川成之輔，川口良人（編集），南江堂，東京，pp 5-20, 1998[1]より）

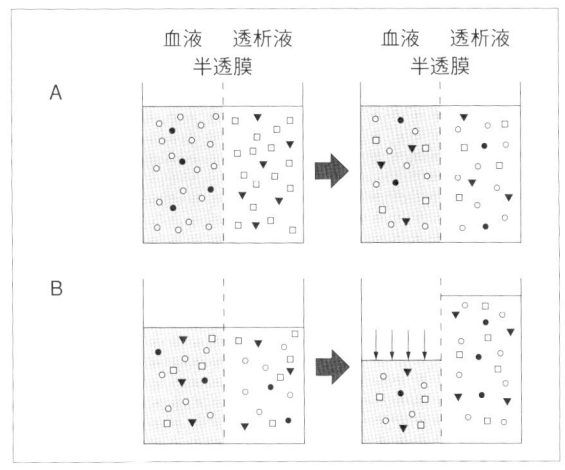

図2　拡散の原理（A）と濾過の原理（B）
（峰島三千男：腹膜透析における物質移動．CAPDの臨床（改訂第2版増補）．太田和夫，中川成之輔，川口良人（編集），南江堂，東京，pp 21-26, 1998[2]より）

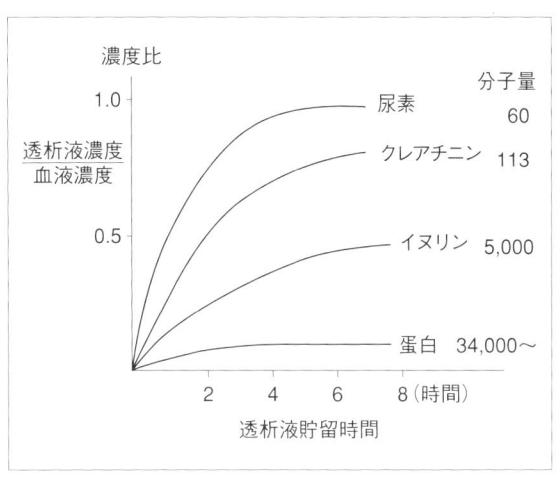

図3　各種溶質の腹膜透析液への移行速度
（信楽園病院腎センター：CAPD．透析療法マニュアル改訂第7版．鈴木正司（監修），日本メディカルセンター，東京，pp 213-219, 2010[3]より）

で形成された管腔構造の gap junction もあり，イオンや小分子物質はここを通る．中皮細胞は，分泌細胞としての機能も有することが最近着目されている．脱落・変性すると間質線維化，腹膜硬化が始まり，最終的には腹膜硬化症にいたる．

4 リンパ管

リンパ管は，腹腔内から異物や水を吸収する経路である．腹腔内には，横隔膜下（特に肝右葉下）と，壁側腹膜・腸間膜・大網の2つのリンパ還流ルートによるリンパ管網が構築されている．横隔膜下リンパ還流は吸収能が高く，腹腔内の液や透析液の組成とは無関係に一方向性の対流（convection）による還流が定常的に行われる．したがって透析液が注入されてからの還流量は，逆方向の限外濾過が双曲線性にプラトーに達するのにくらべ，直線的な累積加算性を示す．

2　腹膜透析における水・溶質の輸送（図2）[2]

1 拡散

拡散は，溶質濃度が異なる溶液が半透膜を介して接した場合，溶質が高濃度側から低濃度側へ同じ濃度になるまで移動する現象である．腹膜透析では，血液と透析液とで拡散現象が起こり，血液中の尿毒素が血管内から腹腔へ移動し除去され，体内で不足している重炭酸イオン（HCO_3^-），カルシウムイオン（Ca^{2+}）などが透析液から補給される．

拡散によって除去または補給される溶質の量は，透析液の貯留時間，透析液量，腹膜の有効面積，溶質の分子量，溶質の濃度などの条件によって決定される．溶質の濃度差が大きければ大きいほど物質はよく移動するが，溶液間の濃度差が少なくなると移動が少なくなる．分子量が小さな物質は，大きな物質よりも早く移動する．

尿素，クレアチニン，イヌリン，蛋白質の透析液濃度（D）・血中濃度（P）比（D/P）と貯留時間の関係は図3に示すとおりで，分子量が小さいほど早く移動し，より平衡状態に近くなる[3]．

2 濾過

濾過は，半透膜で隔てられた2つの溶液に浸透圧またはポンプなどで圧力をかけることにより血漿中の水分を移動させることで，水分だけではなく溶質も一部移動する．通常，透析液は血漿より晶質浸透圧が高く保たれているため，濾過により血管内の水分が腹腔内に移動する．浸透圧物質としては，ブドウ糖やイコデキストリンなどが利用

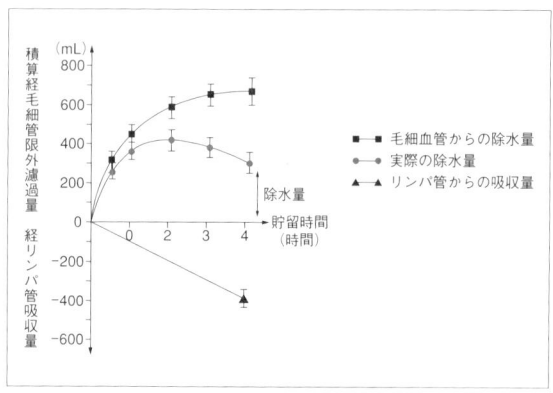

図4 腹膜からの除水量，リンパ管吸収量と実際の除水量
(Mactier RA, et al. The Textbook of Peritoneal Dialysis 2nd Eds, Kluwer Academic Publishers, Dordrecht, pp 173-192, 2000[1]より引用)

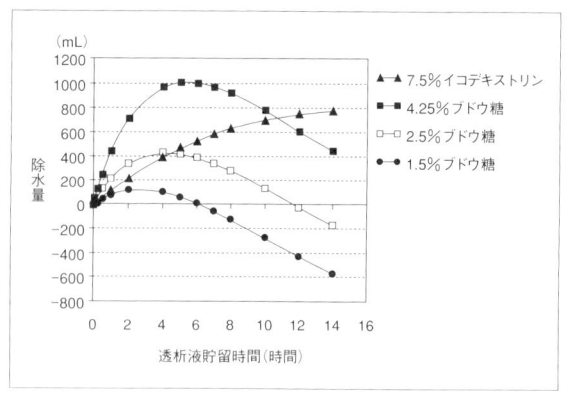

図5 ブドウ糖透析液（濃度別）とイコデキストリン透析液の除水量の変化
(Mujais S, et al. Kidney Int (Suppl) 81：S17-S22, 2002[5]より引用)

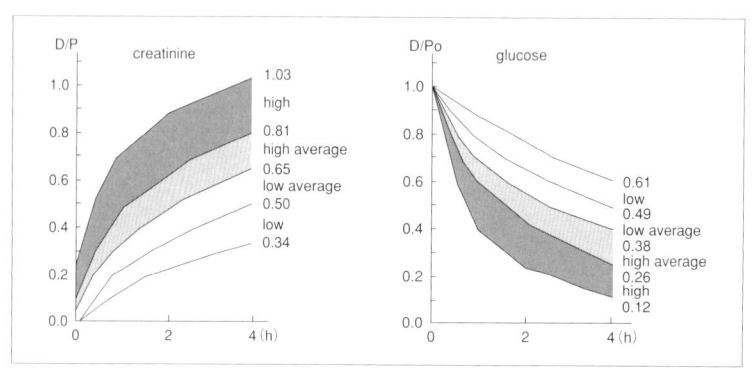

図6 腹膜平衡試験におけるブドウ糖およびクレアチニンの吸収曲線
(Twardowski ZJ, et al. Perit Dial Bull 7：138-147, 1987[6]より引用)

されている．ブドウ糖は比較的急速に腹腔から体内へ移行し，透析液のブドウ糖濃度は低下するため，浸透圧勾配が消失し，時間経過とともに時間あたりの濾過量が減少する．また，リンパ管などを介して腹腔内貯留液は一定の割合（1.2～1.5 mL/分）で吸収されているため，実際の除水量は浸透圧による毛細血管からの除水量からリンパ管などによる吸収量を差し引いた量になる（**図4**）[4]．透析液には，浸透圧（ブドウ糖濃度）の異なる3種類の液があり，ブドウ糖濃度が濃いほど濾過量が多くなる．イコデキストリンはほとんど吸収されず，濾過は比較的緩やかであるが持続的である（**図5**）[5]．

3 腹膜機能の評価法：腹膜機能検査（PET）

腹膜の除水能と溶質除去能を推定するためにPETが施行される．通常，Twardowskiら[6]により提唱された標準的な方法が行われる．2.5%ブドウ糖透析液を2L貯留し，2時間後，4時間後に透析液中のクレアチニン濃度とブドウ糖濃度を測定するとともに，貯留2時間後に採血し，血清クレアチニン値と血糖値を測定する．クレアチニン濃度は透析液と血清の濃度比（D/P比）を，ブドウ糖濃度は注液時の濃度と透析液濃度の比（D/D0比）を算出し，腹膜を介する水・溶質の透過性を推定する（**図6**）[6]．透過性が高い順にHigh (H)，High Average (HA)，Low Aver-

Ⅰ．腹膜透析の原理

表1 腹膜透過性のタイプとその特徴

D/Pcr	腹膜透過性の特徴	PETカテゴリー
0.82〜1.03	・大変効率の良い膜 ・溶質がすばやく移行 ・ブドウ糖の吸収が増加 ・除水量の確保が困難 ・血清アルブミン低価のおそれ	H
0.65〜0.81	・効率の良い膜 ・溶質の移行は良好 ・除水についても良好	HA
0.50〜0.64	・やや効率の悪い膜 ・溶質の移行はややゆっくり ・除水は良好	LA
0.34〜0.49	・効率の悪い膜 ・溶質の移行は遅い ・残存腎機能がないと高Ccrを得ることは困難 ・除水は非常に良好	L

（川西秀樹：適正透析．Pharma Medica 腹膜透析 up to date．メディカルレビュー社，東京，pp 31-39，2005[7]より）

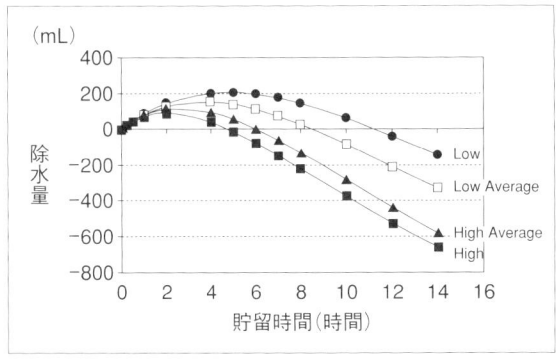

図7 1.5%ブドウ糖液を貯留した際の腹膜機能別にみた除水量
（Mujais S. et al. Kidney Int（Suppl）81：S17-S22，2002[5]より引用）

age（LA），Low（L）の4段階に分け，腹膜機能評価が行われる（表1）[7]．2時間目の検査を省略して4時間目だけで評価する場合を簡易型腹膜機能平衡試験（frequently and short time PET：fast PET）という．腹膜機能は，ブドウ糖透析液の貯留時間と除水量・溶質除去量との関係に大きく影響するため（図7），透析処方を行ううえで非常に重要な指標である．また，腹膜透析をいつまで継続するか（できるか）という判断にも不可欠の指標である．腹膜機能は経時的に変化する

ため，2009年版日本透析医学会「腹膜透析ガイドライン」でも，6ヵ月〜1年に一度，定期的に検査していくことが推奨されている[8]．

1 High（H）

有効膜面積の増加や毛細血管床の増加により腹膜透過性が亢進した状態で，尿素窒素やクレアチニンなどの溶質は速やかに透析液に移行し平衡に達するが，晶質浸透圧物質であるブドウ糖の吸収が増加し，浸透圧格差が急速に消失するため，除水は不良である．小分子量物質のみならず大分子量物質の透過性も亢進するため，アルブミンも喪失し，低アルブミン血症の原因にもなる．透析法としては，短時間貯留の透析，すなわちサイクラーを用いた夜間だけの間欠的な透析が望ましい．

2 High Average（HA）

腹膜透過性はある程度よく，溶質除去は比較的良好であるが，除水能はやや低い状態である．

3 Low Average（LA）

腹膜透過性はやや悪く，溶質除去は平均より低い．体内へのブドウ糖吸収率が平均より低いために除水量は保持されている．このような患者では，

溶質のクリアランスを上げるために透析液量の増量が必要となる．

4 Low（L）

尿素窒素やクレアチニンなどの溶質の透過性が低く，溶質除去は不良であるが，晶質浸透圧物質であるブドウ糖の吸収が緩徐であるため，除水は良好である．アルブミン喪失が少なく，長期の腹膜透析が可能と考えられるが，透析不足に陥りやすく，また過度の除水による脱水状態をきたしやすい．

II 腹膜透析の種類と方法

1 腹膜透析の種類と方法

腹膜透析を施行する場合，患者の病態や生活様式に合わせ，多くの治療モードが選択可能である．スタンダードな方法である持続携行式腹膜透析（continuous ambulatory peritoneal dialysis：CAPD）は，1日に3～5回のバッグ交換を手動で行う方法である．また，サイクラーを用いた腹膜透析をひとまとめにAPD（automated peritoneal dialysis）と呼ぶ．APDの中に夜間のみサイクラーを用いる夜間間欠的腹膜透析（nocturnal peritoneal dialysis：NPD），夜間サイクラーと日中交換を組み合わせた持続的周期的腹膜透析（continuous cyclic peritoneal dialysis：CCPD）がある（図8）[9]．

1 間欠的腹膜透析（intermittent peritoneal dialysis：IPD）

間欠的に施行する腹膜透析で，維持透析としてではなく，臨時透析あるいは導入時に行う透析法である．1回の透析液貯留時間を20～30分程度（注液，貯留，排液の1クールで1時間程度）で頻回に液の交換を行い，週に3回程度行う．局所麻酔下にトロッカーで腹膜を穿刺してカテーテルを挿入し，テープで固定するだけで，腹膜に縫合するわけではない．終了後は体外部分をクリップで留め，腹腔内にカテーテル全体が落ち込まないようにする．

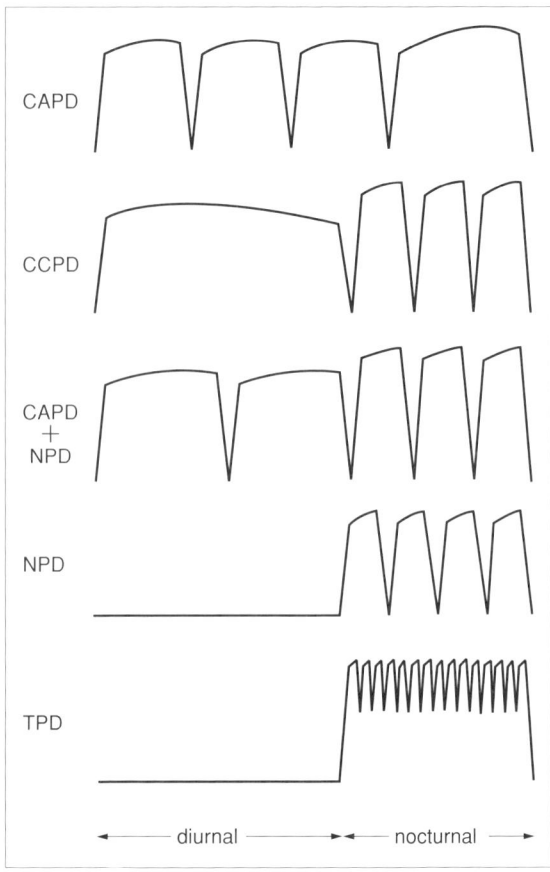

図8　サイクラーを利用した種々の腹膜透析方法
（熊野和雄：CAPDの変法．CAPDの臨床（改訂第2版増補）．太田和夫，中川成之輔，川口良人（編集），南江堂，東京，pp 253-264，1998[9]より）

透析導入時に行えば，不均衡症候群の発症抑制，バスキュラーアクセス（VA）カテーテル挿入の必要なし，十分な患者教育が可能，CAPD導入前にリークの確認が可能など多くの利点があるが，計画的導入法の普及（推奨），VAカテーテルの改良と挿入技術の進歩，医療スタッフの手間の増加，腹腔内出血・腹膜炎のリスク，などの理由により，最近ではほとんど行われていない．

2 持続携行式腹膜透析（continuous ambulatory peritoneal dialysis：CAPD）

1975年に，PopovichとMoncriefによって考案された腹膜透析法である[10]．カテーテルを通じて腹膜透析液を腹腔内に注入し，一定時間の貯留後に排液する．システムは透析液の交換時以外は

閉鎖システムとなっており，IPDと比較して腹膜炎のリスクは低い．通常，成人で1.5～2Lの透析液を1日に4～5回交換する．数時間おきの透析液交換を毎日続けなければならず，生活の質（quality of life：QOL）の観点からはAPDよりも不利であるが，溶質除去や除水をAPDよりも緩徐に行うことができ，もっともスタンダードな方法である．比較的，時間が自由になり，自宅にいることが多い主婦や退職後の高齢者に適している．

3 自動腹膜透析（automated peritoneal dialysis：APD）

APDとは，夜間に器械（自動腹膜灌流装置サイクラー）で注液，貯留，排液を数回行い，日中は交換を行わない透析法で，日中の手間が少なく便利であるが，器械が必要であるため外泊などの際には不便である．サイクラーは夜間に透析液を自動的に交換する器械であり，透析液の量，貯留回数，交換に要する時間が設定でき，限外濾過量のモニタ，加温装置，各種警報機が備えられている．APDは，日中のバッグ交換回数を減少させることから，患者のQOL向上，介護者の負担軽減，1回注液量や貯留時間といった透析量の細かな設定による治療効果の向上，などの利点がある．

① 持続的周期的腹膜透析（continuous cyclic peritoneal dialysis：CCPD）

本法は，夜間8～10時間サイクラーを使用して数回の注排液を行い，朝，腹腔内に透析液（多くは長時間貯留が可能なイコデキストリン液）を貯留させた状態でサイクラーから離れることができる．CCPDは，バッグ交換が困難な患者，小児患者，高齢者，糖尿病患者によい適応である．CCPDでは，日中に交換する必要がないことが利点であるが，透析量や除水量を稼ぐ目的で用手での交換を追加する場合があり，その場合は，CAPD＋NPDと呼ばれる．

② 夜間腹膜透析（nocturnal peritoneal dialysis：NPD）

NPDは，夜間のサイクラーによる注排液のみを行い日中には貯留しない透析法で，透析液貯留による腹部不快感，腰痛のある症例に適している．夜間仰臥位による腹膜透析であるため腹圧がかからず，鼠径ヘルニアのリスクが高い患者にもよい適応である．しかし，透析時間が短いことから，透析不足を生ずる可能性があり注意が必要である．社会復帰の面で有利であり，また，患者自身による交換が少ないため腹膜炎の合併が少ないという利点もある．

③ タイダル腹膜透析（tidal peritoneal dialysis：TPD）

CCPD，NPDの変法であり，初回注液量の一部（50～70％）を頻回に注排液し，常に透析液を腹腔に残した状態にする．注液，排液が期待どおりにいくか否かの心理的不安感から解放される点で有用と考えられる．常に一定量の透析液が腹腔内に貯留されていることより，溶質除去効率が悪い症例に適している．

2 腹膜透析液の種類（表2）

ブドウ糖濃度，pH（中性・酸性），カルシウムイオン濃度によって分類される．それぞれ目的に応じて液を選択する．血液透析液と異なるところは，カリウムが含まれていないことと，アルカリ化剤として重曹や酢酸ではなく乳酸が用いられている点である．

1 透析液のブドウ糖濃度

透析液のブドウ糖濃度は，無水和物表記で1.35～1.55％（低濃度），2.27～2.5％（中等濃度），3.39～4.0％（高濃度）と3段階の液があり，低濃度液でさえ，血糖値の10倍以上の濃度である．高浸透圧を呈する高濃度液は大量の除水を必要とする際に用いられてきたが，腹膜劣化を早めることが明らかとなり，現在ではほとんど用いられていない．

2 透析液のpH

当初は酸性液のみであったが，酸性液は酸性そのものの影響のほか，ブドウ糖代謝産物（glucose degradation product：GDP），最終糖化産物（advanced glycation end-product：AGE）などを含み，これらが長期間の透析による腹膜劣

第2章 腹膜透析療法

表2 腹膜透析液の種類と組成

メーカー	製品名		Na (mEq/L)	K (mEq/L)	Ca (mEq/L)	Mg (mEq/L)	Cl (mEq/L)	乳酸 (mEq/L)	ブドウ糖 (g/dL)	浸透圧 (mOsm/L)	浸透圧比	pH	容量 (L)
バクスター	ダイアニール N PD2	1.5	132	0	3.5	0.5	96	40	1.36	346	約1.1	6.5〜7.5	1.0 1.5 2.0 2.5 5.0
		2.5							2.27	396	約1.3		
	ダイアニール N PD4	1.5	132	0	2.5	0.5	95	40	1.36	344	約1.1	6.5〜7.5	
		2.5							2.27	395	約1.3		
	エクストラニール		132	0	3.5	0.5	96	40	7.5 (イコデキストリン)	282	0.9〜1.1	5.0〜5.7	1.5 2.0
	ダイアニール PD2	4.25	132	0	3.5	0.5	96	40	3.86	485		4.5〜5.5	1.0 1.5 2.0
	ダイアニール PD4	4.25			2.5		95		3.86	483		4.5〜5.5	
テルモ	ミッドペリック	135	135	0	4.0	1.5	105.5	35	1.35	353	約1.2	6.3〜7.3	1.0 1.5 2.0
		250							2.5	417	約1.4		
		400							4.0	500	約1.8		
	ミッドペリック L	135	135	0	2.5	0.5	98	40	1.35	350	約1.2	6.3〜7.3	1.0 1.5 2.0
		250							2.5	414	約1.4		
ジェイ・エム・エス	ペリセート N	360	132	0	4.0	1.0	102	35	1.55	358	約1.2	6.5〜7.5	1.0 1.5 2.0 2.5 5.0
		400							2.27	398	約1.4		
	ペリセート NL	360	132	0	2.3	1.0	98.3	37	1.6	358	約1.2	6.5〜7.5	1.0 1.5 2.0 2.5 5.0
		400							2.32	398	約1.4		
フレゼニウス	ステイセーフバランス1	1.5	132	0	2.5	0.5	95	40	1.36	344	1.11〜1.22	6.8〜7.4	1.5 2.0 2.5
		2.5							2.27	395	1.28〜1.40		
		4.25							3.86	483	1.62〜1.77		
	ステイセーフバランス2	1.5	132	0	3.5	0.5	96	40	1.36	346	1.11〜1.22	6.8〜7.4	1.5 2.0 2.5
		2.5							2.27	399	1.28〜1.40		
		4.25							3.86	485	1.62〜1.77		

化に関与していることが明らかとなった．そのため，より優れた生体適合性を持つ中性液が開発され，現在わが国において，主流として使用されている．

中性透析液の容器は2室構造が採用されており，一方のチャンバー内はpH 5前後の強い酸性液中にグルコースを含有させ，加熱滅菌の過程で産生されるGDP濃度を低く抑え，もう一方のチャンバー内のアルカリ性の電解質液と混合させることにより中性となるように作られている．酸性液に比べ，腹膜の障害（腹膜肥厚，中皮細胞障害，間質線維化，新生血管など）が抑制され，腹膜の炎症の指標と考えられているヒアルロン酸の増加抑制，血管内皮細胞増殖因子（vascular endothelial growth factor：VEGF）の亢進抑制，血清AGE濃度，CRP濃度の低下などが，動物実験や臨床研究で報告されている[11]．Williamsら[12]は，中性液と酸性液の生体適合性を比較する目的で，ヨーロッパ11ヵ国22施設の計96例の腹膜透析患者を対象に前向きクロスオーバー試験を行い，

中性液使用で排液中 CA125（腹膜中皮細胞量の指標）の上昇，残存腎機能の改善，血清 AGE 濃度の低下が認められ，中性液は腹膜のみならず全身の生体適合性において優れていることを報告した．生命予後に及ぼす影響も検討されており，Lee ら[13]は，2002 年 1 月〜2004 年までの韓国の 83 施設の腹膜透析患者 1,162 例を後向きに検討し，酸性液使用例に比べ中性液使用例では，生存率が有意に高かったことを報告した（図9）．

しかし，乳酸や高濃度のブドウ糖を含む点がまだ解決されておらず，生体適合性は完全とはいえない部分もある．

3 イコデキストリン

ブドウ糖の代わりにイコデキストリンを浸透圧物質として用いた液で，コーンスターチ（とうもろこしデンプン）の加水分解物から分画抽出されたグルコースポリマーの混合製剤である．アルブミンのごとく膠質浸透圧物質に相当し，腹膜毛細血管からの拡散による物質の移動を促し，細胞間隙からの水移動を作り出す．晶質浸透圧は血清浸透圧と等張である．平均分子量が 13,000〜19,000 で腹膜から直接血中へ吸収されない（主にリンパ管より吸収される）ため，8 時間以上の長時間貯留によりブドウ糖濃度 4.25％と同等の高除水能を持つことができる（図10）．

イコデキストリンはブドウ糖を含まないため，ブドウ糖による生体適合性異常を回避できる．すなわち，ブドウ糖透析液に比べ全身的には，脂質代謝障害，高インスリン血症，高レプチン血症，低アディポネクチン血症が改善すると報告されている[14,15]．一方，イコデキストリンは酸性液であり，GDP は現在使用されている中性透析液よりも高く，また，高マルトース血症などの問題もあることから，1 日 1 回のみの使用に限定されている．

腹膜に対する生体適合性に関しては結果のばらつきがあり，排液中 CA125 濃度が上昇するという報告と低下するという報告がみられる．細胞レベルの検討でも評価が一定していない．白血球の貪食能や活性酸素産生能，培養中皮細胞増殖能が改善されるという報告がある一方で，中皮細胞の細胞活性能の低下や DNA 障害が惹起されるとい

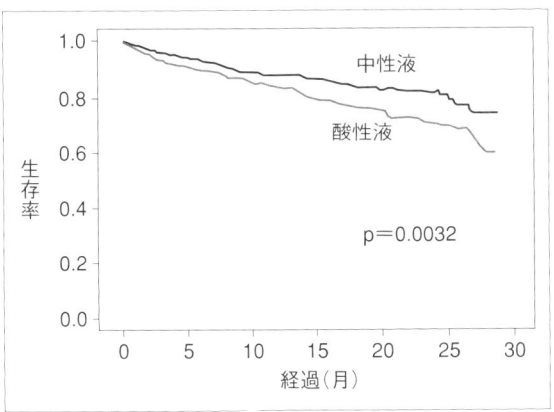

図9 中性透析液使用例と酸性透析液使用例の生存率の比較
（Lee HY, et al. Perit Dial Int 25：248-255, 2005[13]より引用）

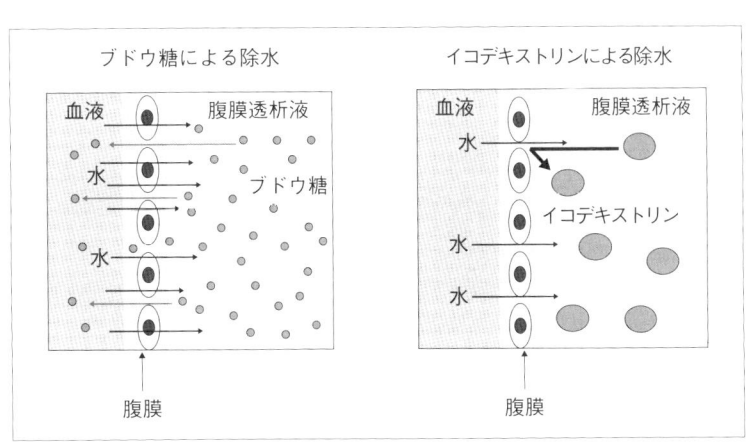

図10 ブドウ糖およびイコデキストリン透析液の除水の原理

第2章　腹膜透析療法

う報告，中皮細胞からのヒアルロン酸やIL-6の分泌を亢進させるという報告もある[16]．

4 その他の透析液

重炭酸緩衝液を使用した透析液は，欧州，アジア諸国を中心に使用され，無作為化比較対照試験（randomized controlled trial：RCT）で，排液中のCA125，ヒアルロン酸の有意な改善が示されている[17]．また，アミノ酸透析液は，日米を除く主な国々で使用され，3年間のRCTで，血清アルブミン値の低下を抑制することや，女性の腹膜透析患者における筋肉量の維持に有効であったことが報告されている[18]．

3 基本的なバッグ交換手技

1 バッグの形態

腹膜透析液の注排液を行うことを「バッグ交換」と呼ぶ．腹膜透析を行ううえでもっとも基本となる手技である．基本システムは，「バッグ携帯方式」と「バッグフリー方式」に大別されるが，現在バッグ携帯方式はほとんど利用されていない．バッグフリー方式には，透析液バッグと排液用バッグがYシステムにより一体となった「ツインバッグ」と，透析液バッグと排液バッグが独立した「シングルバッグ」とがある．ツインバッグは患者が操作する接続部分が1ヵ所となって操作が簡略化され，感染予防も目的として開発されたシステムである（図11）．シングルバッグでは，透析液を注液後のバッグを次の交換時の排液バッグとして利用する方法であり，医療コストや廃棄物の減量が期待できる．

2 交換のためのデバイス

バッグ交換のためには，腹部に留置されたカテーテルの先端と，新しい透析液のチューブとを接続する必要がある．特別な器材を使用せず手動による交換（図12）がもっとも簡単で自宅以外での交換なども容易であるが，touch contamina-

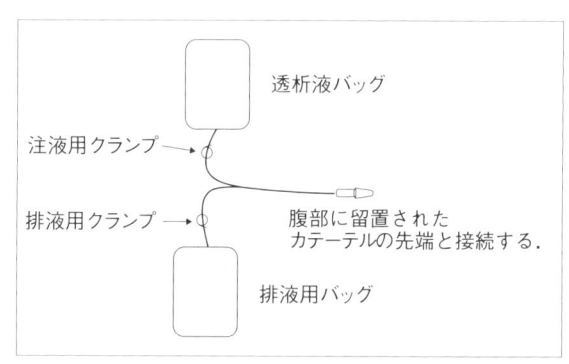

図11　ツインバッグのモデル図
注排液は落差による重力を利用して行うため，特別な設備がなくても自宅や外出先など，清潔な環境であればどこでもバッグ交換を行うことができる．

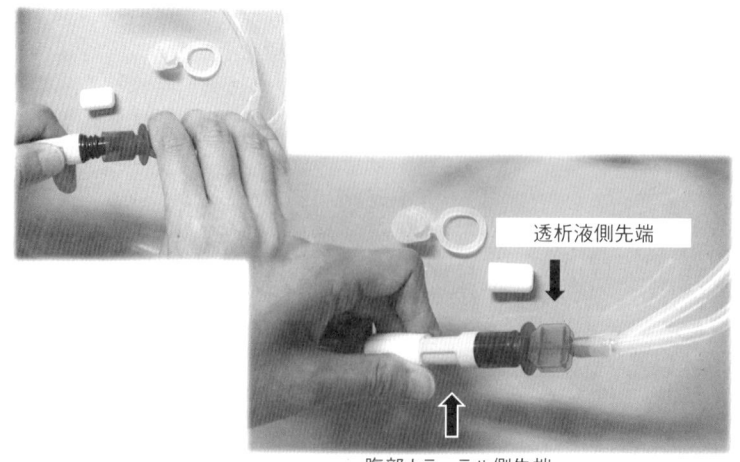

図12　手動交換の手技（Baxter社のバッグシステム）

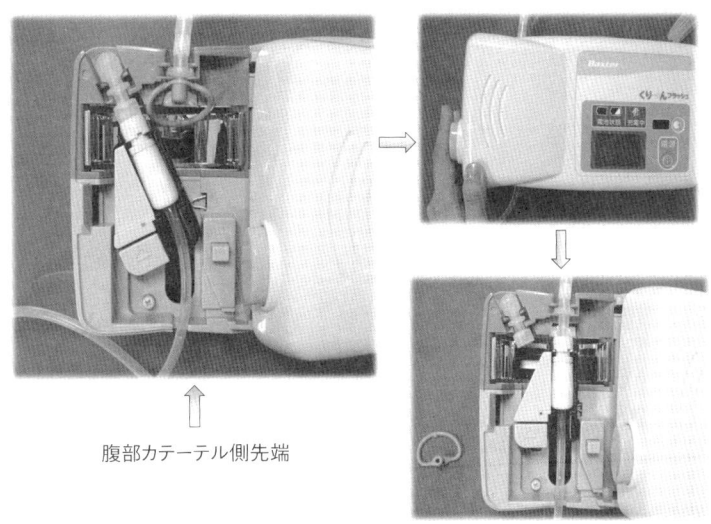

腹部カテーテル側先端

図13 デバイス交換の手技
(Baxter社の紫外線殺菌器「くり〜んフラッシュ®」)

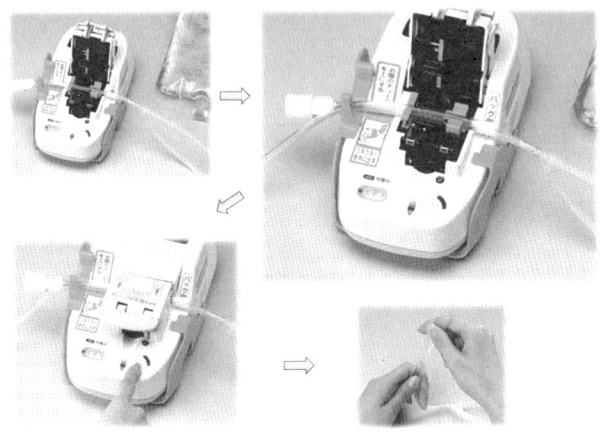

図14 デバイス交換の手技
(テルモ社の無菌接合装置「むきんエース®」)

tionによる感染予防には常に留意する必要がある．高齢者，視力や手指の機能障害を有する患者などでは，補助器具使用によって清潔操作に対する不安を軽減することができるが，確実な清潔操作や腹膜炎予防を約束するものではないことに注意が必要である．Baxter社の紫外線殺菌器「くり〜んフラッシュ®」(図13)は，透析液側と腹部側のチューブの接続・切り離しを器械が行う際に，装置内で露出したチューブ先端に紫外線を照射することにより殺菌を行う装置である．テルモ社の「むきんエース®」(図14)は，300℃に熱した銅板でチューブを溶かし，無菌的に接続と切り離しを行うものである．どちらも音声アシスト機能や24時間コールセンターシステムがあり，高齢者でも安心してカテーテルの接続・切り離しを行うことができるとされている．しかしこれらの器械

には，紫外線照射や熱溶解などに電気を使用するため充電が必要なこと，重量があるため持ち運びに不便であること，手動接続に比べ1回の接続に時間を要することなどの短所もある．また，腹膜炎発症率について，器械を使った場合とそうでない場合を比較した明らかなエビデンスはないが，手動接続に対する不安のために腹膜透析導入を躊躇するような症例では，積極的な使用も検討すべきである．紫外線殺菌器「くり～んフラッシュ®」や熱溶解接続システム「TCDシステム®（JMS）」「むきんエース®（テルモ）」については，紫外線殺菌器加算（C154）360点を1ヵ月に1回（入院中を除く）算定することが可能である．

3 生活に合わせたバッグ交換のバリエーション

CAPDによる1日3～4回のバッグ交換が，もっともスタンダードな方法である．この処方で透析量が不足していれば5回交換に交換回数を増やすことも可能であるが，患者の時間的拘束が増え，QOLが低下する．一度のバッグ交換に要する時間は，個人差はあるものの排液20分＋注液10分＋準備・後片付けとして，およそ30分程度である．しかし，日常生活で毎日毎日繰り返し行わなければならないことから，患者の負担は決して少なくはない．自由度が高いと思って腹膜透析を選択したが，バッグ交換時間が気になって外出できないなどということのないよう，30分～1時間程度のスケジュールの調整は患者自身で行ってもよいことなど，患者と話し合っておくとよい．

近年ではサイクラーを用いたAPDの割合が増加している．Tidal PDへの応用や，腹腔内圧減少によるヘルニア対策もAPDの有効活用の一例である．24時間持続的に透析を行ううえで，イコデキストリン透析液との組合せにより双方の利点がより発揮できるとされている．APDとCAPDで残存腎機能の維持や生命予後に差があるかといった明確なエビデンスはまだ得られていない．紫外線殺菌器と同様，在宅でAPDを使用する場合には，自動腹膜灌流装置加算（C155）2,500点を1ヵ月に1回算定することが可能である．

III 透析量の評価法と至適透析量

腹膜透析は連続的な治療法であり，残存腎機能の保持に有効とされている．特に導入期の残存腎機能の保持は重要であり，PD firstが推奨される所以である．腹膜透析の透析量は残存腎機能と併せて評価するため，残存腎機能の低下により透析量を増量せざるを得ない．腹膜透析における至適透析は，透析量と腹膜劣化のバランスを考慮しなければならないことから，残存腎機能を保持することが腹膜透析における至適透析量のもっとも重要な規定因子である．

1 透析量の評価法[19]

1 尿素クリアランス（Kt/V）

腹膜透析においても透析量の指標としてKt/Vが使用され，尿素の透析液中濃度と血漿中濃度の比に1日総排液量を乗じた値を総体液量で除して計算する．通常はこの値に7を乗じて週あたりのKt/Vで表す．残存腎によるKt/Vを加えて，総Kt/Vとして評価する．

腹膜Kt/V（weekly Kt/V）
　＝（Durea/Purea×Vd×7）/V
残存腎Kt/V（weekly Kt/V）
　＝（Uurea/Purea×Vu×7）/V
総Kt/V（weekly Kt/V）
　＝腹膜Kt/V＋残存腎Kt/V

Durea：透析液中尿素濃度，Purea：血漿中尿素濃度，Uurea：尿中尿素濃度
Vd：1日排液量，Vu：1日尿量，V：総体液量

総体液量（V）は以下の式で求められるが，簡易式として体重（kg）×0.58が用いられる．

男性　V（L）
　＝2.447＋0.3362×体重（kg）＋0.1074
　　×身長（cm）－0.09156×年齢（歳）

女性 V（L）＝
  －2.097＋0.2466×体重（kg）＋0.1069
    ×身長（cm）

2 総クレアチニンクリアランス（総CCr）

総CCrは腹膜CCrと残存腎CCrの合計で，体表面積で補正した値で表される．腹膜CCrは，1日の総排液中のクレアチニン濃度と血清クレアチニン濃度から求められ，通常は1週間のクリアランスとして算出される．残存腎CCrは，尿細管でのクレアチニン産生の影響を最小化するため，尿素とクレアチニンの各々のクレアランスの平均値を取る．

腹膜CCr＝Dcr/Pcr×Vd
残存腎CCr
　＝（Uurea/Purea＋Ucr/Pcr）×Vu/2
総CCr
　＝（腹膜CCr＋残存腎CCr）×7
　　×（1.73/BSA）

Dcr：透析液中クレアチニン濃度，Pcr：血清クレアチニン濃度
Ucr：尿中クレアチニン濃度，Vd：1日排液量，Vu：1日尿量，BSA：体表面積，Uurea：尿中尿素窒素濃度，Purea：血中尿素窒素濃度

2 至適透析量の臨床的な変遷

1996年にカナダと米国合同の前向き観察研究であるCanada-USA Peritoneal Dialysis Study（CANUSA study）の結果が発表された[20]．この研究は，1990年9月〜1992年12月までの間に，米国とカナダの14施設でCAPDを導入された680例の患者予後を解析した研究で，透析量の経時的な減少が死亡に与えるリスクについて検討し，総Kt/V（Urea）が0.1，総CCrが5L/週/1.73m²低下するごとに死亡リスクがそれぞれ5％，7％上昇することが示された（図15）．この調査

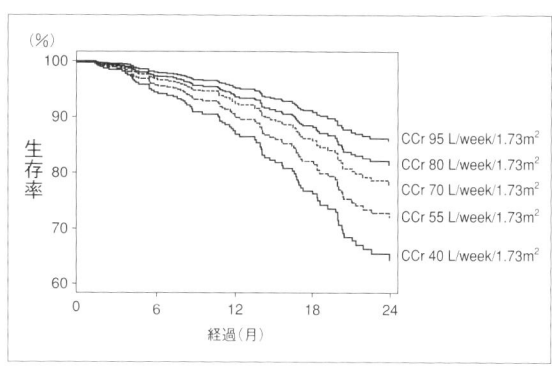

図15　透析量の減少が生存率に及ぼす影響
（Canada-USA（CANUSA）Peritoneal Dialysis Study Group. J Am Soc Nephrol 7：198-207, 1996[20]より引用）

より透析量の経時的減少は残存腎機能の減少に依存していることが証明され，PD患者の透析量は腹膜による透析量と残存腎による透析量を合計して総合評価することの重要性が示された．

この結果に基づき，1997年，NKF-DOQI（National Kidney Foundation-Dialysis Outcome Quality Initiative）から腹膜透析に関するガイドラインが作成され[21]，腹膜透析と残存腎機能による総量としてKt/V＞2.0，CCr＞60 L/週/1.73m²が設定され，残存腎機能が低下した場合にはこの目標透析量を維持するために腹膜による透析量を増加させることが推奨された．しかし，腹膜透析のみで小分子除去を対象とした目標値を達成することで真に適切な治療を行えているのか，すなわち，残存腎機能と腹膜透析による溶質除去を同等と捉えてよいのかということが疑問として残され，その後の課題となった．

この指標を検証するため，2000年にADEMEX study[22]が行われ，従来の治療を継続した対照群（透析液量8L/日，腹膜Kt/V 1.62，総Kt/V 1.80）とCCr＞60 L/週/1.73m²を目標に透析液量を増量した介入群（透析液量10〜15L/日，腹膜Kt/V 2.13，総Kt/V 2.27）の間で2年間の生存率が比較されたが，両群の生存率は同等で，透析量増加により延命効果は認められなかった（図16）．2001年に行われたHong Kong study[23]でも，新規に腹膜透析に導入された腎不全患者320例を対象に，目標総Kt/V 1.5〜1.7，

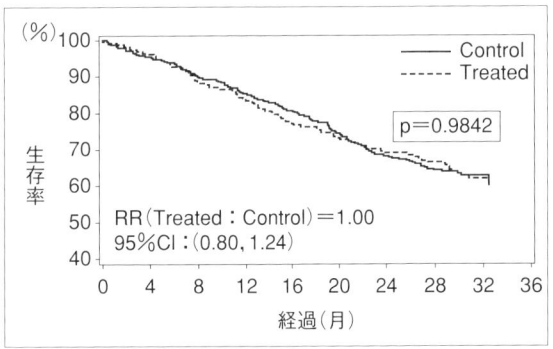

図16 透析量増量が生存率に及ぼす影響
(Paniagua R, et al. J Am Soc Nephrol 13：1307-1320, 2002[22]より引用)

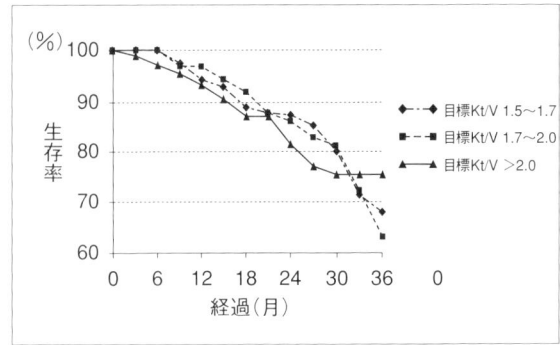

図17 総Kt/Vが生存率に及ぼす影響
(Lo WK, et al. Kidney Int 64：649-656, 2003[23]より引用)

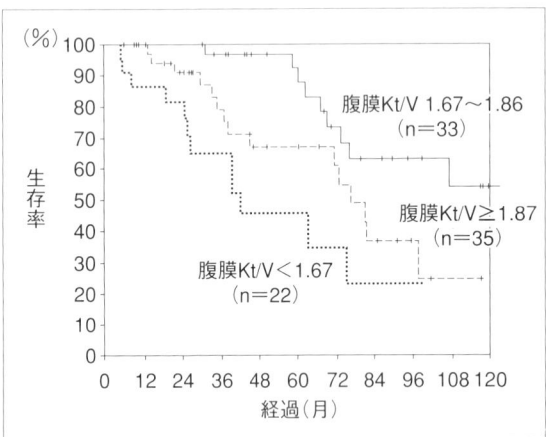

図18 無尿の腹膜透析患者（女性例）における腹膜Kt/Vと生存率の関係
(Lo WK, et al. Kidney Int 67：2032-2038, 2005[24]より引用)

1.7～2.0，>2.0の3群に無作為に割付けし，3年間の生存率を比較したが，3群間に有意差は認められなかった（図17）．さらに，150例（うち女性は90例）の無尿患者を対象とした検討[24]では，腹膜Kt/Vを1.67未満，1.67～1.86，1.86以上の3群に分けて検討した結果，女性においてKt/V 1.67～1.80の群がもっとも生存率が良好であり，無尿の腹膜透析患者では最低Kt/V 1.7が必要で，1.8前後が適切であることが提唱された（図18）．

ADEMEX studyとHong Kong studyの結果から，腹膜による透析量としての必要量は総Kt/V 1.7となる量で十分で，残存腎機能の減少に対して透析量を増加させて総Kt/V 2.0を維持しても生存率は改善しないことが判明した．つまり，残存腎による溶質除去と腹膜による溶質除去は同質ではなく，腹膜透析により小分子溶質のみの除去率を向上させても生存率改善に寄与しないことが示唆された．また，オランダで行われたNECOSAD (Netherlands Cooperative Study on the Adequacy of Dialysis)-2 study[25]でも，腹膜クリアランスは生存率に寄与しなかったが，残存腎機能が1 mL/分増加するごとに死亡率が12％減少することが報告された．

以上の報告を背景に，2006年にK/DOQIガイドラインが改訂され，残存腎機能の有無にかかわらず総Kt/V>1.7を目標値とし，筋肉量により左右され，死亡リスクの予測因子として適切性にかけるCCrが削除され，残存腎機能を保持することの重要性が強調された[26]．

わが国における腹膜透析患者の透析量に関しては，多施設で239例を対象に行われたKumanoらの多施設調査[27]が報告されている．平均総Kt/V 1.8，腹膜Kt/V 1.65で，適正に透析が行われている症例が72％，医師に栄養状態良好と評価された症例が71％と比較的頻度が高かった．

2009年に発表されたわが国のCAPDガイドラインでも適正透析量に関する記載が盛り込まれ，腹膜透析量は週当たりの尿素Kt/Vで評価し，適正透析量として，残存腎機能と併せて最低値1.7を維持することが推奨されている[8]．

Ⅳ 血液透析との比較

1 腹膜透析の長所と短所

　腹膜透析は持続的な透析療法であり，緩徐に透析，除水を行う治療法で，バスキュラーアクセスも不要である．したがって，血液透析と比べて循環動態を変動させず，血圧や冠血流の急激な変動が少ない透析法である．心血管系に対する負担が少ないため，低血圧や狭心症などの合併症を有する患者に適している．

　腹膜透析は，血液透析と比較して，透析導入後の残存腎機能低下が少ないことが明らかにされている[28-33]．残存腎機能は，CANUSA Study[20]で生存率に影響する因子であったことや，ADEMEX Study[22]，Hong Kong Study[23]で，腹膜透析の透析量を増加させても生存率に影響しなかったことなどから，予後に影響する重要な因子と考えられている．残存腎機能が維持されていれば，透析量も少なくてすむことから，時間的，物理的な負担が減少し，QOLを良好に保つことができる．このことから，透析導入は腹膜透析で行い（PD first），残存腎機能が低下したときに腹膜透析と血液透析の併用療法を行い，その後，血液透析へ移行するという治療法が推奨されている．また，透析に伴う抗凝固療法を必要としない，生体膜を使用するために生体適合性がよく，アレルギーが少ない，不均衡症候群が起こりにくい，などの長所がある．また，社会的な利点としては，月に1～2回の通院でよい，時間的な束縛が少なく，社会復帰しやすい，などの長所がある．そのほか，自己管理の意識の向上，高齢者における認知症の進行抑制などの長所もある．

　腹膜透析の短所としては，長期透析に伴う腹膜機能劣化により，長期間の透析継続が困難なことがあげられる．したがって，5～10年を目安に血液透析への移行を考える必要がある．また，長期に腹膜透析を継続した場合に腹膜の癒着に伴う被嚢性腹膜硬化症（encapsulating peritoneal sclerosis：EPS）の合併が知られている．そのほか，腹膜炎，出口部感染などの感染症，小分子物質の

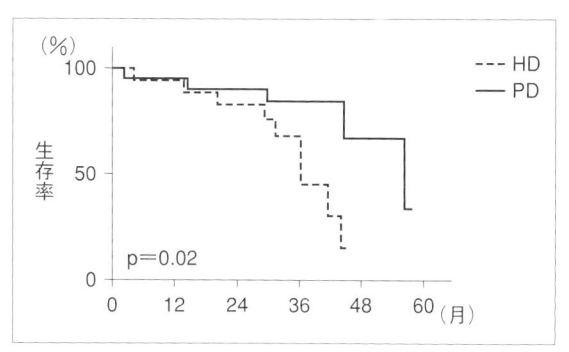

図19 無作為割付けによる血液透析と腹膜透析の生存率の比較
（Korevaar JC, et al. Kidney Int 64：2222-2228, 2003[37]より引用）

除去効率の悪さ，視力の低下した患者や肢体不自由な患者における施行困難性，糖質の吸収に伴う血糖上昇や糖尿病の増悪，低蛋白血症や脂質異常症の合併，など多くの短所がある．

2 予後に及ぼす影響

1 生命予後に及ぼす影響

　両治療法のどちらが生命予後において優れているかについては，これまでの報告から，透析導入初期には腹膜透析が良く，長期になると血液透析が良好であると考えられている[34-36]．ただし，ほとんどの報告が観察研究で，選択時のバイアスが完全に除外されていないという問題がある．唯一のRCTがKorevaarら[37]の報告で，38例の患者を無作為に血液透析（18例）と腹膜透析（20例）に割付けして予後を比較し，導入後2年間のQALY（quality-adjusted life year：QOLを調整した生存年）は同等であったが，5年生存率は腹膜透析が良好であったことが示された（**図19**）．しかし，この報告も少数例での検討で，年齢調整後は有意差が消失していることから，エビデンスレベルは高くない．

　一方，Van Biesenら[38]は，腹膜透析で導入し，血液透析へ移行した患者は，血液透析で導入した患者より生存率が高かったことを報告した．以後，自己の腎機能が破綻した時点で血液透析か腹膜透析の選択を行うのではなく，自己の腎機能が比較的保たれた状態で腹膜透析を開始し，残存腎機能

が廃絶した時点で血液透析へ移行するという治療法が推奨されるようになり，"PD first" として徐々に広がっている．

一方，血液透析と腹膜透析の予後に差がなかったという報告もある．Keshaviah ら[39]は，血液透析導入患者 968 例と CANUSA Study で登録された腹膜透析患者 680 例を対象に，透析量を合わせた条件で予後を比較し，両群の 2 年生存率は同等であったことを報告している．

2 心血管合併症に及ぼす影響

心血管合併症は透析患者の死因の第 1 位を占め，予後に大きく影響する合併症で，その背景には，腎不全患者で特有の高血圧，脂質代謝異常，凝固線溶系バランスの偏り，体液過剰状態，カルシウム・リン代謝異常，酸化ストレス亢進などの多くの因子が複雑に関与していると考えられる[40,41]．

腹膜透析は連続的な透析法であることから，血液透析に比べて循環動態が安定し，心血管合併症死亡の割合が減少することが期待されたが，実際は血液透析と同程度であり，その理由としては，腹膜透析液中の浸透圧物質であるブドウ糖の吸収による脂質代謝の増悪や，除水不良に伴う体液過剰状態などが考えられている[42]．体液過剰状態を改善するために，除水量の増加を目的として透析液中の糖濃度を上げると，ブドウ糖吸収量のさらなる増加に加えて，高濃度ブドウ糖による腹膜障害（腹膜透過性の亢進）により除水不全が誘発されるという悪循環に陥ることになる．しかし，近年は，ブドウ糖を含有しないイコデキストリン透析液が開発され，除水量増加や細胞外液量の減少，左室重量の低下，脂質代謝や動脈硬化に関与する因子の改善などが報告され[43]，ブドウ糖含有透析液よりも生体に悪影響を与えないことが期待されている．

3 QOL に及ぼす影響

QOL は，全般的に血液透析より腹膜透析のほうが優れていると報告されている．Rubin ら[44]は，透析患者 736 例（血液透析 480 例，腹膜透析 256 例）を対象に満足度に関するアンケート調査を行い，腹膜透析患者のほうが満足度は高かった（56% vs. 85%）ことを報告している．

V 腹膜透析の合併症

1 腹膜炎

PD 関連腹膜炎は，病原微生物が何らかの理由で腹腔内に侵入し，宿主の感染防御機構を上回ったときに発症する．PD 関連周辺機器の改良や開発，感染予防の患者教育などにより，わが国における腹膜炎の発症頻度は，1986 年の 1 回/22.1 患者月から 1996 年の 1 回/53.3 患者月，2005 年の 1 回/73.5 患者月と，著明に減少している[45]．しかし，腹膜炎は現在も腹膜透析中止の主な理由の一つであり，腹膜透析療法のもっとも重大な合併症であることは変わりない．

国際腹膜透析学会（International Society of Peritoneal Dialysis：ISPD）から peritoneal dialysis-related infections recommendations[46,47] が PD 関連腹膜炎の診療のガイドラインとして発表されている．このガイドラインは 4〜5 年毎に改訂されており，当院ではこの指針を参考に PD 関連腹膜炎の診療を行っている．

1 診断，検査

腹膜炎の主症状は腹痛，排液混濁であるため，腹膜透析患者に腹痛の訴えがあった場合は常に腹膜炎が発症した可能性を考え，排液の性状を確認する．その他の症状として発熱，悪心，嘔吐，下痢，麻痺性イレウスの症状を呈することもある．

自覚症状と排液の性状から腹膜炎が疑われた場合には，腹水細胞数測定と培養検査を提出する．細胞数を測定し，白血球 $100/\mu L$ 以上（多核球 50% 以上）の場合，腹膜炎と診断する[46]．腹膜炎の治療を適切に行っていくためには，原因となる病原体を同定することがもっとも重要である．病原体を同定することは，適切な治療薬剤の選択の根拠となるだけでなく，病原体の種類によりその侵入経路が推測でき，再発予防につながることが期待できるため重要である．また，出口部感染やトンネル感染の合併がないか，初診時に注意深く診察を行う．

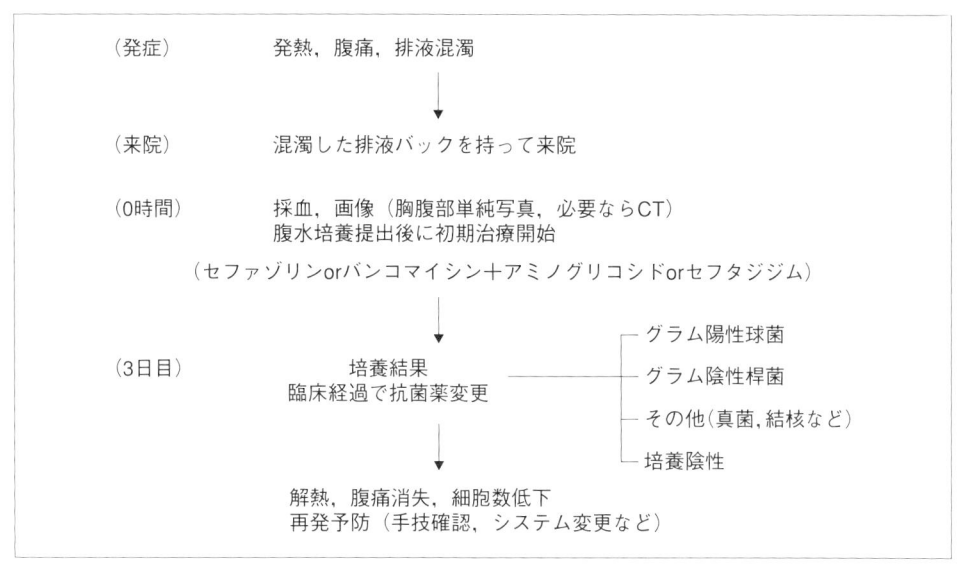

```
（発症）      発熱，腹痛，排液混濁
                    ↓
（来院）      混濁した排液バックを持って来院
                    ↓
（0時間）     採血，画像（胸腹部単純写真，必要ならCT）
              腹水培養提出後に初期治療開始
              （セファゾリンorバンコマイシン＋アミノグリコシドorセフタジジム）
                    ↓                      ─ グラム陽性球菌
（3日目）     培養結果                      ─ グラム陰性桿菌
              臨床経過で抗菌薬変更          ─ その他（真菌，結核など）
                                            ─ 培養陰性
                    ↓
              解熱，腹痛消失，細胞数低下
              再発予防（手技確認，システム変更など）
```

図20 PD関連腹膜炎治療の流れ

(Piraino B, et al. Perit Dial Int 25：107-131, 2005[16]，Li PK, et al. Perit Dial Int 30：393-423, 2010[47]を元に作図)

培養法は，腹水50 mLを遠心した後に沈殿物を培養する方法と，10 mLの腹水を血液培養ボトルに注入して培養する方法がある．培養陰性率は前者が5％，後者が20％といわれている．ISPDガイドライン（2010 update）[47]では，両方を併用することが推奨されている．

2 治療

臨床的に腹膜炎と診断された時点で，empiric therapyとしてグラム陽性菌とグラム陰性菌をカバーした初期治療を開始する（図20）．初期治療の内容は，施設毎に過去の起炎菌と感受性に基づいてあらかじめ決めておくことが推奨されている．グラム陽性菌に対しては第1世代セフェム（セファゾリン）またはバンコマイシン，グラム陰性菌に対しては第3世代セフェム（セフタジジムなど）またはアミノグリコシドを選択する．抗菌薬の投与方法は，経静脈投与と腹腔内投与があり，腹腔内投与にはバッグ交換のたびに添加する連続投与と1日1回のみ添加する間欠的投与の2種類がある．連続投与と間欠的投与の治療効果の差は明らかではない[48]．ISPDガイドラインでは，腹腔内投与のほうが抗菌薬の局所濃度が高くなるので経静脈投与より望ましいとしており，間欠的腹腔内投与をする場合は，最低でも6時間は腹腔内に貯留することを推奨している[46,47]．

培養結果が判明した場合は，起炎菌の種類と感受性に基づいて治療法を再検討する．抗菌薬によく反応した場合は，腹水は清明となり細胞数は減少していく．治療期間としては，最低2週間は継続すべきであるが，起炎菌によっても異なる．以下に，病原体別の治療法について述べる．

① グラム陽性菌（図21）[47]

a）連鎖球菌，腸球菌

グラム陽性菌の初期治療は中止し，アンピシリン投与に変更する．腸球菌が起炎菌である場合はアミノグリコシドを併用してもよい．バンコマイシン耐性腸球菌（vancomycin-resistant enterococci：VRE）の場合は，リネゾリドまたはキヌプリスチン/ダルホプリスチンを考慮する．腸球菌は消化管由来であることが多いが，接触汚染（touch contamination），出口部感染/トンネル感染由来であることもある．連鎖球菌による腹膜炎はtouch contamination，出口部感染/トンネル感染由来のいずれもありうる．

b）コアグラーゼ陰性ブドウ球菌

症状はさほど重篤でないことが多く，抗菌薬への反応もよい．グラム陽性菌の初期治療を継続し，

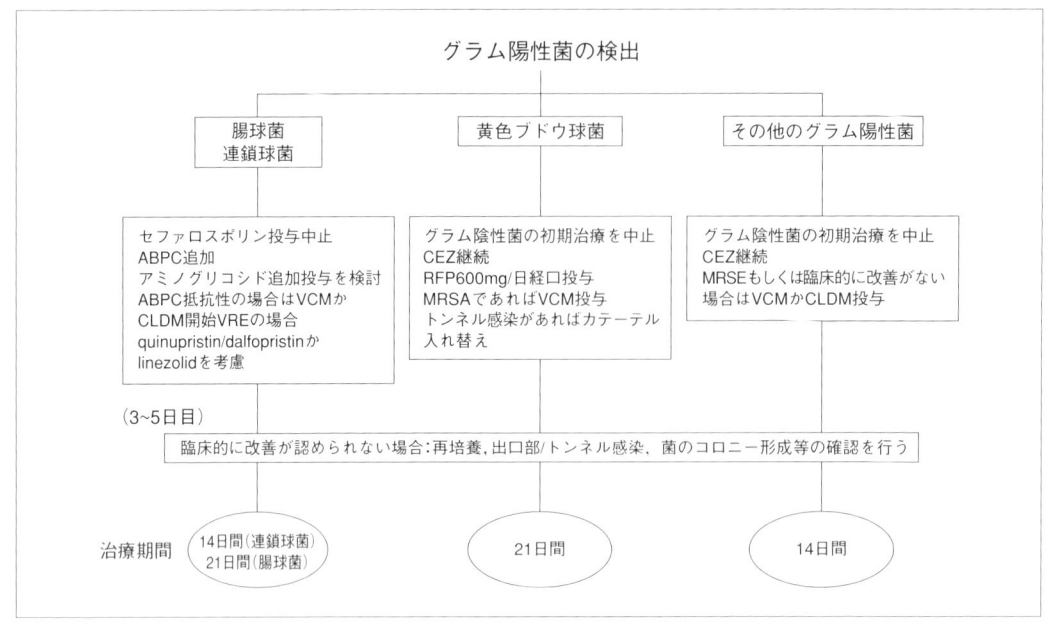

図21 グラム陽性菌による腹膜炎の治療アルゴリズム

ABPC：ampicillin, VCM：vancomycin, CLDM：clindamycin, VRE：vancomycin-resistant enterococci, CEZ：cefazolin, RFP：rifampicin, MRSA：methicillin-resistant staphylococcus aureus, MRSE：methicillin-resistant staphylococcus epidermidis.

（Piraino B, et al. Perit Dial Int 25：107-131, 2005[46], Li PK, et al. Perit Dial Int 30：393-423, 2010[47]を元に作図）

臨床的に改善が認められたら2週間の治療を行う．原因としてはtouch contaminationが多く，再発防止のため手技確認を十分に行う．再燃性腹膜炎を呈した場合はカテーテルにバイオフィルムを形成している可能性があるため，カテーテルの入れ替えを検討する．

c）黄色ブドウ球菌

グラム陽性菌の初期治療を継続し，グラム陰性菌に対する抗菌薬は中止する．治療効果が不十分の場合はリファンピシンの経口投与を追加する．治療期間は3週間が推奨されている．原因としては，touch contaminationのみならず，出口部感染/トンネル感染由来であることも多い．トンネル感染を合併している場合は，カテーテル抜去を検討すべきである．

② **グラム陰性桿菌（図22）[47]**

a）単一のグラム陰性菌

大腸菌，クレブシエラなどの単一のグラム陰性菌が起炎菌であった場合は，第1世代セフェムは中止し，グラム陰性菌に対する初期治療を継続する．感受性に基づいて適切な抗菌薬を選択する．バイオフィルムを形成した場合は難治性となり，カテーテル抜去を必要とすることもある．

b）緑膿菌

緑膿菌による腹膜炎は黄色ブドウ球菌による腹膜炎と同様に出口部感染/トンネル感染由来であることが多く，その場合はカテーテル抜去が必要である．出口部感染/トンネル感染とは無関係であった場合は，作用機序の異なる2種類の抗菌薬での治療が勧められている．感受性を参考にして，セフタジジムやセフェピムなどのセフェム系やアミノグリコシド，キノロン系などの中から選択する．3週間の治療期間を要する．

c）複数のグラム陰性菌

複数の腸内細菌，特に嫌気性菌が検出された場合は，腹腔内臓器に原因疾患が存在する可能性が高い．消化管穿孔，虚血性腸炎，憩室疾患，壊死性胆嚢炎などを念頭に置いて腹部CTなどの精査を行う．この場合は，カテーテル抜去を含む外科的処置が必要となる場合が多い．抗菌薬はメト

```
                    グラム陰性菌の検出
         ┌──────────────┼──────────────┐
    単一の            緑膿菌          多菌種グラム陰性菌
  グラム陰性菌      Stenotrophomonas    (嫌気性菌含む)
       │                 │                 │
  感受性試験に基づいて  作用機序の異なる2種類の抗菌薬を  ABPC+メトロニダゾール
  適正な抗菌薬に変更    使用する                    +CAZ or アミノグリコシド
  Biofilmを形成しやすい (CAZ or CFPM or PIPC or quinolone)  臨床的に改善が認められなけ
                        出口部感染/トンネル感染があればカ  れば外科的治療を考慮
                        テーテル抜去
       │                 │                 │
治療期間  14~21日間      21日間           21日間
```

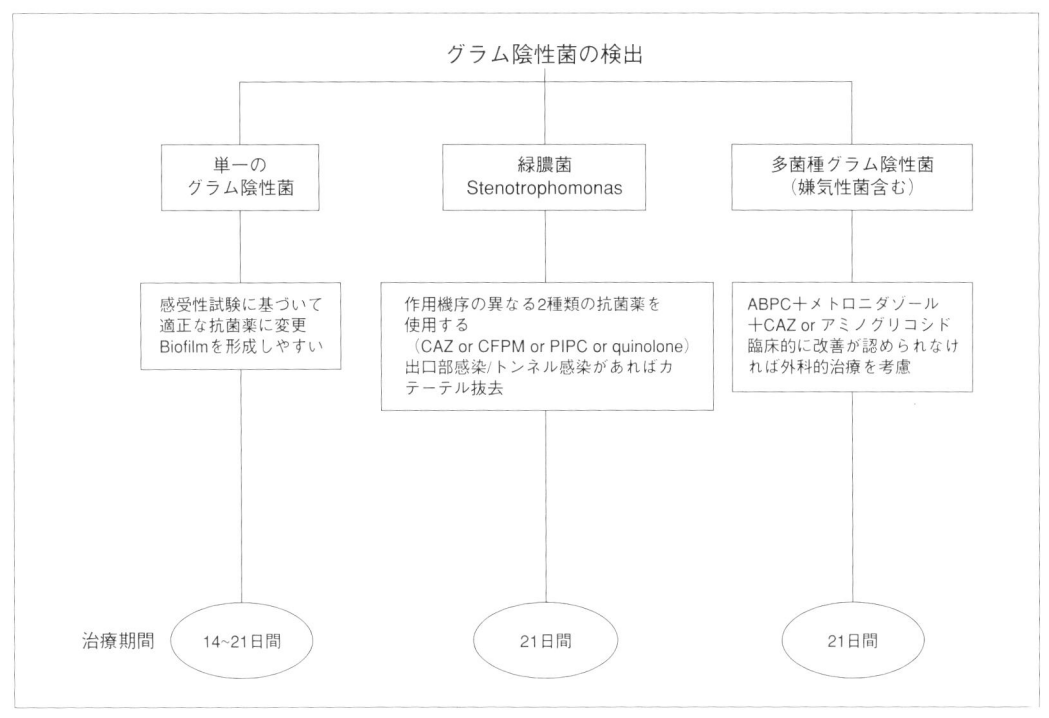

図22　グラム陰性菌による腹膜炎の治療アルゴリズム
ABPC：ampicillin, CAZ：ceftazidime, CFPM：cefepime, PIPC：piperacillin
(Piraino B, et al. Perit Dial Int 25：107-131, 2005[46], Li PK, et al. Perit Dial Int 30：393-423, 2010[47]を元に作図)

ロニダゾールとアンピシリンに加えて，セフタジジムまたはアミノグリコシドを投与する．

③ その他

a）真菌

顕微鏡的または培養結果で真菌を認めた場合は直ちにカテーテルを抜去する．カテーテルを抜去することで死亡率は低下する[49]．最終的な培養結果が出るまではアムホテリシンBとフルシトシンを投与する．アムホテリシンBに代えてフルコナゾールやボリコナゾールを使用してもよい．抗真菌薬はカテーテル抜去後も10日間は継続する[47]．

b）マイコバクテリウム属（結核性または非結核性）

頻度は高くないが，難治性または反復性で，培養陰性の腹膜炎では鑑別にあげる必要がある．診断は容易ではなく，必要に応じて試験開腹や腹腔鏡による腹膜生検を検討する．結核性腹膜炎の治療は，末期腎不全患者の肺外結核の治療に準じて行う．リファンピシン，イソニアジド，ピラジナミド，オフロキサシンの4剤で開始し，ピラジナミドとオフロキサシンは3ヵ月，リファンピシンとイソニアジドは12ヵ月使用する．非結核性腹膜炎の治療指針として確立されたものはなく，感受性に基づき薬剤を選択する．カテーテル抜去の是非に関しては定まった見解はない．

④ 培養陰性（図23）[47]

培養結果が陰性であった場合は，培養の方法に問題がなかったかを振り返る必要がある．また，腹水細胞数の再確認，非感染性の腹膜炎や特殊な病原体（真菌，マイコバクテリウム属など）による腹膜炎を考慮する．培養結果が陰性で，初期治療により臨床的に改善がみられる場合は，初期治療を継続してもよいが，アミノグリコシドは残存腎機能温存のため長期投与は避けるべきである．臨床的に改善がみられない場合には，早期のカテーテル抜去を検討すべきである．

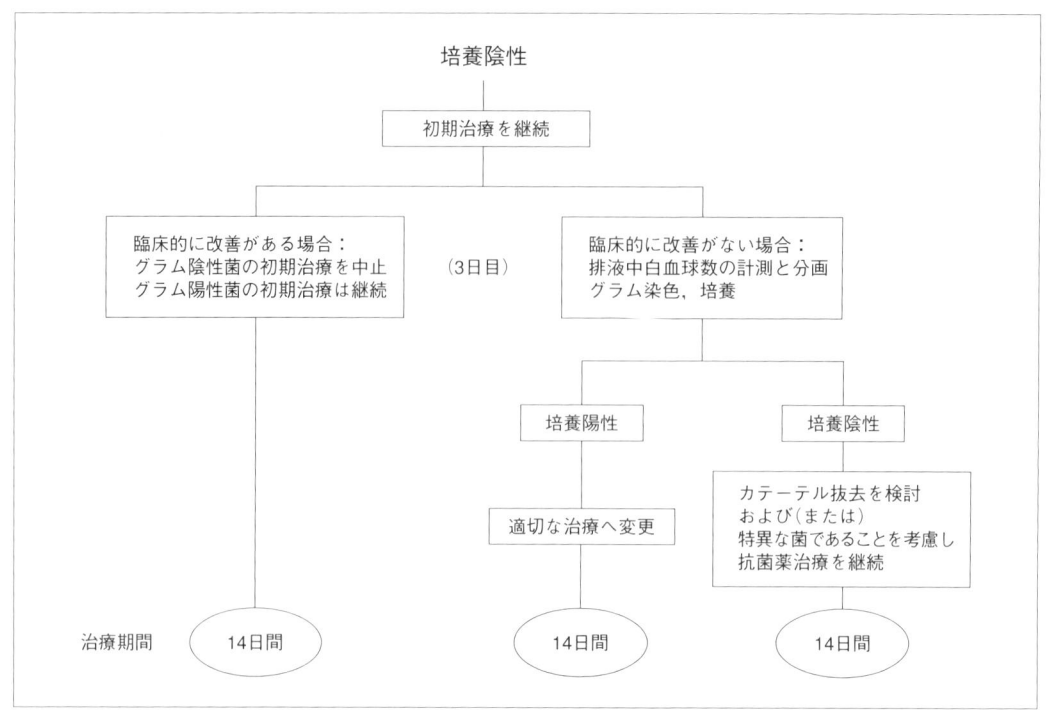

図23 培養陰性の腹膜炎の治療アルゴリズム
(Piraino B, et al. Perit Dial Int 25：107-131, 2005[46], Li PK, et al. Perit Dial Int 30：393-423, 2010[47]を元に作図)

3 カテーテル抜去の適応と再挿入[47,50]

　適切なタイミングでカテーテルを抜去することは，患者の生命予後の改善や腹膜劣化の防止につながる．カテーテル抜去の適応は，難治性腹膜炎，再燃性腹膜炎，カテーテル関連腹膜炎，真菌性腹膜炎，難治性の出口部感染/トンネル感染があげられる．他に，複数の腸内細菌による腹膜炎は腹腔内臓器の疾患が原因となっていることがあるため，外科的治療とともにカテーテル抜去が必要なことがある．

　難治性腹膜炎や真菌性腹膜炎，トンネル感染からの腹膜炎では，カテーテル抜去と再挿入は同時に行うべきではない．再挿入までの適切な間隔は定まっていないが，最低3週間は間隔を置き，真菌性腹膜炎ではより長い期間を置くことが推奨されている．また，再挿入の際には高度の腹腔内癒着のため，挿入が困難なこともあるため注意を要する．

　出口部感染/トンネル感染を理由に抜去した症例や再燃性腹膜炎で腹水中細胞数が$100/\mu L$以下

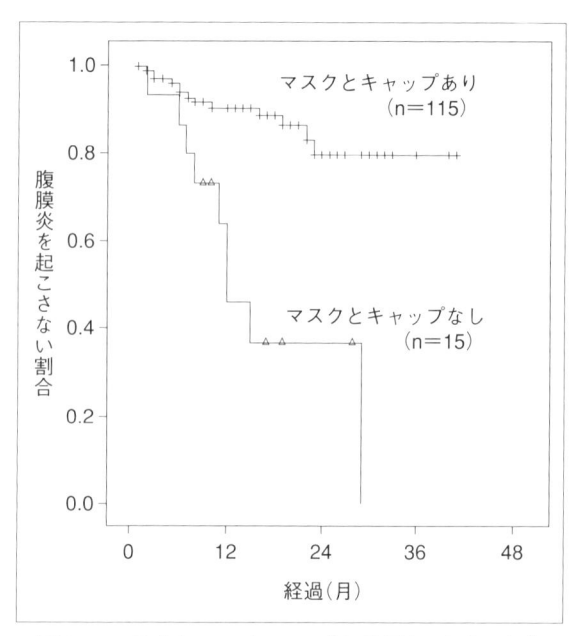

図24 マスクとヘアキャップを着用してバック交換を行った腹膜炎の発症率
(Dong J, et al. Perit Dial Int 30：440-447, 2010[51]より引用)

V. 腹膜透析の合併症

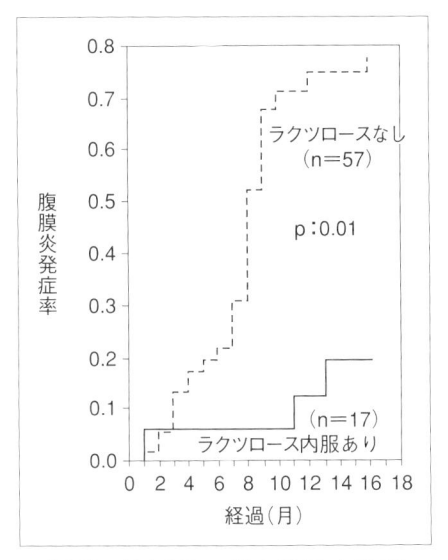

図25 ラクツロース内服による腹膜炎の発症予防
(Afsar B, et al. Perit Dial Int 30: 243-236, 2010[52]より引用)

表3 わが国における腹膜炎, 出口感染の発症率

	1986年	1996年	2004年
腹膜炎（回/患者・月）	1/22.1	1/53.3	1/73.5
出口部感染（回/患者・月）	1/38.7	1/20.5	1/35.8

(今田聰雄：CAPD関連腹膜炎・出口部感染の20年の軌跡と最新情報. 腎と透析61別冊腹膜透析2006, 東京医学社, 東京, pp 94-96, 2006[45]より)

が有意に減少したことが報告されている（図25）[52].

になっている症例では，カテーテル抜去と再挿入を同時に行うこともできる．抜去と再挿入を同時に行うことで腹膜透析を中断しなくてすむというメリットがあるが，再挿入後はサイクラーを用いて低用量で腹膜透析を再開し，1～2週間で元の処方に戻すなどの工夫が必要である．

4 予防

腹膜炎の原因として多いtouch contaminationを予防するためには，バック交換を無菌的に行うことがもっとも良い方法と考えられる．バック交換の際に，掃除のできた部屋でドアや窓を閉めた状態で行う，ペットや他人の入室を避ける，手洗いを行う，マスクを着用する，バック交換方法を正確に行うなどの注意が必要である．腹膜炎の予防のために，マスクとヘアキャップを着用すると腹膜炎の発症率を減らすことが報告されている（図24）[51]．その他，touch contaminationの予防のために，前述した無菌的接合装置（くり〜んフラッシュ®（Baxter），むきんエース®（テルモ），TCDシステム®（JMS））を使用する工夫も行われる．また，便秘は憩室炎の原因となり腹膜炎をきたすことが示唆されており，ラクツロースを内服して排便コントロールを行うことにより腹膜炎

2 カテーテル関連感染症（出口部感染, トンネル感染）

カテーテル関連感染症は出口部，トンネル感染による反復性，難治性腹膜炎でカテーテル抜去となる可能性があり，出口部管理，感染の予防に努めることが大事である．わが国の調査[45]では，腹膜炎の発症率が年々減少しているのと対照的に，出口部感染の発症率は変化がみられない（表3）．腹膜透析の段階的導入法（stepwise initiation of peritoneal dialysis using Moncrief and Popovich technique：SMAP）などの感染予防策が開発されたが，未だに明らかな成果が上がっていないのが現状である．

1 出口部〜トンネルの構造, 感染の原因

図26に示すようにカテーテルの通路をsinus tract（サイナス）と呼び，周囲の組織は出口部から上皮→肉芽→繊維鞘で構成される．出口部での上皮化したサイナスをdown growth（ダウングロース）といい，ダウングロースが深いと垢や浸出液が貯留し，不潔となり出口部感染の原因となる．ダウングロースより深部は肉芽組織で覆われており，感染に弱い脆弱な組織である．カテーテルのピストン運動などの外部刺激は肉芽組織の増殖を促し，感染の温床になる．

外部（第2）カフは周囲組織と強固に癒着するため，出口部でのカテーテルピストン運動を少なくし，トンネル感染の防波堤の役割を果たす．外部（第2）カフ〜内部（第1）カフにかけてのカテーテルは比較的強固な繊維鞘で覆われている

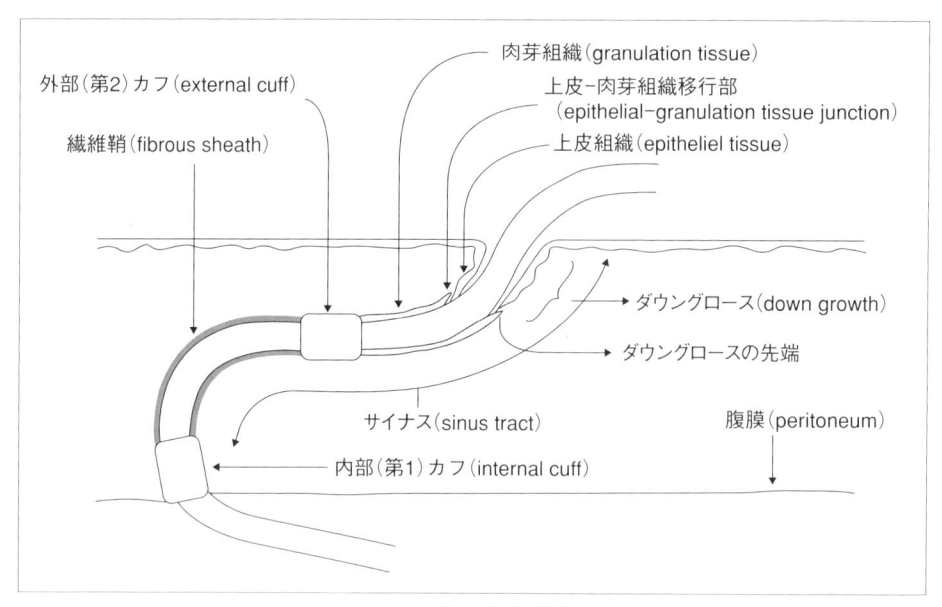

図26 出口部の構造

表4 出口部評価スコア

	0点	1点	2点
腫脹	なし	出口のみ：<0.5 cm	>0.5 cm および/もしくはトンネル
痂皮	なし	<0.5 cm	>0.5 cm
発赤	なし	<0.5 cm	>0.5 cm
疼痛	なし	軽度	重度
排膿	なし	漿液性	膿性

(Piraino B, et al. Perit Dial Int 25：107-131, 2005[46]より引用)

(図26).

2 定義，分類

1996年にTwardowskiら[53]より出口部，トンネル感染についての分類が作成されていたが，評価が煩雑で，判断しにくい部分があった．2005年にISPDガイドライン[46]が発表され，出口部評価をスコアリングすることで出口部感染の診断がしやすくなった．

表4に示すように，出口部評価スコアで4点以上を感染と定義する．ただし，膿性浸出液が認められる場合はこれのみで感染とする．1〜3点は感染の疑いとする．この出口部評価スコアの欠点は肉芽の状態が評価に含まれていないことで，肉芽形成が多く，急性感染の特徴である腫脹，発赤，疼痛などの所見に乏しい慢性感染に関して，診断率が劣ることが報告されている[54]．

急性感染は，黄色ブドウ球菌や表皮ブドウ球菌によることが多く，黄色ブドウ球菌感染は組織障害性が強く，出血や出口部周囲の障害が大きい．急性感染の治療が不十分であった場合や抗菌薬治療終了後に再発する慢性感染は，緑膿菌，メチシリン耐性黄色ブドウ球菌（methicillin-resistant staphylococcus aureus：MRSA）やコリネバクテリウムが起炎菌となり，難治性を呈することが多い．トンネル感染はトンネル部の発赤，腫脹，疼痛と定義され，出口部感染からの移行が多いが，時に出口部感染の徴候を欠くこともある．エコー検査が感染範囲の検索に有用である．

3 起因菌

カテーテル留置から2〜4週間で，正常出口部でも細菌のコロニー形成が起こる．出口部感染，トンネル感染の起因菌は60〜70％がグラム陽性球菌，約20％がグラム陰性桿菌であり，黄色ブドウ球菌がもっとも多く，次に緑膿菌が多い[45]．カテーテル感染から腹膜炎への移行しやすさは，起因菌により異なることが知られている．表皮ブドウ球菌による出口部感染から，トンネル感染，腹膜炎，カテーテル抜去に移行することはまれである．一方，組織破壊性の強い黄色ブドウ球菌や難治性で再発性になりやすい緑膿菌では，トンネル感染，腹膜炎へ移行しやすく，カテーテル抜去が必要な症例がある．

4 治療

起因菌の同定と適切な抗菌薬治療を行い，感染の急性期には原則的に入浴を禁止する．出口部感染の疑いがあるときは，ケア回数を増やすなどの積極的な出口部ケアが必要で，また，急性感染では早期発見からの早期治癒を目指し，慢性感染やトンネル感染への移行を予防することが大切である．慢性感染での大きな肉芽組織は焼灼し，1ヵ月以上にわたる抗菌薬による保存的治療に抵抗性のときや，黄色ブドウ球菌や緑膿菌感染で長期化する例では外科的治療を考慮する．

① 抗菌薬治療

出口部感染を認めたら直ちに抗菌薬によるempiric therapyを開始すべきである．黄色ブドウ球菌や緑膿菌感染は積極的に治療すべきで，empiric therapyは常に黄色ブドウ球菌をカバーするものを選ぶ．また，緑膿菌感染の既往がある症例は緑膿菌もカバーするものを選択したほうがよい．培養で起炎菌が判明した後は後述のするように起炎菌に適した抗菌薬へ変更する．抗菌薬投与経路において，経口投与と腹腔内投与での治療に優位性はないが，最低でも2週間の投与が望ましい[47]．

a）グラム陽性球菌

ペニシリナーゼ阻害ペニシリン（アモキシシリンなど）や第1世代セフェム（セファレキシンなど）を選択し，MRSA感染でなければ，ルーチンでのバンコマイシンの使用は避ける．治癒に時間を要する場合や重症の黄色ブドウ球菌出口部感染の場合はリファンピシンを追加する．

b）グラム陰性桿菌

特に緑膿菌感染は治療が難しく，2剤での治療が必要となる．経口キノロン系抗菌薬（シプロキサシンなど）が第1選択であるが，治癒に時間を要する場合や再発時はセカンドラインとして抗緑膿菌作用を有する第3，第4世代セフェム（セフタジジムなど）の追加が必要である．

② 外科的治療

外部カフ感染へ進展した難治性感染の場合は，アンルーフィングや出口部変更術が必要である．トンネル感染が1ヵ月以上の抗菌薬治療に対しても難治性で感染がどこまで及んでいるか不明な際や腹膜炎を併発している症例にはカテーテル抜去が必要であり，新たにカテーテル留置する際は最低でも2週間は間隔を空ける．

a）アンルーフィング

出口部からカテーテルに沿って皮膚切開を加えて外部カフを露出し，出口部を中枢側へ変更する．また，感染組織の付着した外部カフを削り取り（cuff shaving），感染が沈静化するまで待ち，必要に応じて出口部変更術を行う．

b）出口部変更術

外部カフと内部カフの間でカテーテルを切断し，チタニウムコネクターで新しくカフ付きカテーテルを継ぎ足して新しく皮下トンネルと出口部を作りなおす．

5 予防

① 出口部ケア

出口部ケアの方法については，すべての患者に画一的な方法はない．近年，創傷治癒に対する考え方が変わり，従来から慣習的に行われてきた消毒は不必要なばかりか組織障害性の観点から有害であり，創部は水道水による洗浄と湿潤環境の維持が重要であるといわれるようになった．これが出口部ケアにおいても応用されつつあり，オープンシャワーや無消毒が注目されている．消毒薬の選択に関しても，従来の原液ポビドンヨードから100倍希釈ポビドンヨード，クロルヘキシジン，

第2章 腹膜透析療法

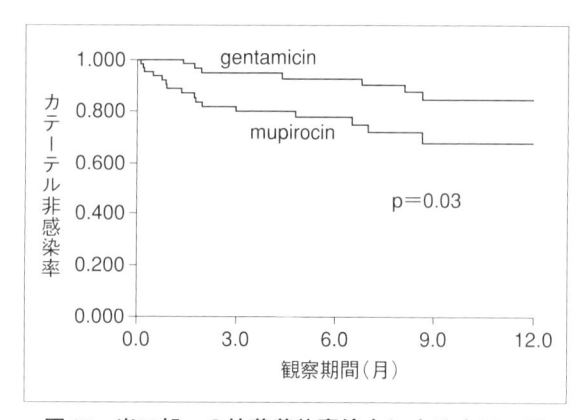

図27 出口部への抗菌薬軟膏塗布によるカテーテル感染抑制効果の比較
(Bernardini J, et al. J Am Soc Nephrol 16:539-545, 2005[57]より引用)

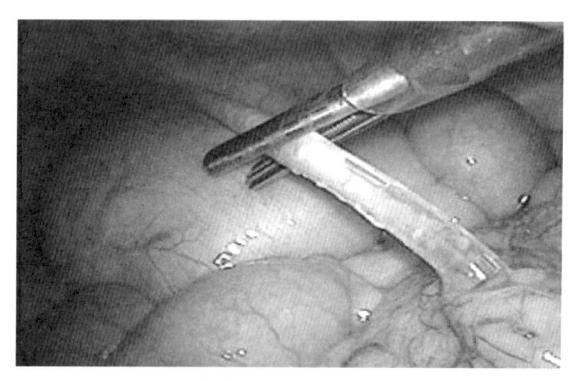

図28 フィブリンによるPDカテーテル閉塞

表5 注排液不良の原因

● カテーテル機能異常：カテーテルの位置異常，折れ曲がり，閉塞など
● 大網巻絡
● カテーテル周囲，皮下へのリーク
● 腹膜透過性の亢進：腹膜炎，腹膜劣化など
● 被囊性腹膜硬化症
● 腹膜の癒着：開腹手術の既往，腹膜炎の既往など
● 横隔膜交通症

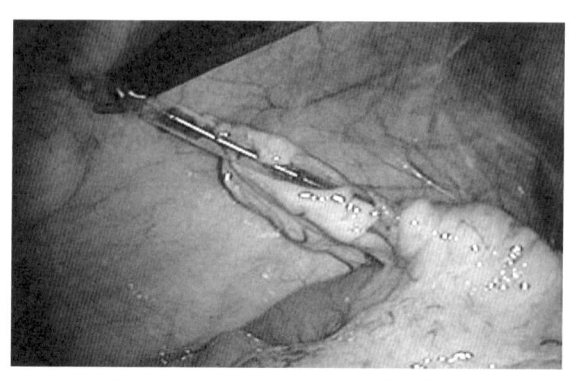

図29 PDカテーテルへの大網巻絡

高張食塩水などへの変更で良好な結果を得る場合があるが，皮膚刺激性の強い原液ポビドンヨードでも良好な皮膚環境が保てれば，出口部感染率は低いという報告[55]もある．つまり，出口部ケアにおいて重要なことは出口部周囲の皮膚環境を良好に保つことであり，患者個々に応じた消毒薬や固定テープの選択，入浴方法で健常皮膚のバリア機能を維持することが肝要である．

② ダウングロースの進展の抑制

ダウングロースは個体差があるものの時間とともに深くなる傾向にあるが，感染，カテーテルの牽引などがダウングロース進展に影響がある．

③ カテーテルのピストン運動の予防

出口部が十分に固定されていない導入初期などでは，カテーテルのピストン運動による外傷が感染の誘因となることがある．外部カフから出口部の距離が長い場合はピストン運動が大きくなるため，出口部のチューブの固定が重要である．

④ 鼻腔，出口部への抗菌薬予防投与

黄色ブドウ球菌の鼻腔内保菌は出口部感染やトンネル感染，腹膜炎のリスクを増加させる．鼻腔内保菌者にムピロシンを1日2回，毎月5～7日間鼻腔内に塗布，もしくは出口部への連日塗布による感染予防効果が報告されている[56]．また，抗菌薬軟膏（ゲンタマイシンとムピロシン）の出口部塗布によるカテーテル感染の予防効果についてRCTが行われ，ムピロシンよりもゲンタマイシンが優れていた（黄色ブドウ球菌，緑膿菌ともに感染率が有意に低かった）ことが報告されている（図27）[57]．

3 非感染性カテーテル関連合併症

1 カテーテル機能異常による注排液不良

注排液不良は，カテーテル機能異常以外にもさまざまな原因で起こるため（表5），治療法の決

Ⅴ．腹膜透析の合併症

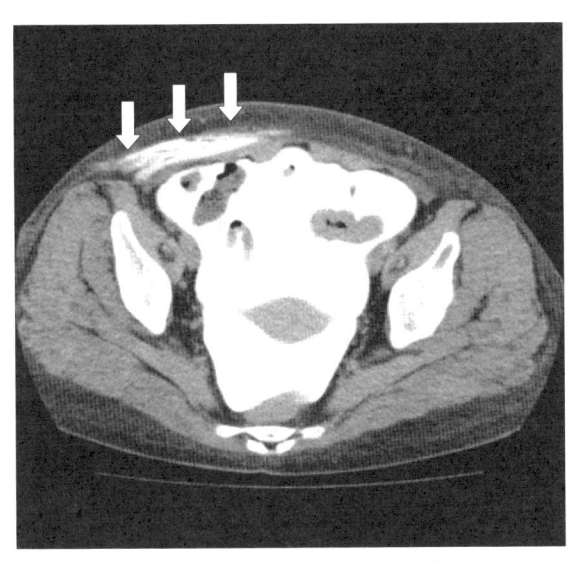

図30　造影剤の皮下へのリーク

表6　腹膜劣化の原因

- 酢酸
- クロルヘキシジン
- βブロッカー
- 酸性透析液
- 高乳酸濃度
- 高浸透圧透析液
- 高ブドウ糖濃度
- ブドウ糖分解産物
- AGEs（advanced glycosylated end-products）
- 遷延性腹膜炎

定には原因精査が重要である．カテーテル機能異常による注排液不良は，注液はスムーズで排液のみ不良の場合が多く，腹膜透析開始2週間以内に起こることが多い．原因の特定後に適切な処置を行う必要がある．

① カテーテル機能異常の原因

　a）カテールの折れ曲がり，位置異常

ストレート型はコイル型に比べて位置異常を起こしやすいが，コイル型は位置異常を起こすと整復が困難である．

　b）フィブリンや凝血塊による閉塞（図28）

留置直後のフィブリンや凝血塊で注排液不良を起こすことがある．混濁の強い腹膜炎時に伴うフィブリンも原因となる．

　c）大網巻絡（図29）

注液，排液ともに不良となることが多く，保存的加療が難しいことが多い．

　d）便秘，膀胱による圧迫

② 診断，治療

腹部単純X線撮影を行う．カテーテルの折れ曲がりを確認するためには側面像も必要である．カテーテル留置に異常がなければ，透視下でのカテーテルへの造影剤注入で閉塞や大網巻絡を確認することができる．

　a）保存的治療

カテーテル位置異常に対しては排便コントロールや体動，多めの注液により自然と位置異常が治ることがある．また，位置異常があっても排液異常がなければ経過観察でよい．凝血塊やフィブリンによるカテーテル閉塞に対しては，透析液バックの加圧注液や，血栓溶解治療で改善することがある．腹膜炎時にフィブリンが多ければ，カテーテル閉塞の予防のためにヘパリン500～1,000 U/Lを透析液に添加する[58]．

　b）侵襲的治療

保存的加療で改善しないカテーテル位置異常に対しては，透視下でガイドワイヤーやスタイレットでの位置異常の整復を試みて，改善しなければ腹腔鏡下や開腹術でのカテーテル位置異常の整復を考慮する．大網巻絡に対しては，腹腔鏡下や開腹術でのカテーテルの大網剝離に加えて，必要に応じて大網部分切除や大網固定術での再発予防を考慮する[59,60]．

2 カテーテル周囲および皮下へのリーク

出口部へのリークと皮下組織へのリークがあり，創治癒前の貯留や腹圧，外傷に起因する．カテーテル留置術後30日以内に起こる早期リークは出口部や創部から体外に漏れることが多く，腹膜炎のリスクとなる．遅発性のリークは皮下組織からのリークとなることが多い．

① 診断

出口部へのリークが疑われるときは試験紙で糖濃度を確認できる．皮下へのリーク時は排液量の減少，体重増加に加えて，前腹壁，陰嚢，大腿部の浮腫を認める．造影剤を混注した透析液の貯留後のCT（図30），MRIや腹腔造影，シンチで画

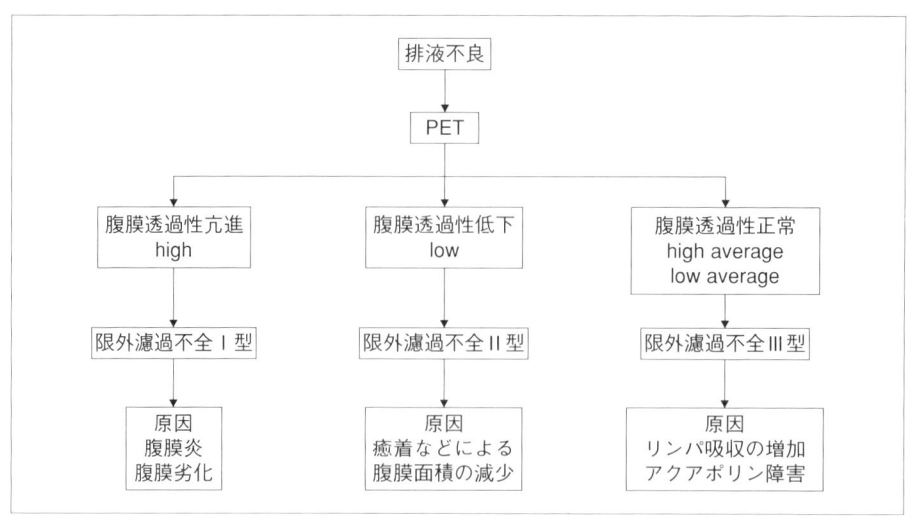

図31 除水不全の分類

```
排液不良
  ↓
 PET
  ├─────────────────┬─────────────────┐
腹膜透過性亢進        腹膜透過性低下      腹膜透過性正常
   high              low            high average
                                    low average
   ↓                  ↓                  ↓
限外濾過不全Ⅰ型      限外濾過不全Ⅱ型     限外濾過不全Ⅲ型
   ↓                  ↓                  ↓
  原因                原因                原因
 腹膜炎            癒着などによる       リンパ吸収の増加
 腹膜劣化          腹膜面積の減少       アクアポリン障害
```

像的に診断する.

② 治療

保存的治療としては,注液量を減量する,もしくは一時的に貯留を中止して,組織形成を待つ.体外へのリークは腹膜炎のリスクがあるため予防的な抗菌薬の投与を考慮する.保存的に治癒しない際は外科的修復やカテーテルの入れ替えが必要である.

4 腹膜劣化

腹膜劣化は,腹膜の組織学,形態学的変化として腹膜間質の肥厚〜線維化,中皮細胞の障害〜喪失,新生血管の増加(腹膜線維症あるいは硬化症)を認める病態である.腹膜の変化による腹膜機能低下の特徴は,腹膜透過性の亢進による限外濾過不全(除水不全)である.個人差もあるが一般的に,4〜5年間の腹膜透析の継続により,腹膜生検で新生血管の増加を伴う腹膜の肥厚を認める.

腹膜劣化の原因を表6に示すが,複数の要因が重なり腹膜劣化は起こると考えられる.

1 限外濾過不全(除水不全)

限外濾過不全は,2Lの4.25%ブドウ糖液を4時間貯留した時の限外濾過量が400 mL 未満[61]とされているが,わが国では,2Lの2.5%ブドウ糖透析液を1日4回使用しても除水量が500 mL 未満[62]を臨床的な目安としている.

① 除水不全の原因

除水不全の原因は,腹膜機能と無関係な原因(カテーテル位置異常や閉塞など)を鑑別した後,腹膜機能検査(peritoneal equilibrium test:PET)による腹膜透過性によりⅠ〜Ⅲに分類される(図31).もっとも頻度が高く,臨床的にも重要なⅠ型限外濾過不全は,PETによりHighカテゴリーに分類され,長期腹膜透析による腹膜劣化が主な原因である.

② 対策

a)Ⅰ型限外濾過不全

腹膜での溶質透過性亢進のため,尿素窒素の除去は良好であるが,ブドウ糖も再吸収されやすいため除水に必要な浸透圧格差が早期に消失し,除水不全となる.対策としてはAPDサイクラーを用いて貯留時間を短くする(濃度勾配が消失する前に液交換を行う)かイコデキストリン含有透析液を使用することが有効である.腹膜劣化が原因の場合は,腹膜休息や血液透析の併用,高濃度糖液への曝露を減らすためにイコデキストリン含有透析液を使用し,腹膜劣化の進展予防に努力すべきである.

b)Ⅱ型限外濾過不全

除水不足および溶質の除去不足を示す状態で,術後の癒着などによる腹膜面積の減少が原因とな

表7 腹膜透析期間とEPS発症頻度，死亡率の関係

	3年後	5年後	8年後	10年後	15年後	15年以上
EPS発症頻度	0.0%	0.7%	2.1%	5.9%	5.8%	17.2%
死亡率		0.0%	8.3%	28.6%	61.5%	100%

(Kawanishi H, et al. Am J Kidney Dis 44：729-737, 2004[63]より引用一部改変)

る．対策は困難で，血液透析への変更や併用が必要である．

c) Ⅲ型限外濾過不全

リンパ吸収の増加やアクアポリン障害が原因と考えられ，長時間貯留を避けるために，夜間のみのAPDによる短時間頻回交換などで対応することが必要になるが，透析不足が生じれば血液透析の併用が必要になる．

2 被囊性腹膜硬化症 (encapsulating peritoneal sclerosis：EPS)

EPSは，腹腔内の炎症により，腸管が癒着および被膜によって覆われることにより腸管可動性がなくなり，腸閉塞（イレウス）をきたす病態である．再発性のイレウスにより経口摂取が困難となれば致死的な合併症ともなる．発症機序は完全には解明されていないが，腹膜劣化が深く関わっており，何らかの契機で炎症が加わり発症すると考えられている．

① 発症様式

さまざまな原因で劣化した腹膜は腹膜透過性が亢進しており，大分子物質であるフィブリンなどの透過性が亢進する．フィブリンの堆積した被膜に覆われ，強固な被膜により腸管全体が繭のようになり，腸管蠕動を阻害してイレウスを発症する．腹膜劣化による腹膜透過性の亢進状態に炎症（腹膜炎など）を契機に多量のフィブリンが析出したり，PD中止によりフィブリンの洗い流しが中断されることにより，EPSは発症する．つまり，腹膜透過性亢進（腹膜劣化の程度）をベースとして，腹膜炎やPD中止を契機に腹腔内へのフィブリンの析出が増加することがEPS発症の引き金となる．

② EPSの予防

EPSの発症には腹膜劣化が強く関連している

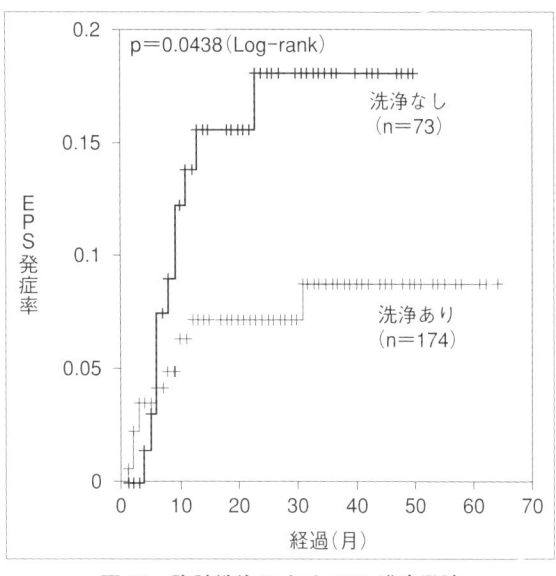

図32 腹腔洗浄によるEPS発症予防
(Yamamoto T, et al. Perit Dial Int 30：343-352, 2010[65]より引用)

ため，EPSの発症を回避するためには，腹膜劣化の予防とモニタリングが大切である．腹膜劣化は腹膜透析の継続期間と相関することが報告されており，わが国の前向き観察研究では，腹膜透析施行期間に比例してEPSの発症頻度が増加し，特に8年以上で有意に発症率が増え予後も不良であった（表7）[63]．

a) PDの中止

EPS予防のためのCAPD中止基準指針[64]では，除水不全，透析期間8年以上，腹膜の石灰化，血性排液，持続的CRP陽性，難治性腹膜炎などの腹膜劣化を疑わせる所見を認めた場合や排液中の大型，異型中皮細胞の出現や腹膜生検において中期以降の腹膜硬化を認めた場合を，中止基準としてあげている．2009年版日本透析医学会「腹膜透析ガイドライン」でも，長期PD例あるいは腹膜炎罹患後の例で腹膜劣化の進行が疑われる場合，

表8 EPSの病期分類

病期		臨床所見	治療法
ステージ1	EPS前期	限外濾過の減少 腹膜機能亢進 低蛋白血症 血性腹水，腹水漏出 腹膜石灰化	腹膜休息 腹膜洗浄 ステロイド
ステージ2	炎症期	CRP上昇，白血球数増加 発熱，血性腹水，腹水漏出 体重減少，食欲低下，下痢	ステロイド
ステージ3	被囊期 進行期	炎症徴候の消失 腸閉塞の症候 （嘔気，嘔吐，腹痛，便秘，腹部腫瘤，腹水）	ステロイド 経管栄養
ステージ4	腸閉塞期 完成期	食欲不振 腸閉塞 腹部腫瘤	外科手術

（Nakamoto H. Perit Dial Int 25：S30-S38, 2005[66] より一部改変して引用）

EPSの危険性を考慮してPDの中止を検討することが推奨されている[8]．

　b）腹腔洗浄

　EPSの約7割はPD中止後に発症し，中止後6ヵ月前後で発症することが多い．PD中止後の早期は炎症性サイトカインが多い状態が持続する．EPSのリスクの高い患者に対して，腹腔洗浄は，腹腔内の炎症性サイトカインや析出したフィブリンを洗い流す効果と，中皮細胞を失い癒着しやすくなった腸管を保護することができ，有効と考えられている（図32）[65]．腹膜炎などの感染症がない限り，長期PD継続で腹膜機能がHighカテゴリーの症例には，PD中止後すぐにカテーテル抜去せず，6ヵ月程度の腹腔内洗浄を考慮する．

③ EPSの病期と治療

　病期としては表8のように分類される[66]．治療としては，EPS前期～炎症期における予防や抗炎症治療と，被囊期～腸閉塞期に対する外科的治療が柱となる．

　a）ステロイド，免疫抑制薬

　ステロイドによる効果は，炎症を抑えて腹水産生やフィブリン析出を抑制することであり，効果を発揮するためには発症直後もしくは発症早期からの治療開始が重要で，被膜形成が完成した状況での効果は乏しい．初期治療としてプレドニゾロン30 mg/日程度から開始し，治療期間は12ヵ月

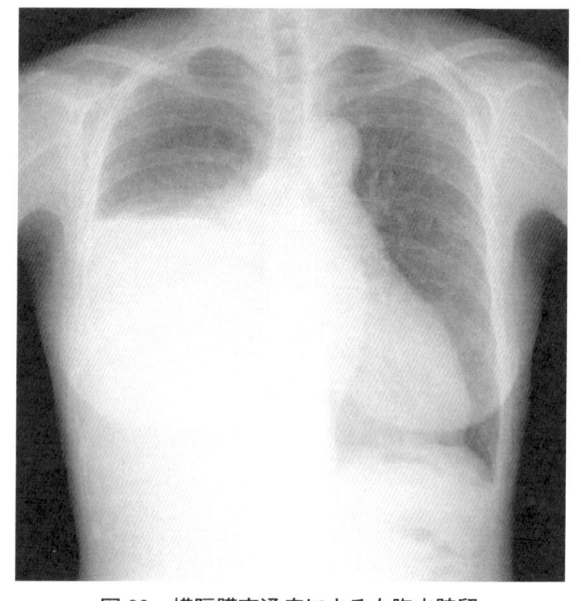

図33 横隔膜交通症による右胸水貯留

以内であることが多い．

　免疫抑制薬に関しては，ミコフェノール酸モフェチルをステロイドと併用することで，EPS発症を抑制できる可能性が報告されている[67]．一方，カルシニューリンインヒビターによる腹膜線維化の促進[68]や，腎移植直後のEPS発症例が報告されており，注意が必要である．

　b）外科的治療

　炎症が沈静化し，被膜形成～イレウス期におい

表9 横隔膜交通症の頻度と治療成績

報告者	報告年	症例数	期間	年齢	PD期間(月)	性別(男/女)	PD中断のみで軽快	ドレーンからの薬剤投与で軽快	開胸術で軽快	胸腔鏡手術で軽快	PD長期継続率
Benz RL	1985	5 (5.1%)	1978-1983	58	0.3	0/5		1/2 (50%)			1 (20%)
Nomoto Y	1989	50 (1.6%)	1980-1988	49	1	27/23	19/35 (54%)	8/15 (53%)			27 (54%)
Green A	1990	4 (3.3%)	1989以前	58	1	0/4		2/2 (100%)	2/2 (100%)		4 (100%)
Simmons LE	1989	5	1988以前	53	3	1/4	1/1 (100%)	0/2 (0%)	2/2 (100%)		3 (60%)
Fletcher S	1994	5 (1.9%)	1986-1992	50	4	0/5	1/5 (20%)				1 (20%)
Ramon RG	1995	4 (3.1%)	1986-1997	53	記載なし	2/2		0/2 (0%)			0 (0%)
Chow KM	2002	9 (1.0%)	1986-2001	46	2	1/8	1/1 (100%)	4/5 (80%)		1/2 (50%)	6 (67%)
Wu PS	2001	5	1991-1999	38	3	2/3	1/1 (100%)	1/3 (33%)	1/1 (100%)		3 (60%)
Mak SK	2002	8 (2.0%)	1994-1998	46	2	4/4	1/2 (50%)	0/2 (0%)		5/6 (83%)	6 (75%)
Tang S	2003	9 (1.9%)	1998-2002	53	5	3/6				9/9 (100%)	9 (100%)
全体		104 (1.9%)		50	1.8	40/64	24/45 (53%)	16/33 (48%)	5/5 (100%)	15/17 (88%)	60 (58%)

(Chow MK, et al. Semin Dial 16:389-394, 2003[70]より一部改変して引用)

て，イレウス管が必要な状態，長期の中心静脈栄養管理が必要な状態，頻回な腸閉塞症状（2～3回/月）がある際には，癒着剝離術の適応となる．高度な癒着や石灰化が加わると癒着剝離術は困難で，習熟した専門医師に依頼することが望ましい．また，術後の再発の可能性も指摘されている．

5 その他の合併症

1 ヘルニア

高齢者や経産婦に多く，透析液貯留による腹腔内圧の上昇によって発症する．腹膜透析開始前にヘルニアが認められる場合，根治術後に腹膜透析を開始すべきである．好発部位は臍部，鼠径部，陰部，カテーテル刺入部であり，カテーテル留置部を腹直筋切開でなく正中切開で留置すると，腹壁ヘルニアを生じやすい．

治療としては，軽度であれば透析量を減らして交換回数を増やす，もしくはAPDに変更して日中に液貯留をしないなど，腹腔内圧の減圧で経過観察する．圧痛，炎症や嵌頓などを認める重度のヘルニアでは外科的修復術が必要である．メッシュを用いた根治術は再発がなく，術後よりすぐに液貯留が可能で，腹膜透析を再開できる[69]．

2 横隔膜交通症

腹腔と胸腔の交通により胸水貯留を認める病態がある．右横隔膜に解剖学的に脆弱な部位が存在するため，右胸水を認めることが多い（図33）．排液量の減少，体重増加に伴い片側胸水が貯留し，胸水が増加すれば呼吸困難，咳嗽，胸痛を自覚する．頻度は，およそ1～5％と報告されている

(表9)[70].

① 診断

胸水穿刺での胸水のブドウ糖濃度の上昇や，インジゴカルミン混入の透析液を貯留後に胸腔穿刺で診断できる（図34）．画像的診断法としては，造影剤を混入した透析液貯留後にCTで胸腔内への造影剤の移行を確認する方法やアイソトープによるスキャンがある．

② 治療

多量の胸水を認めるときは，胸腔穿刺による排液を必要とすることがある．腹膜透析の一時的な中止や貯留液量減少などの保存的治療で約半数が自然治癒する．自然に治癒しない症例に対し，ドレーンを介して薬剤（タルク，自己血，ピシバニール，抗菌薬）を投与する胸膜癒着術や開胸，胸腔鏡による外科手術（図35）が行われ，外科手術では90％以上が改善することが報告されている[70]．

3 排液性状異常

① 血性排液

わずか数滴の血液であっても，著明な血性排液を示す．腹膜炎や被嚢性腹膜硬化症でも血性排液となることがあり，除外する必要がある．原因としてはカテーテル留置直後の排液，抗凝固療法中である患者の激しい運動後の排液，胆嚢炎，脾臓破裂，多発性嚢胞腎の嚢胞破裂など腹腔内臓器の損傷，女性の場合は逆行性月経がある．血性が高度で血塊やフィブリンが存在するときは，カテーテル閉塞予防として貯留液にヘパリン 1,000 U/L を混入して排液が清明になるまで頻回に交換する[58]．

② 乳糜混濁

カルシウム拮抗薬などの薬剤，高脂肪食や膵炎，肝硬変，リンパ管損傷，上大静脈症候群などの腹腔内病変が原因となり，高脂肪食による排液混濁

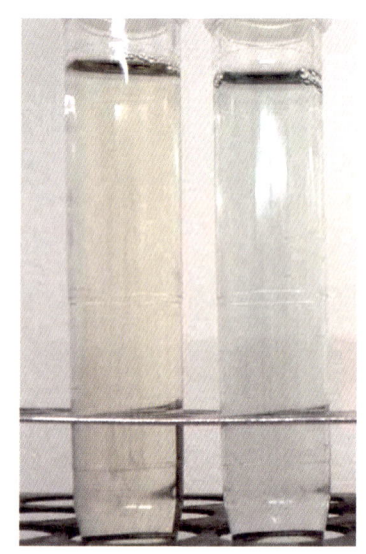

図34 インジゴカルミン腹腔内注入前後での胸水の色調変化
1.5Lの透析液にインジゴカルミンを20～40 mg 混入し，腹腔内に貯留する．
横隔膜交通症がある場合，青色の腹水が胸水中に混じるため，胸水が青く着色する．

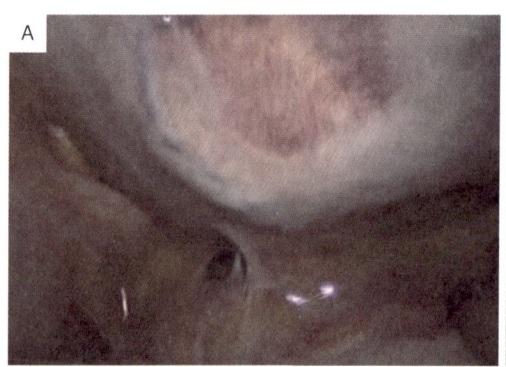

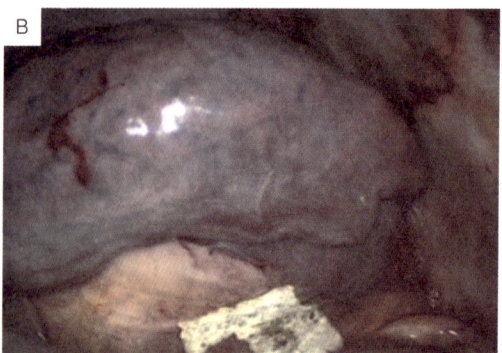

図35 横隔膜交通症の胸腔鏡下手術
A：横隔膜に大きな孔が認められる．
B：胸腔鏡下で孔を閉鎖し，癒着を促すためにフィブリンシートを付着している．

は一過性のことが多い．排液中の中性脂肪増多による混濁は，アルコールの添加により消失する．腹膜炎との鑑別は，排液細胞数が増加していないことを確認することで可能である．

4 肥満，腰痛

透析液からの糖負荷で肥満，中性脂肪の増加，耐糖能障害を呈することがあるため，透析液から吸収されるカロリーを考慮した食事制限が必要である．また，透析液貯留により脊柱の側弯が強くなり，腰痛の原因となることもある．APDへの変更などにより活動時の腰部への負荷を減少させることで腰痛の軽減が期待できる．

文 献

1) 中川成之輔：腹膜透析とCAPDの原理．CAPDの臨床（改訂第2版増補）．太田和夫，中川成之輔，川口良人（編集），南江堂，東京，pp5-20，1998
2) 峰島三千男：腹膜透析における物質移動．CAPDの臨床（改訂第2版増補）．太田和夫，中川成之輔，川口良人（編集），南江堂，東京，pp21-26，1998
3) 信楽園病院腎センター：CAPD．透析療法マニュアル改訂第7版．鈴木正司（監修），日本メディカルセンター，東京，pp213-219，2010
4) Mactier RA, Khanna R：Peritoneal Lymphatics. The Textbook of Peritoneal Dialysis 2nd Eds. In：Gokal R, Nolph KD (eds), Kluwer Academic Publishers, Dordrecht, pp173-192, 2000
5) Mujais S, Vonesh E：Profiling of peritoneal ultrafiltration. Kidney Int (Suppl) 81：S17-S22, 2002
6) Twardowski ZJ, Nolph KD, Prowant BF, et al.：Peritoneal equilibration test. Perit Dial Bull 7：138-147, 1987
7) 川西秀樹：適正透析．Pharma Medica 腹膜透析 up to date．メディカルレビュー社，東京，pp31-39，2005
8) 日本透析医学会腹膜透析療法ガイドライン作成ワーキンググループ委員会：2009年版日本透析医学会「腹膜透析ガイドライン」．透析会誌 42：285-315，2009
9) 熊野和雄：CAPDの変法．CAPDの臨床（改訂第2版増補）．太田和夫，中川成之輔，川口良人（編集），南江堂，東京，pp253-264，1998
10) Popovich RP, Moncrief JW, Dechard JB, et al.：The definition of a novel portable/wearable equilibrium peritoneal dialysis technique. Abstr Amer Soc Artif Intern Oragans 5：64-67, 1976
11) ter Wee PM, van Ittersum FJ：The new peritoneal dialysis solutions：friends only, or foes in part? Nat Rev Nephrol 3：604-612, 2007
12) Williams JD, Topley N, Craig KJ, et al.：Euro Balance Trial Group：The Euro-Balance Trial：the effect of a new biocompatible peritoneal dialysis fluid (balance) on the peritoneal membrane. Kidney Int 66：408-418, 2004
13) Lee HY, Park HC, Seo BJ, et al.：Superior patient survival for continuous ambulatory peritoneal dialysis patients treated with a peritoneal dialysis fluid with neutral pH and low glucose degradation product concentration (Balance). Perit Dial Int 25：248-255, 2005
14) Furuya R, Odamaki M, Kumagai H, et al.：Beneficial effects of icodextrin on plasma level of adipocytokines in peritoneal dialysis patients. Nephrol Dial Transplant 21：494-498, 2006
15) Babazono T, Nakamoto H, Kasai K, et al.：Japanese Extraneal Collaborated Study Group：Effects of icodextrin on glycemic and lipid profiles in diabetic patients undergoing peritoneal dialysis. Am J Nephrol 27：409-415, 2007
16) Krediet RT：Effects of icodextrin on the peritoneal membrane. Nephrol Dial Transplant 25：1373-1375, 2010
17) Jones S, Holmes CJ, Krediet RT, et al.：Bicarbonate/Lactate Study Group：Bicarbonate/lactate-based peritoneal dialysis solution increases cancer antigen 125 and decreases hyaluronic acid levels. Kidney Int 59：1529-1538, 2001
18) Li FK, Chan LY, Woo JC, et al.：A 3-year, prospective, randomized, controlled study on amino acid dialysate in patients on CAPD. Am J Kidney Dis 42：173-183, 2003
19) Burkart JM：Adequacy of peritoneal dialysis. The Textbook of Peritoneal Dialysis 2nd eds. In：Gokal R, Nolph KD (eds), Kluwer Academic Publishers, Dordrecht, pp465-497, 2000
20) Canada-USA (CANUSA) Peritoneal Dialysis Study Group：Adequacy of dialysis and nutrition in continuous peritoneal dialysis：association with clinical outcomes. J Am Soc Nephrol 7：198-207, 1996
21) National Kidney Foundation：Dialysis Outcomes Quality Initiative. Clinical practice guidelines. Peritoneal dialysis adequacy. Am J Kidney Dis 30：S67-S133, 1997
22) Paniagua R, Amato D, Vonesh E, et al.：Mexican Nephrology Collaborative Study Group：Effects of increased peritoneal clearances on mortality rates in peritoneal dialysis：ADEMEX, a prospective, randomized, controlled trial. J Am Soc Nephrol 13：1307-1320, 2002
23) Lo WK, Ho YW, Li CS, et al.：Effect of KT/V on survival and clinical outcome in CAPD patients in a randomized prospective study. Kidney Int 64：649-656, 2003
24) Lo WK, Lui SL, Chan TM, et al.：Minimal and optimal peritoneal Kt/V targets：results of an anuric peritoneal dialysis patient's survival analysis. Kidney Int 67：2032-2038, 2005
25) Termorshuizen F, Korevaar JC, Dekker FW, et al.：The relative importance of residual renal function compared

文 献

with peritoneal clearance for patient survival and quality of life : an analysis of the Netherlands Cooperative Study on the Adequacy of Dialysis (NECOSAD)-2. Am J Kidney Dis **41** : 1293-1302, 2003

26) Peritoneal Dialysis Adequacy 2006 Work Group : Clinical practice guidelines and clinical practice recommendations, update 2006. Am J Kidney Dis **48**(Suppl 1) : S91-S175, 2006

27) Kumano K, Kawaguchi Y : the Group for the Water and Electrolyte Balance Study : Multicenter crosssectional study for dialysis dose and physician's subjective judgment in Japanese peritoneal dialysis patients. Am J Kidney Dis **35** : 515-525, 2000

28) Rottembourg J, Issad B, Gallego JL, et al. : Evolution of residual renal function in patients undergoing maintenance haemodialysis or continuous ambulatory peritoneal dialysis. Proc EDTA **19** : 397-403, 1983

29) Lysaght MJ, Vonesh EF, Gotch F, et al. : The influence of dialysis treatment modality on the decline of remaining renal function. ASAIO Trans **37** : 598-604, 1991

30) Moist LM, Port FK, Orzol SM, et al. : Predictors of loss of residual renal function among new dialysis patients. J Am Soc Nephrol **11** : 556-564, 2000

31) Misra M, Vonesh E, Van Stone JC, et al. : Effect of cause and time of dropout on the residual GFR : a comparative analysis of the decline of GFR on dialysis. Kidney Int **59** : 754-763, 2001

32) Lang SM, Bergner A, Topfer M, et al. : Preservation of residual renal function in dialysis patients : effects of dialysis-technique-related factors. Perit Dial Int **21** : 52-57, 2001

33) Jansen MA, Hart AA, Korevaar JC, et al. : Predictors of the rate of decline of residual renal function in incident dialysis patients. Kidney Int **62** : 1046-1053, 2002

34) Schaubel DE, Morrison HI, Fenton SS : Comparing mortality rates on CAPD/CCPD and hemodialysis. The Canadian experience : fact or fiction? Perit Dial Int **18** : 478-484, 1998

35) Foley RN, Parfrey PS, Harnett JD, et al. : Mode of dialysis therapy and mortality in end-stage renal disease. J Am Soc Nephrol **9** : 267-276, 1998

36) Collins AJ, Hao W, Xia H, et al. : Mortality risks of peritoneal dialysis and hemodialysis. Am J Kidney Dis **34** : 1065-1074, 1999

37) Korevaar JC, Feith GW, Dekker FW, et al. : NECOSAD Study Group : Effect of starting with hemodialysis compared with peritoneal dialysis in patients new on dialysis treatment : a randomized controlled trial. Kidney Int **64** : 2222-2228, 2003

38) Van Biesen W, Vanholder RC, Veys N, et al. : An evaluation of an integrative care approach for end-stage renal disease patients. J Am Soc Nephrol **11** : 116-125, 2000

39) Keshaviah P, Collins AJ, Ma JZ, et al. : Survival comparison between hemodialysis and peritoneal dialysis based on matched doses of delivered therapy. J Am Soc Nephrol **13** : S48-S52, 2002

40) Longenecker JC, Coresh J, Powe NR, et al. : Traditional cardiovascular disease risk factors in dialysis patients compared with the general population : the CHOICE Study. J Am Soc Nephrol **13** : 1918-1927, 2002

41) Zoccali C, Mallamaci F, Tripepi G : Novel cardiovascular risk factors in end-stage renal disease. J Am Soc Nephrol **15**(Suppl 1) : S77-S80, 2004

42) Nakayama M, Kawaguchi Y : Water and Electrolyte Balance (WEB) Study Group in CAPD. Multicenter survey on hydration status and control of blood pressure in Japanese CAPD patients. Perit Dial Int **22** : 411-414, 2002

43) Davies SJ : Exploring new evidence of the clinical benefits of icodextrin solutions. Nephrol Dial Transplant (Suppl) **21** : ii47-ii50, 2006

44) Rubin HR, Fink NE, Plantinga LC, et al. : Patient ratings of dialysis care with peritoneal dialysis vs hemodialysis. JAMA **291** : 697-703, 2004

45) 今田聰雄：CAPD 関連腹膜炎・出口部感染の 20 年の軌跡と最新情報．腎と透析 61 別冊腹膜透析 2006．東京医学社，東京，pp94-96, 2006

46) Piraino B, Bailie GR, Bernardini J, et al. : ISPD Ad Hoc Advisory Committee : Peritoneal dialysis-related infections recommendations : 2005 update. Perit Dial Int **25** : 107-131, 2005

47) Li PK, Szeto CC, Piraino B, et al. : Peritoneal dialysis-related infections recommendations : 2010 update. Perit Dial Int **30** : 393-423, 2010

48) Wiggins KJ, Johnson DW, Craig JC, et al. : Treatment of peritoneal dialysis-associated peritonitis : a systematic review of randomized controlled trials. Am J Kidney Dis **50** : 967-988, 2007

49) Wang AY, Yu AW, Li PK, et al. : Factors predicting outcome of fungal peritonitis in peritoneal dialysis : analysis of a 9-year experience of fungal peritonitis in a single center. Am J Kidney Dis **36** : 1183-1192, 2000

50) Piraino B : Peritoneal dialysis catheter replacement : "save the patient and not the catheter". Semin Dial **16** : 72-75, 2003

51) Dong J, Chen Y : Impact of the bag exchange procedure on risk of peritonitis. Perit Dial Int **30** : 440-447, 2010

52) Afsar B, Elsurer R, Bilgic A, et al. : Regular lactulose use is associated with lower peritonitis rates : an observational study. Perit Dial Int **30** : 243-236, 2010

53) Twardowski ZJ, Prowant BF : Exit-site study methods and results. Perit Dial Int **16**(Suppl 3) : S6-S31, 1996

54) 木村裕美，中元秀友，鈴木洋通，他：出口部感染の新診断基準の確立にむけて―新診断基準による出口部の感染率の判定（第 2 報）．腎と透析 65 別冊腹膜透析 2008．東京医学社，東京，pp309-311, 2008

55) 丹野有道，山本裕康：出口/皮下トンネルの構造と出口

ケアの基本的理論. 腎と透析 66 別冊腹膜透析 2009. 東京医学社, 東京, pp141-144, 2009

56) Tacconelli E, Carmeli Y, Aizer A, et al.: Mupirocin prophylaxis to prevent staphylococcus aureus infection in patients undergoing dialysis: a meta-analysis. Clin Infect Dis **37**: 1629-1638, 2003

57) Bernardini J, Bender F, Florio T, et al.: Randomized double blinded trial of antibiotic exit site cream for the prevention of exit site infection in peritoneal dialysis patients. J Am Soc Nephrol **16**: 539-545, 2005

58) Diaz-Buxo JA: Management of peritoneal catheter malfunction. Perit Dial Int **118**: 256-259, 1998

59) Yilmazlar T, Kirdak T, Bilgin S, et al.: Laparoscopic findings of peritoneal dialysis catheter malfunction and management outcomes. Perit Dial Int **26**: 374-379, 2006

60) Goh YH: Omental folding: a novel laparoscopic technique for salvaging peritoneal dialysis catheters. Perit Dial Int **28**: 626-631, 2008

61) Mujais S, Nolph K, Gokal R, et al.: Evaluation and management of ultrafiltration problems in peritoneal dialysis. International Society for Peritoneal Dialysis Ad Hoc Committee on Ultrafiltration Management in Peritoneal Dialysis. Perit Dial Int **20**(Suppl 4): S5-S21, 2000

62) Kawaguchi Y, Saito A, Kawanishi H, et al.: Recommendation on the management of encapsulating peritoneal sclerosis in Japan, 2005: diagnosis, predictive markers, treatment, and preventive measures. Perit Dial Int **25**(Suppl 4): S83-S95, 2005

63) Kawanishi H, Kawaguchi Y, Fukui H, et al.: Encapsulating peritoneal sclerosis in Japan: a prospective, controlled, multicenter study. Am J Kidney Dis **44**: 729-737, 2004

64) 野本保夫, 川口良人, 酒井信治, 他：硬化性被嚢性腹膜炎（sclerosing encapsulating peritonitis, SEP）診断・治療指針（案）—1996年における改訂—. 透析会誌 **30**: 1013-1022, 1997

65) Yamamoto T, Nagasue K, Okuno S, et al.: The role of peritoneal lavage and the prognostic significance of mesothelial cell area in preventing encapsulating peritoneal sclerosis. Perit Dial Int **30**: 343-352, 2010

66) Nakamoto H: Encapsulating peritoneal sclerosis-a clinician's approach to diagnosis and medical treatment. Perit Dial Int **25**(Suppl 4): S30-S38, 2005

67) Lafrance JP, Létourneau I, Ouimet D, et al.: Successful treatment of encapsulating peritoneal sclerosis with immunosuppressive therapy. Am J Kidney Dis **51**: e7-e10, 2008

68) Bozkurt D, Sipahi S, Cetin P, et al.: Does immunosuppressive treatment ameliorate morphology changes in encapsulating peritoneal sclerosis? Perit Dial Int **29**(Suppl 2): S206-S210, 2009

69) Martinez-Mier G, Garcia-Almazan E, Reyes-Devesa HE, et al.: Abdominal wall hernias in end-stage renal disease patients on peritoneal dialysis. Perit Dial Int **28**: 391-396, 2008

70) Chow KM, Szeto CC, Li PK: Management options for hydrothorax complicating peritoneal dialysis. Semin Dial **16**: 389-394, 2003

第 3 章

血液透析療法

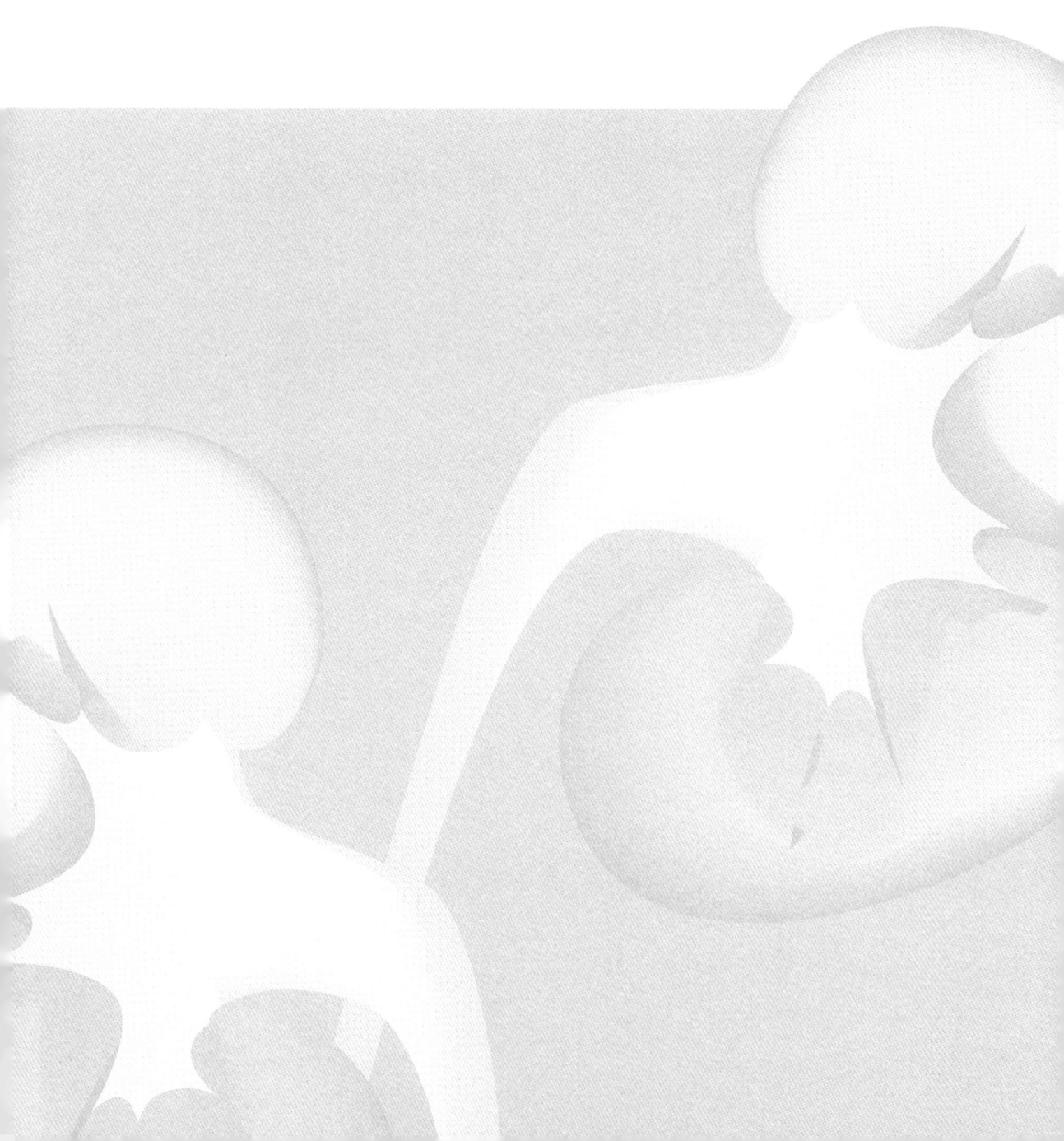

血液浄化療法は腎不全患者を対象に，拡散と濾過を原理とする血液透析（hemodialysis：HD）と腹膜透析（peritoneal dialysis：PD）という2つの治療法が中心となり，著しい発展を遂げてきた．現在，多岐に分類される血液浄化療法も，基本は体外循環により血中から病因関連物質を直接除去し，欠乏物質を補充するHDに由来するか，体外循環を要さずに，上記の機能を発揮するPDから派生する方法に大別される．また，初期には腎不全患者を治療対象とした血液浄化療法も，多種多様の疾患の治療に応用されるようになり，それに応じて濾過や拡散に加えて吸着が作用機序に加わった．

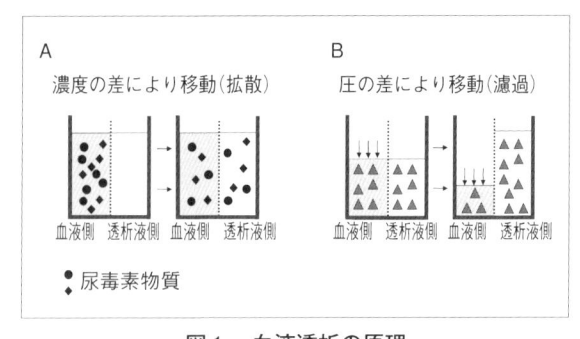

図1　血液透析の原理
A：拡散の原理，B：濾過の原理

透析膜の開発が進み，現在ではHDの主流となっているフォローファイバー型のものに発展した．

I 血液透析の原理と特徴

1 透析療法の発明と臨床応用[1,2]

透析（dialysis）という語源は，dia：2つ，lysis：分ける，すなわち混合しているものを半透過膜により2つの相に分離するという現象に発する．この原理を発見したのは，スコットランドの科学者Grahamであり，今日の「透析治療の父」といわれている．彼は「拡散」，「浸透圧」という原理を発見したことでも知られている．

1912年にAbel，Rowntree，Turnerらは，拡散という原理を臨床応用した．彼らは，中毒物質の除去，急性腎不全の治療への応用を予測し，その後，現在の中空糸線維型のフィルターを開発した．また，この装置を用い，拡散原理によってHDが可能であることを動物で実証した．この際に用いられた抗凝固薬は，蛭から抽出したヒルイジンであり，血液ポンプはなく，動脈圧のみで体外循環を行った．

その後の透析療法の発展に寄与したものは，ヘパリンの純化および臨床応用の成功で，これにより透析回路内の血液凝固を十分に抑止することが可能となった．1943年にKolffにより回転式ドラム透析器が開発され，朝鮮戦争における戦場で発症する急性腎不全の治療に用いられた．その後，1960年にKiilによってセロファン膜を積み重ねる積層型のKiil型透析装置が開発された．以後，

2 透析療法の原理[3-5]

1 拡散（diffusion）

溶質濃度が溶液中で不均一な状態にあるとき，溶質は濃度の高いところから低いところへ，溶媒である水は溶質と逆向きに自発的に移動する．前者を分子拡散，後者を浸透（osmosis）という．図1Aのような組成の異なる2つの溶液の隔壁を，細孔を持つ膜に置き換えると，細孔より小さいすべての溶質は溶質濃度が同じになるまで移動する．これらの移動現象の推進力は溶質の濃度差であり，溶質濃度が均一になるまで持続する．一方，溶媒である水は，膜不透過溶質が存在しない場合，浸透流は相殺されてみかけ上変化しないが，もし血漿蛋白などの不透過溶質が存在すると，その溶質側へ溶媒による浸透流が生じ液面を上昇させて，ある高さで停止する．このときの静水圧を浸透圧（osmotic pressure）という．細孔より小さい溶質の拡散速度は，溶質分子が小さいほど速い．すなわち，溶質の拡散のしやすさを表す拡散係数は，分子サイズが大きくなるにつれ小さくなる．半透膜を用いた拡散分離操作を透析（dialysis）という．透析患者の血液中で分子量が小さくて濃度が高い尿毒素，すなわち尿素窒素（blood urea nitrogen：BUN）やクレアチニン（creatinine：Cr）は，これら拡散の原理によってHDで効率よく除去が可能である．逆に分子量が大きくて濃

度が低いβ_2ミクログロブリンのような物質は，拡散に十分な時間をかけないと除去困難となる．

2 濾過 (filtration)

図1Bの状態で血液側に陽圧をかけるか，透析液側に陰圧をかけると，血液の一部が膜を透過し透析液へ移動する．この現象を濾過 (filtration) という．すなわち，濾過によって溶媒である水ならびに，細孔より小さい溶質成分の一部が膜の反対側に移動する．HD，血液濾過 (hemofiltration : HF) などの腎不全治療では，その治療の目的から大部分の血漿蛋白成分の透過を阻止し，血漿水成分を透過させる．したがって，平均細孔径1 nmのオーダーの限外濾過 (ultrafiltration) 膜が使用される．

一方，アフェレシス療法で血球成分と血漿成分とに分離する血漿分離膜は，平均細孔径100 nmのオーダーであるため精密濾過 (microfiltration) に分類される．濾過は膜にかかる圧力差を推進力とするが，同じ圧力差では透水性の高い膜ほど透過量は多い．また，濾過によって膜を透過するのは水だけでなく，細孔よりも小さな溶質成分も移動する．濾過では，透析膜を通過できる分子量の小さいものから大きな尿毒素まで，そのままの濃度でほぼ一様に除去される．β_2ミクログロブリンのような分子量が大きく血中濃度が高くない尿毒素が，相対的に除去しやすくなる．つまり，血液透析濾過 (hemodiafiltration : HDF) やHFなど，濾過の原理を積極的に取り入れた治療が，比較的分子量の大きな物質の除去に有効である．また，ナトリウム (natrium : Na) のように血液中と透析液中に同濃度程度で存在する物質は，濃度差を利用する拡散の原理で除去することは困難で，濾過を利用しなければ除去できない．

3 吸着 (absorption)

活性炭が種々の物質を取り込み，除去することは広く知られている．このような現象を吸着と呼び，吸着される物質を被吸着物質，吸着する物質を吸着材という．吸着の推進力は被吸着物質と吸着材間の親和力である．吸着の親和力には分子間力 (ファンデルワールス力) や静電力などの比較的弱い結合 (物理的吸着) と抗原抗体結合，補体結合，Fc結合などの比較的強い結合 (生物学的結合) に大別される．一般に前者のほうが吸着速度，吸着量とも大きいが，後者のほうが選択性は高い．また，医療用吸着材の多くは，カラム内で担体と呼ばれる素材に固定化されていることが多い．通常のダイアライザーでは，除去される物質量を検討する際に，この原理だけで尿毒素物質を十分に除去することはできない．

より積極的に吸着の原理による尿毒素の除去効果を高めた器材として，β_2ミクログロブリンなどの積極的な吸着・除去を目的に使用されるリクセル®がある．β_2ミクログロブリンは99個のアミノ酸からなる分子量11,800のポリペプチドで，長期透析患者の合併症としての手根管症候群や透析アミロイドーシスの原因と考えられている．リクセル®が保険適用とされている病態は，手術または生検によりβ_2ミクログロブリンによるアミロイド沈着が確認されていること，透析歴が10年以上であり，以前に手根管開放術を受けていること，画像診断により骨嚢胞が確認されていること，のすべての条件を満たしている場合のみで，1年間を限度として使用される．

3 血液透析 (hemodialysis : HD)

HDとは，透析膜を介した体外循環により，血液側と透析液側との間で拡散の原理を利用した溶質移動が生じることを基本原理としている．透析膜を透過する物質と透過しない物質を図2に示す．図2に示すように，拡散効率を高くするため，ダイアライザー内は血液と透析液を反対向き (対向流) に流す．これは，血液側と透析液側の尿毒素濃度の差が常に大きく維持するためである．この拡散による溶質の移動速度は，溶質の分子量が小さいほど速い．さらに，血液流量 (Q_B)，透析液流量 (Q_D)，膜透過性，膜面積，治療時間に依存する．特に小分子溶質ではQ_B，大分子溶質では膜透過性や膜面積に依存し，いずれも治療時間が長いほど効果的である．HDでは，限外濾過も利用して血液浄化を行っている．限外濾過量は，透析膜にかける膜間圧力差 (transmembrane

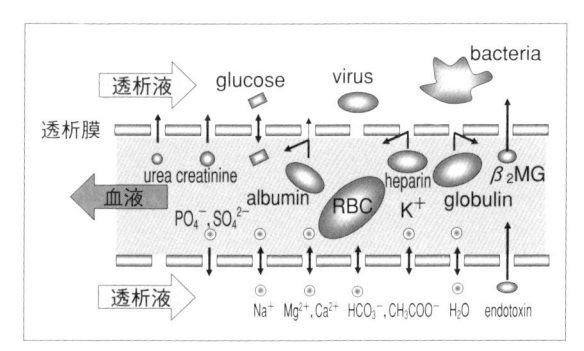

図2 透析膜を透過する物質と透過しない物質

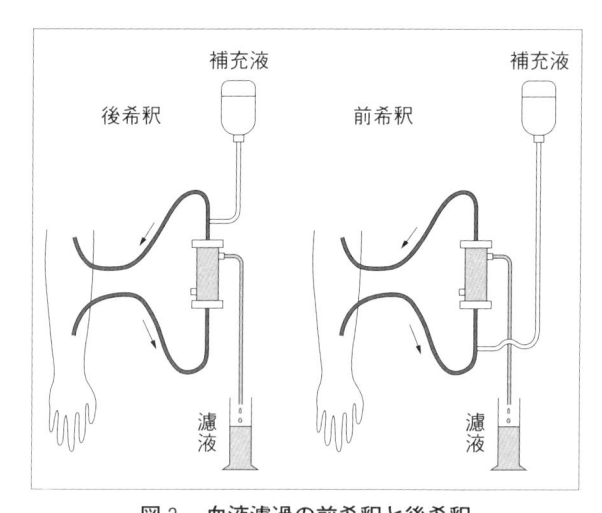

図3 血液濾過の前希釈と後希釈
(太田和夫（編集）：透析療法の基礎．人工腎臓の実際 改訂第5版．南江堂，東京，pp 9-73, 2005[6])

pressure：TMP）が高いほど，有効膜面積が大きいほど，濾過時間が長いほど多くなる．このような限外濾過による溶質除去を全面的に応用した血液浄化法がHFであり，透析と併用した治療法がHDFである．限外濾過による溶質の除去は濾液量（V_F）と透析膜固有のみかけのふるい係数（sieving coefficient）に依存する．V_Fは濾液流量（Q_F）と治療時間の積を意味し，Q_Fは現実的にはQ_Bに依存する．HDは一般的には週3回の頻度で行うが，透析時間，施行時間帯，透析量，透析液，抗凝固薬，透析液温度などは各施設で選択され，調整されている．

4 血液濾過 (hemofiltration：HF)

HDが溶質の濃度差を推進力として尿毒症性物質の除去および電解質，酸塩基平衡の是正を行うのに対し，HFは生体の腎糸球体基底膜で行われる濾過（限外濾過）と同じ原理を利用している．HFは体外循環により血液をヘモフィルタ（血液濾過器）に循環させ，濾過を主体とした血液浄化を行う手法である．濾過と同時に補充液で濾過量を置換して血液浄化を図るのが一般的であり，補充液の注入部位により，濾過器の脱血側に注入する前希釈法（pre-dilution）と返血側に注入する後希釈法（post-dilution）に分けられる（図3）[6]．特殊な治療で，濾過器を2本直列に使用する場合，2つの濾過器の間から補充液を注入する方法を中間希釈法（mid-dilution）ということもある．また，前希釈と後希釈を同時に行うこともある．前希釈では，除去すべき溶質濃度が薄くなってしまうため同一量の限外濾過液を得ても除去される溶質量は少なく，効率を上げるためには，大量の液交換を必要とする．後希釈では，まず限外濾液を除いてしまうため溶質の濃度は濃く，交換する液量は少なくてよいが，血漿蛋白濃度，ヘマトクリット値が上昇するなどといった濾過の条件は悪くなる．

一方，補充液を使用せず，濾過のみで主として体内に貯留した過剰の体液除去を行う方法を体外限外濾過法（isolated ultrafiltration, extracorporeal ultrafiltration method：ECUM）と呼び，腎不全以外にも，心不全，肺水腫などの体液過剰が問題となる症例で適用される．

5 血液透析濾過 (hemodiafiltration：HDF)

HDFの原理は，拡散と濾過を組み合わせたものである．前述のように，拡散は濃度差を推進力とした現象で，HDの原点となる現象である．通常のHDFは体外循環により血液をヘモダイアフィルタ（血液透析濾過器）に循環し，透析と濾過を同時に行い，血液浄化を行う手法（simultaneous HD and HF）である．補充液の注入部位による分類は，血液濾過の場合と同様である．現在では，ボトルやバッグタイプの補充液を使用す

II. 血液浄化療法の実際〜透析液, ダイアライザー, 抗凝固薬〜

表1 表的な透析液の組成

メーカー	商品名	Na⁺	K⁺	Ca⁺⁺	Mg⁺⁺	Cl⁻	CH₃COO⁻	CO₃⁻	ブドウ糖	剤数	形状
扶桑薬品工業	キンダリー液2号	132	2	2.5	1.5	105	33		200	1剤	液
	キンダリー液3号	132	2	3.5	1.5	104	35		200	1剤	液
	キンダリー液 AF-1号	135	2.5	3.5	1.5	106.5	8	30		2剤	液液
	キンダリー液 AF-1P号	135	2.5	3.5	1.5	106.5	8	30		2剤	液粉
	キンダリー液 AF-2号	140	2	3	1	110	8	30	100	2剤	液液
	キンダリー液 AF-2P号	140	2	3	1	110	8	30	100	2剤	液粉
	キンダリー液 AF-3号	140	2	2.5	1	114.5	8	25	150	2剤	液液
	キンダリー液 AF-3P号	140	2	2.5	1	114.5	8	25	150	2剤	液粉
	キンダリー2D号	140	2	3	1	110	8	30	100	3剤	粉粉粉
	キンダリー2E号	140	2	3	1	110	8	30	100	2剤	粉粉
	キンダリー3D号	140	2	2.5	1	114.5	8	25	150	3剤	粉粉粉
	キンダリー3E号	140	2	2.5	1	114.5	8	25	150	2剤	粉粉
	キドライム T-30	140	2	3	1	110	8	20		2剤	粉粉
ニプロ	リンパック透析剤1号	138	2	2.5	1	110	8	28	100	3剤	粉粉粉
	リンパック透析剤 TA1	138	2	2.5	1	110	8	28	100	2剤	粉粉
	リンパック透析剤3号	140	2	3	1	113	10.2	25	100	3剤	粉粉粉
	リンパック透析剤 TA3	140	2	3	1	113	10.2	25	100	2剤	粉粉
味の素ファルマ	AK-ソリタ	132	2	2.5	1.5	105	33		200	1剤	液
	AK-ソリタ・B	135	2	3.5	1.5	105	37		200	1剤	液
	AK-ソリタ・M-Na 140	140	2	3	1	108	38			1剤	液
	AK-ソリタ・C	135	2.5	3	1.5	109	7.5	27.5		2剤	液粉
	ハイソルブ-D	140	2	3	1	111	10	25	100	3剤	粉粉粉
	AK-ソリタ・DP	140	2	3	1	113	10	25	100	2剤	液粉
	AK-ソリタ・DL	140	2	3	1	113	10	25	100	2剤	液液
	AK-ソリタ・FP	143	2	2.5	1	114	9	27.5	100	2剤	液粉
	AK-ソリタ・FL	143	2	2.5	1	114	9	27.5	100	2剤	液液
	ハイソルブ-F	143	2	2.5	1	112	9	27.5	100	3剤	粉粉粉
	カーボスター透析剤L	140	2	3	1	111	2（クエン酸）	35	150	2剤	液液
	カーボスター透析剤M	140	2	3	1	111	2（クエン酸）	35	150	2剤	液粉
	カーボスター透析剤P	140	2	3	1	111	2（クエン酸）	35	150	2剤	粉粉
日機装	Dドライ2.5S	140	2	2.5	1	112.5	10	25	100	2剤	粉粉
	Dドライ3.0S	140	2	3	1	113	10	25	100	2剤	粉粉

る off-line HDF と透析液を補充液の一部として使う on-line HDF に分けられる．On-line HDF は透析装置の密閉系を利用したもので，清浄化された透析液の一部を直接血液回路に補充液として注入し，それと同量の濾液を，ダイアライザーを介して取り除く原理である．HDF は，HD によって対処できない透析アミロイドーシス，または透析困難症の患者に対して使用が可能である．

II 血液浄化療法の実際〜透析液, ダイアライザー, 抗凝固薬〜

1 透析液

HD では，血液・透析液間の物質の移動は透析膜を介して行われる．拡散・濾過による物質の除去・補充や，生体の電解質・酸塩基平衡の恒常性を保持するために，透析液の組成はきわめて重要である．代表的な透析液組成を**表1**に示す．主要な相違点はアルカリ化剤と電解質濃度である．

1 アルカリ化剤[7,8]

1950年代にKolffらが考案した透析液には，アルカリ化剤として重炭酸イオン（bicarbonate ion：HCO_3^-）が用いられた．しかしながら，HCO_3^-にはカルシウムやマグネシウムと炭酸塩を形成して析出しやすいという欠点があった．1964年に，MionらによりHCO₃に代わって酢酸をアルカリ化剤とする酢酸透析液が開発された．しかし，酢酸は末梢血管拡張作用，心筋抑制作用があり，HD中に血圧低下を引き起こす欠点（酢酸不耐症）を有していた．また，慢性炎症や低栄養，透析アミロイドーシスなど透析患者のさまざまな合併症に関与する可能性も指摘されていた．以後，重炭酸透析液の改良が進み，HCO_3^-を含有するB剤とHCO_3^-以外の成分をA剤として，異なる経路から供給し使用直前に混合して炭酸塩の形成を防止する方法がとられるようになった．こうした改良を経て，重炭酸透析液は，1990年以降の透析液の主流となっている．

2 無酢酸透析液

酢酸は本来，生体内にはほとんど存在しない物質であり，前述のように透析液中の酢酸が生体に与える悪影響から，酢酸をアルキル化剤とした透析液は，現在使われていない．ただし，現在広く使用されている重炭酸透析液にも，pH調整の目的で低濃度の酢酸（8～10 mEq/L）が添加されている．この低濃度の酢酸が透析患者に与える影響を除くため，酢酸を全く含まない透析液が考案され，酢酸の代わりにクエン酸-クエン酸Na緩衝系を用いて透析液pHを調節した重炭酸透析液（カーボスター®）が開発され，2007年7月より臨床応用されている．この無酢酸透析液は，従来の重炭酸透析液と比べ同等の尿毒症物質の除去効果および血清電解質の是正効果を持ち，アシドーシス是正効果が高いという特徴を有する[9]．その他，抗炎症効果や栄養状態改善効果[4]，貧血，糖代謝への影響[10]などさまざまな効果が報告されているが，一方で，透析終了時の過度のアルカローシスや異所性石灰化の誘発が懸念されている[9]．

3 電解質組成[7,8]

① ナトリウム（natrium：Na）

HD療法の黎明期にはダイアライザーの限外濾過能が低く，拡散によってNaを除去するために透析液中Na濃度は低く設定された．しかし，低Na透析液を使用することで血漿浸透圧が低下し，不均衡症候群が増悪する症例がみられた．その後，透析器の性能が向上し，限外濾過によってNaを除去できるようになったため，透析液中Na濃度は生理的濃度に合わせられ，135～140 mEq/Lとなった．また，現在ではHD中の血圧が不安定な患者に対して，透析液中Na濃度を一定時間高く保ち，血漿浸透圧を保持することで透析中の血圧低下を防ぐ高Na透析液（145 mEq/L以上）が使用されることもある．

② カリウム（kalium：K）

拡散によるK除去のため，透析液中K濃度は2.0～2.5 mEq/Lに設定されている．食事摂取が少ないなどの理由から，透析後に過度の低K血症となり不整脈などが出現する症例には透析液中のK濃度を高めに補正することもある．

③ カルシウム（calcium：Ca）

正常の血漿遊離Ca（イオン化Ca）濃度は2.5～3.0 mEq/Lである．活性型ビタミンD製剤が開発される1981年より以前は，Ca補充の意味でCa濃度は3.0～3.5 mEq/Lと高く設定されていた．活性型ビタミンD製剤やCa含有リン吸着薬が開発された後には，透析液からのCa補充は不要となり，透析液Ca濃度は低く設定され，現在は2.5 mEq/L，3.0 mEq/Lの2種類が使用されている．

④ ブドウ糖

現在使用されている透析液の糖濃度は，生理的範囲内の100～150 mg/dLの範囲となっている．ブドウ糖を含有しない透析液は，細菌繁殖の防止には有用だが，低血糖をきたす可能性がある．

2 透析膜

HD療法が臨床応用されるようになってから長期間，透析膜は主に再生セルロース膜（regenerated cellulose：RC）が使用されてきた．1970年

代に入ると合成高分子膜の開発が始まり，1985年に透析アミロイドーシスの原因物質がβ₂ミクログロブリンである[11]ことが解明されてからは，合成高分子膜はβ₂ミクログロブリンを除去するという，より明確なコンセプトに基づき開発が進むようになった．合成高分子膜を使用することで透析アミロイドーシスの発症が遅延し，生命予後の改善効果が得られることが明らかとなった[12,13]．

1 再生セルロース膜（regenerated cellulose：RC）[14]

RCは，わが国での透析医療創生期より使用されてきた透析膜で，補体の活性化や一過性の白血球減少などの生体反応が合成高分子膜と比して起こりやすく，生体適合性は劣るとされている．RCの生体非適合性は，セルロースの基本骨格であるcellobioseの水酸基と血液が接触することが原因といわれている．生体非適合性を改善するため，水酸基を表面改質でマスクした膜（ポリエチレングリコールグラフト再生セルロース膜，ビタミンE改質セルロース膜など）や水酸基を他の置換基に置き換えた膜（DEAE修飾型セルロース，酢酸セルロースなど）が開発された．酢酸セルロース（cellulose acetate：CA）はRCの水酸基をアセチル基に置換したもので，三酢酸セルロース（cellulose triacetate：CTA）は拡散能，抗血栓性に優れている．

2 合成高分子膜[15]

① polysulfone（PS）

大孔径化や緻密層の薄膜化により，透水性，溶質透過性が高い膜である．RC膜にはない高い生体適合性を備えている．細孔径分布をシャープにすることでアルブミンの漏出を抑えている．現在，国内最大の素材別シェアを占めている．

② polyacrylonitrile（PAN）

疎水性のアクリロニトリルに親水性のメタリルスルホン酸Naを共重合させている．陰性荷電が強く，ブラジキニンの産生を刺激するという性質もある．アンジオテンシン変換酵素（angiotensin converting enzyme：ACE）阻害薬はブラジキニンを不活性化させるキニナーゼⅡを阻害するため，PAN膜を使用していた患者にACE阻害薬を投与すると，血圧低下，ショックが発生することがある．したがって，PAN膜を使用している患者にはACE阻害薬は禁忌とされている．

③ polymethylmethacrylate（PMMA）

吸着能を持つ透析膜として知られており，分子量10万を超える病因物質の除去も可能であるため，多臓器不全症例の急性血液浄化などにも使用されている．

④ ethylene vinyl alcohol（EVAL）

エチレンと酢酸ビニルを共重合させた後，アセチル基（酢酸）を水酸基（アルコール）に置換している．水酸基を有するため，他の高分子膜と異なり親水化剤を必要としない．また，構造上の特徴から血小板や凝固系に対する影響が少なく，抗血栓性に優れている．

⑤ polyester polymer alloy（PEPA）

ポリアリレート樹脂とポリエーテルスルホン樹脂の2種類のポリマーをブレンドしたポリマーアロイ膜である．PS膜と同様に透過性，生体適合性に優れた膜である．

3 ダイアライザーの選択

現在，わが国のHDの臨床現場において，ダイアライザーを選択する決定的な指標は示されておらず，各施設に委ねられているのが実状である．高い透水性，溶質透過性と高い生体適合性から合成高分子膜が選択されることが多い．

導入期の患者は不均衡症候群の予防のために，低効率のダイアライザーを用いて，急激な溶質除去が行われないように注意する．慢性期においても，溶質除去が十分に行われているかを評価するための採血データ（BUN，Cr，K，リンなど）の他に，年齢や推定される予後，体格，食事摂取量，残存腎機能などを評価して，個々の症例にあったダイアライザーを選択する．

3 抗凝固薬

体外循環を行う際には，回路内の血液凝固を防ぐ必要がある．1913年，Abelらが世界初のHDを犬に行ったときは，ヒルから抽出したヒルディ

第3章 血液透析療法

ンが抗凝固薬として使用された．1937 年に，ヘパリンの適切な清浄技術が Murray らにより開発されて以来，抗凝固薬としてヘパリンが使用されるようになった．現在，わが国で使用できる抗凝固薬は，未分画ヘパリン，低分子ヘパリン，メシル酸ナファモスタット，アルガトロバンである．

1 体外循環における血液凝固の機序

血液凝固反応は，異物との接触または組織の破綻が契機となり，それぞれの経路が活性化される．前者の経路を内因性凝固系，後者の経路を外因性凝固系という．脱血された血液が回路内，チャンバー，ダイアライザーなどの異物と接触すると，内因性凝固系と血小板活性化が起きる．内因性凝固系は第XII因子（XII）の活性化で始まり，活性化第X因子（Xa）の生成，プロトロンビン（II）トロンビン（IIa）の生成と続いて，最終的にフィブリンが形成される．また，補体系の活性化は単球を活性化させ，組織因子の発現を介して外因性凝固系を活性化させる．各薬剤は血液凝固経路においてそれぞれ異なる作用点を持ち（図4）[16]，凝固カスケードの進行を妨げることにより抗凝固作用を発揮する．

2 抗凝固薬の種類と特徴（表2）

① 未分画ヘパリン（unfractionated heparin：UFH）

ヘパリンは，分子量 6,000～25,000 で豚の腸粘膜などから精製される．アンチトロンビンIII（ATIII）と結合し，ヘパリン-ATIII複合体を形成し，Xa 活性やIIa 活性などを抑制することにより抗凝固作用を示す．実際には透析開始時に 1,000～2,000 単位を投与し，300～1,000 単位/時間で動脈側から持続投与する．用量調節の指標として，ACT（activated clotting time）や aPTT（activated partial thromboplastin time）が有用であり，それぞれ前値の 1.5～2 倍となるように投与量を調節する．血中半減期は約1時間である．安価で用量調節の指標もあるため使用しやすく，HD の抗凝固薬として広く使用されている．短所としては，出血性合併症，脂質代謝への影響，血小板減少，骨代謝異常などがあげられる[16]．

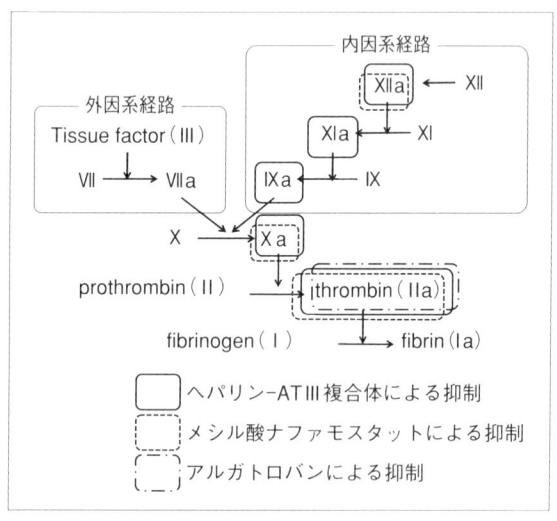

図4　各抗凝固薬の血液凝固経路における作用点
（小向大輔，佐藤芳憲，小岩文彦：抗凝固薬．腎と透析 65 血液浄化療法 2009. 東京医学社，東京，pp 95-101, 2008[16]より引用）

表2　抗凝固薬の特徴と使用法

	適応	投与方法 初回	投与方法 持続	モニター方法
UFH	出血のない安定期患者	1,000～2,000 U	300～1,000 U/時間	ACT, aPTT
LMWH	軽い出血傾向のある患者	10～20 U/kg	初回量の半量/時間	（抗 Xa 活性）
NM	強い出血傾向のある患者	なし	20～50 mg/時間	ACT
Argatroban	本文参照	10 mg	25 mg/時間	ACT, aPTT

ヘパリンを使用しているHD患者に高度の回路内凝血と血小板減少を認めた場合，ヘパリン起因性血小板減少症（heparin-induced thrombocytopenia：HIT）を疑わなければならない．HITには，ヘパリンの直接作用により血小板減少をきたすHIT type 1 と，免疫学的機序により血小板減少をきたすHIT type 2 がある．後者はヘパリン・PF4複合体抗体（HIT抗体）が陽性で，脳梗塞や肺塞栓など重篤な血栓症を合併することがある．透析患者におけるHITの発症率は，海外では一般人口と比べて高くないと報告されている[17]が，わが国では，HDの新規導入患者の3.9％に発症したとの報告もある[18]．HITの発症が疑われた場合は，透析前後での血小板数の測定，HIT抗体の測定を行い，抗凝固薬はヘパリンを中止して抗トロンビン薬であるアルガトロバンに変更する．

② 低分子ヘパリン（low molecular weight heparin：LMWH）

　LMWHはUFHの低分子分画製剤で，平均分子量5,000である．ヘパリンは低分子化されることにより，作用が限局的になる性質がある．LMWHは，出血助長作用を示す抗Ⅱa活性が低下しているが，血栓抑制作用を示す抗Xa作用が維持されているため，出血傾向の増強が少ないとされている．半減期は2〜3時間とUFHより長く，透析時間が短い症例では初回投与のみで透析が可能である．

　初回投与10〜20単位/kg，時間あたり初回投与量の半量程度を持続投与するのが標準的である．LMWHはACTやaPTTなどが投与量調節の指標にできず，出血症状の程度や回路内の凝血の有無により用量を調節する．また，硫酸プロタミンによる中和ができないため，出血性合併症を生じた場合は対処が困難である．

③ メシル酸ナファモスタット（nafamostat mesilate：NM）

　メシル酸ナファモスタットは，分子量539のセリン蛋白分解酵素阻害薬である．トロンビン，Xaなどの凝固因子活性のみならず，線溶系，カリクレイン・キニン系，古典的補体活性化経路などの酵素系を広く阻害する．NMは主に肝で代謝され，半減期が20分と短く，消化管出血，頭蓋内出血や眼底出血などの重篤な出血性合併症のある症例や，術後などの出血のリスクの高い症例に対して安全に使用できる[19]．

　実際には，20〜50 mg/時間の速度で持続投与する．副作用としては嘔吐などの消化器症状がもっとも多い[20]．その他，頻度は少ないものの注意すべき副作用としてアレルギー症状（発疹，好酸球増多，ショック，発熱など），高K血症などがあげられる．高K血症をきたす原因は，NMの代謝産物が皮質集合管でのK分泌を抑制することとされている[20]ため，残存腎機能のある症例での使用時には注意が必要である．また，NMは陽性に荷電しているため，陰性に荷電しているAN69膜では吸着されやすく十分な抗凝固作用が得られない．

④ アルガトロバン（argatroban hydrate）

　アルガトロバンはATⅢを介さずにトロンビンのみを選択的に阻害することで，フィブリン形成，血小板凝集を抑制する．しかし，トロンビンの抑制は出血傾向を助長する可能性があり，出血傾向のある患者には減量するか使用を避ける．半減期は30〜40分である．初回投与10 mg，25 mg/時間で持続投与し，ACTやaPTTが前値の1.5〜3倍になるよう調節する．ATⅢ 70％以下のATⅢ欠損症の体外循環時，およびHIT抗体が確認されたHITの患者の体外循環時に保険適用とされている．

Ⅲ 至適透析量の設定

　HD療法は，Kolffが初めて尿毒症患者に対し人工腎臓を用いて救命した後，1960年ごろより慢性腎不全に対する治療として発展し，その後，生命を維持する当初の目標から，合併症の対策，生活の質（quality of life：QOL）の改善，栄養状態の改善，長期予後の改善を目指す時代となった．このような目標を達成するうえで最適な治療が「至適透析（optimum dialysis）」という概念であり，近年では，透析療法にかかわる多くの要因を総合して予後改善を図る「適正透析（adequacy of dialysis）」という定義も用いられる．

表3　Kt/V の計算式

Gotch の 2 点法
・Kt/V = −ln（透析後 BUN/透析前 BUN）
Daugirdas の式
・spKt/V = −ln[（透析後 BUN/透析前 BUN）− 0.008t] + [4.0 − 3.5 ×（透析後 BUN/透析前 BUN）] × 除水量/後体重
・eKt/V = spKt/V − 0.6 × spKt/V/ t + 0.03

spKt/V：single-pool Kt/V，eKt/V：equilibrated Kt/V，t：透析時間（hr）．

1 透析量の指標

透析量の指標として用いられるものには，Kt/V，時間平均尿素窒素濃度（time averaged concentration of urea：TAC urea），尿素除去率（urea reduction rate：URR），透析時間などがある．

1 Kt/V

Kt/V は，透析中の尿素の動きを数学的に記述した尿素動態モデル（urea kinetic model）から導かれる数式であり，至適透析に関する指標として Gotch ら[21]が提唱し，近年広く用いられている．Kt/V は，ダイアライザーの尿素クリアランス（K）と透析時間（t）の積を患者の体液量（V）で除して算出された指標で，単位はない．尿素クリアランスの積である Kt は，尿素の除去という点からみた透析量を表すと考えられる．しかし，同じ Kt の値でも，体格が小さい患者のほうが血漿尿素の除去率は高くなるため，患者の体液量で Kt を割ることにより体格の違いを補正する．これにより標準化透析量としての Kt/V が得られる．

Kt/V にはさまざまな算出方法がある．Gotch の 2 点法は数ある Kt/V の中でもっとも簡単なものである（表3）が，除水による体内水分の減少や，透析中の尿毒素の産生を考慮していないため，かなりの誤差が含まれるという問題点がある．透析中の除水や尿毒素の産生を考慮した式もあり，米国では Daugirdas の式（表3）[22]が用いられ，わが国では，Shinzato らの式[23]が日本透析医学会統計調査委員会の調査に採用されている．Shinzato らの式は，複雑なコンピュータプログラムにより厳密に求められる．これらの計算は，尿素の体内分布スペースを 1 つの区画と考える 1 コンパートメントモデルであり，single-pool Kt/V（spKt/V）といわれる．これに対し，透析終了後約 30 分間で BUN が急速に上昇することから（BUN の透析後リバウンド），生体内には尿素が除去されにくいため透析中は尿素窒素濃度が他よりも高くなる区域と，尿素が除去されやすいためこれが他よりも低くなる区域の 2 つがあるという考え方がある（2 コンパートメントモデル）．尿素が除去されにくい生体内の区域とは，水分含有量が多いにもかかわらず血流の悪い筋肉や皮膚であり，尿素が除去されやすい区域とは水分含有量が少なく血流は多い肝臓や腸などの消化器系臓器であるという考えで，局所血流モデル（regional blood flow model）と呼ばれている[24]．局所血流モデルを解析することにより透析終了時の体内の平均尿素濃度を求め，これを透析終了時の尿素濃度として用いて single-pool model に基づいて算出した Kt/V が，equilibrated Kt/V（eKt/V）である（表3）[25]．透析後にみられる BUN のリバウンドの程度が考慮されていない single-pool Kt/V は，短時間高効率透析で過大評価されるが，考慮されている equilibrated Kt/V では，たとえ透析時間や透析効率が大きく異なっても誤差を生じないとされている．

2 時間平均尿素窒素濃度（time averaged concentration of urea：TAC urea）

尿素の除去状態の評価方法として，透析前もしくは透析後の BUN の濃度を参考にするが，間欠的な透析療法を施行している患者の BUN は透析によって低下し，透析終了から次の治療にかけて徐々に増加する．このため一時点のみの BUN では評価するのが難しい．そこで，この増減する

BUN の時間平均値を示したのが TAC urea である．これは週初め（米国では週中日を用いている）の透析後 BUN と次回透析前 BUN の平均値で近似値が求められる[26]．簡易式は，

（週初め透析後 BUN ＋次回透析前 BUN）/2

となる．TAC urea の目標値は 65 mg/dL 以下である．

3 尿素除去率（urea reduction rate：URR）

TAC urea と同様に BUN を利用した透析量の指標に URR がある[27]．

URR（%）＝（透析前 BUN －透析後 BUN）/透析前 BUN ×100

透析前に体内に蓄積していた尿素量に対する透析により除去された尿素量の比率であり，透析中の体液量の減少の影響と透析後の BUN のリバウンドの影響がいずれも無視されている．

4 透析時間

透析時間は Kt/V を決定する因子であり，理論的には Kt/V を基に十分な透析量が確保できていれば，高いクリアランスで短時間透析を行っても，低いクリアランスで長時間透析を行っても予後は同じになる．しかし，短時間透析では単位時間あたりの除水量は多くなり，循環系に負担をかけることとなる．さらに，Kt/V で尿素のクリアランスをもとに透析量を計算することは，小分子の除去率を測定しているにすぎず，分子量の大きい尿毒素に対して十分な除去が行われているかどうかは定かではない．

日本透析医学会の統計調査では，Kt/V の影響を含めて多変量調整した結果，透析時間が 5 時間を超えるまでは，透析時間の延長は生命予後を改善することが明らかにされている[28]．透析時間の生命予後に対する影響については，第 3 章Ⅵで詳細に記述する．

2 透析量と生命予後に関するこれまでの報告

透析患者の長期予後や QOL を向上させるためには，十分な透析量の確保が必要となる．透析量の指標としては，これまでに Kt/V，TAC urea，URR，透析時間による検討が報告されている．透析量と生命予後を報告した代表的な論文を示す．

1 National Cooperative Dialysis Study (NCDS)[29]

NCDS は 1981 年に報告された無作為化比較対照試験（randomized controlled study：RCT）で，8 施設 151 人の透析患者を無作為に 4 つに分け，①長時間透析（4.5～5 時間）高 TAC urea 群（100 mg/dL），②長時間透析（4.5～5 時間）低 TAC urea 群（50 mg/dL），③短時間透析（2.5～3.5 時間）高 TAC urea 群（100 mg/dL），④短時間透析（2.5～3.5 時間）低 TAC urea 群（50 mg/dL）の 4 群について 22 ヵ月にわたる追跡調査を行い，透析量と生存率，入院率の関係が検討された．生存率に関しては 4 群に有意差は認められなかったが，入院率は高 TAC urea 群において高いことが示された．透析時間に関しては有意差を認めなかった．この結果から，尿毒素の十分な除去（高透析量）は，入院率を減らすことができることが示された．

2 Hemodialysis (HEMO) Study

2002 年に発表された RCT で，透析量と透析膜の透過性が透析患者の死亡率と有病率に与える影響について 1,846 人の透析患者を対象に検討した[30]．透析量を標準透析量群（eKt/V 1.05，spKt/V 1.25，URR 65%）と高透析量群（eKt/V 1.45，spKt/V 1.65，URR 75%）とに分け，さらに全体を $β_2$ ミクログロブリンのクリアランス 10 mL/分以下の群（low flux 膜群）と 20 mL/分以上の群（high flux 膜群）に分類して平均 4.48 年間追跡し，死亡率，入院率を検討した．結果としては，標準透析量群 spKt/V 1.32±0.09，高透析量群 spKt/V 1.71±0.11 で，死亡率，入院率に関して高透析量群と標準透析量群において

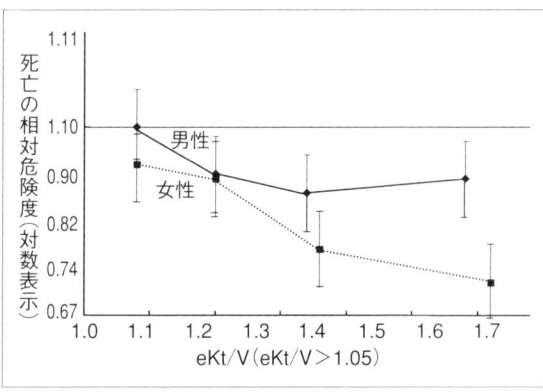

図5 男女別にみたKt/Vと死亡のリスク（DOPP-S研究）

eKt/V>1.05の患者において，男女別に透析量を4分位に分け，男性のもっとも低い透析量のグループを対照として死亡の相対危険度を表示．データは多変量調整後．透析量の死亡に対する影響は，女性で強い有意差があり（p<0.001），男性では有意差を認めていない（p=0.23）．
（Port FK, et al. Am J Kidney Dis 43：1014-1023, 2004[34]より一部改変して引用）

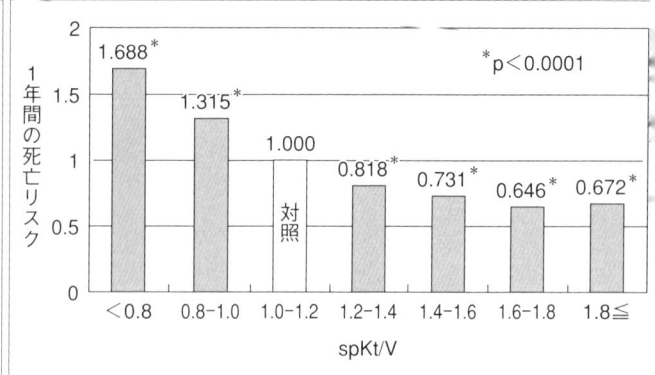

図6 Kt/Vと1年間の死亡のリスク

性別，年齢，透析歴，糖尿病の有無，透析時間で補正．
（日本透析医学会統計調査委員会：わが国の慢性透析療法の現況（2001年12月31日現在）．日本透析医学会，2002[28]より一部改変）

有意差はなく，high flux膜群とlow flux膜群においても有意差は認められなかった．high flux膜群は，心血管合併症（cardiovascular disease：CVD）による入院および死亡に関してのみ有意にリスクを軽減した．

3 Natinal kidney foundation (NKF)-Kidney Disease Outcomes Quality Initiative (K/DOQI) guideline

米国の国立腎臓財団は，過去の文献を調査することにより適正透析に関するガイドラインを作成した．2006年に作成されたK/DOQIガイドライン[31]では，透析量は少なくともspKt/Vで1.2, URRで65%を確保するべきとされ，目標spKt/V 1.4, 目標URR 70%が推奨されている．

4 The Dialysis Outcomes and Practice Pattern Study (DOPPS)

DOPPSは，HD患者の診療内容と治療法が転帰に及ぼす影響を検討した大規模前向き観察研究である．第一相研究は1996年～2001年までの6年間にわたり，米国，ヨーロッパ（英，仏，伊，独，スペイン），日本の計7ヵ国で実施された．

その後，第二相研究ではこれらの国に加え，オーストラリア，ベルギー，カナダ，ニュージーランド，スウェーデンが参加した．2003年の生命予後の報告によると，米国，ヨーロッパ，日本の3地域の比較では，16,720人のHD患者において，日本の生命予後はもっとも良好で，次いでヨーロッパ，米国の順であった[32]．透析治療の指標を検証した報告では，spKt/V<1.2は5年間の相対死亡リスクを有意に上昇させた[33]．透析量と生命予後の検討では，女性において高透析量は（eKt/V 1.05から0.37上昇するごとに）生命予後を改善し，男性では有意差を認めなかった（図5）[34]．透析時間，限外濾過量と生命予後の検討では，4時間以上の透析時間は生存率が有意に高く，透析時間の増加と透析量（spKt/V）の増加は相乗的に死亡のリスクを低下させた[35]．また，10 mL/kg/時間以上の限界濾過量は，有意に死亡のリスクを増加させた．このように，DOPPS研究では，透析時間が長く，透析量が多く，限外濾過の量が少ないほうが，死亡リスクが低減することが示されている．

5 日本透析医学会統計調査

日本透析医学会の統計調査報告は疫学的研究であるが，spKt/Vが1.6まではKt/Vの増加に伴い死亡に対する相対リスクが減少する結果となっ

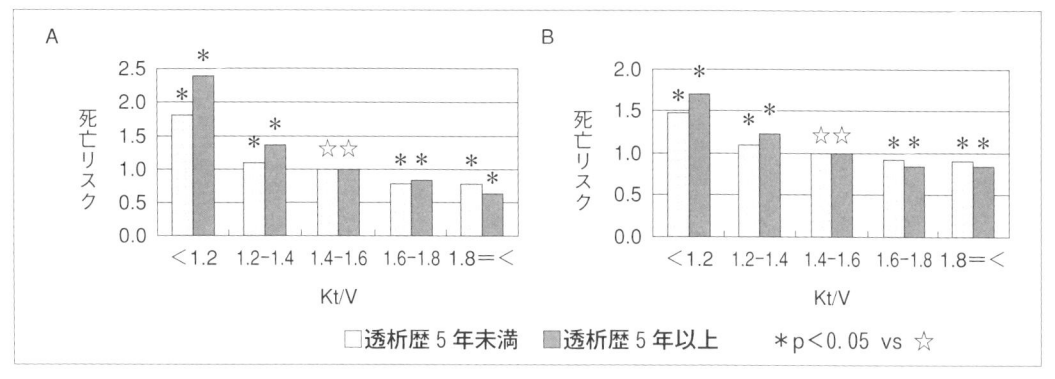

図7 透析量（Kt/V）と死亡リスクの関係
A：1年の死亡リスク，B：5年の死亡リスク．
（鈴木一之，井関邦敏，中井 滋，他：血液透析条件・透析量と生命予後―日本透析医学会の統計調査結果から―．透析会誌 43：551-559, 2010[36]より）

ている（**図6**）[28]．透析時間に関しては，5時間を超えるまでは，透析時間の延長は生命予後を有意に改善することが報告されている．最近，鈴木ら[36]は，2002年末の登録患者 174,680 例を対象に，透析条件，透析量と1年および5年予後を後向きに検討し，透析時間が長く，血流量，透析量が多いほど死亡リスクが低く，その傾向は特に，残存腎機能がないと仮定される透析歴5年以上の患者で顕著であったことを報告した（**図7**）．

3 生命予後を改善する至適透析量

至適透析量は，K/DOQI ガイドライン 2006[31]では，生命予後の観点から spKt/V で最低 1.2 以上が推奨されており，DOPPS 研究でも確認されている．わが国においては，日本透析医学会統計調査委員会の解析によると，spKt/V が 1.6 に達するまでは Kt/V の増大に伴って死亡リスクは低下する[28]．

これに対し，HEMO Study では，標準透析量（spKt/V 1.32±0.09）よりもさらに高透析量（spKt/V 1.71±0.11）の透析を行っても死亡リスクは低下しなかったことを報告している[30]．しかし，この研究では，透析時間が標準透析量群 190±23 分，高透析量群 219±23 分と短く，血流量は標準透析量群 311±51 mL/分，高透析量群 375±32 mL/分と非常に多かった．高透析量群で循環動態への負担が増え，高透析量の長所が結果に反映しなかった可能性が考えられる．

透析量があるレベルを超すと，さらなる透析量増加は死亡リスクの低下に寄与しないことや，URR で 70％（spKt/V でおよそ 1.45）を超えると死亡のリスクは逆に増加することが報告されている[37]．これに関して，透析量の指標が大きい群に体格が小さいために透析量が多く算出された患者が含まれ，栄養状態が悪い患者が多かった結果，死亡リスクが増大した可能性がある[37-40]．したがって，高透析量による生命予後の改善を観察研究で証明するのは困難である．一方，女性や体格の小さい患者は，尿毒素産生量が高い割に尿毒素が分布する場所（V）が小さいため，Kt/V で高い透析量が必要との報告もある[34,41]．わが国の統計調査の解析では，spKt/V 1.6 以上でさらに死亡リスクが減少したことが示されている[28-36]．

以上のことから，至適透析の目標は spKt/V で最低限 1.2 以上を保ち，日本透析医学会透析調査の報告から spKt/V 1.6 程度を目標とすることが好ましいと考えられる．そして，短時間で高透析量を目指すのではなく，透析時間も考慮し透析量を増す必要がある．

IV バスキュラーアクセス

今日のわが国における HD 療法の普及には，透析機器，透析膜，抗凝固薬の開発，透析液の改良，補助療法の進歩，薬剤・合併症治療成績の向

上など数多くの要因が関与している．慢性維持HDにおいては安定して血流量を確保でき，容易に返血できるルートが不可欠である．内シャントが普及するまでは，バスキュラーアクセス（vascular access：VA）として外シャントが使用されていた．外シャントはワシントン大学のScribnerが考案し，同大学の医療機器部のQuintonの協力を得て作成したとされるテフロンチューブ製の"Quinton-Scribner外シャント"が最初の外シャントであった[42]．以後，外シャント素材の進歩もあり，慢性維持透析が可能となった．

1966年にBresciとCiminoらは，橈骨動脈-橈側皮静脈吻合による内シャントを発表し[43]，現在の自己血管内シャント（arteriovenous fistula：AVF）に発展し，VAはAVFが主流となった．一方，人工血管内シャント（arteriovenous graft：AVG）に関しては，1976年にexpanded polytetrafluoroethylene（ePTFE）の治験がわが国で行われ，1978年に保険適用化された．以後，AVGではePTFEが主流となり，その後，polyurethane製人工血管（Thoratec®），ハイブリッドPTFE人工血管（Atrium®）が開発され，現在臨床使用されている．

現在，わが国の透析患者で使用されているVAは，AVF，AVG，動脈表在化（subcutaneously fixed superficial artery：SFSA），短期型バスキュラーカテーテル（temporary vascular catheter：TVC），長期型バスキュラーカテーテル（permanent vascular catheter：PVC）などがあり，2008年の統計[44]では，AVFが89.7%でもっとも頻度が高く，以下，AVG 7.1%，SFSA 1.8%，TVC 0.5%，PVC 0.5%と続いている．

1 透析導入前のVA必要性の予測と準備

保存期腎不全患者の診療において，腎代替療法（renal replacement therapy：RRT）としてHD，PD，腎移植の3つが存在することを患者に紹介し，説明することが重要である．現在のところPDは永久的に継続できるRRTではなく，腎移植も，近年かなり生着率が向上したとはいえ，移植腎機能が廃絶し，透析再導入を余儀なくされる場合も少なくない．したがって，患者がどのRRTを選択したとしてもVAの知識は重要である．腎不全を有する患者は，将来のVAの造設の可能性を考慮し，両側上肢（特に前腕）の静脈を保護しておくべきである．静脈穿刺は原則的に手背の静脈を使用するべきであり，前腕，特に橈側皮静脈への静脈穿刺やカテーテル留置は最小限にしておく必要がある．また，中心静脈カテーテル留置の必要性がある際には，絶対的必要性がない限りは，鎖骨下静脈狭窄をきたす可能性を考慮し，鎖骨下静脈を選択せず，内頸静脈を選択すべきである．VA造設においてまず重要な点は，VA作成時点でその患者に対して最適なVAを選択するために，十分な評価を行うことである．

患者がHDを選択した際には，VA作成が可能であれば，HD導入2〜3ヵ月前（クレアチニン・クリアランス10〜20 mL/分，血清Cr 6〜8 mg/dLを目安）に手術を行い，一旦外来通院に戻った後にHD導入を行うことが推奨されている[45]．糖尿病性腎症による腎不全例や進行の早い慢性腎不全例では，腎不全増悪因子がないことを十分に検討したうえで，これよりも低値でのVA作成が必要となる場合もある．早期のVA作成の最大の利点として，TVCの留置が不要であることがあげられる．HD導入時にはVAが十分に発達しており，入院期間も短縮されるという利点もある．

2 術前評価

1 患者の既往歴

中心静脈カテーテルの挿入歴，経静脈性ペースメーカー留置の有無，乳がんおよび動静脈血管の手術歴，うっ血性心不全・糖尿病・末梢血管病変の有無を確認する．重症心不全を有する患者の場合，シャント血流による心拍出量の増加により，心不全増悪の可能性を検討しなければならない．

2 身体所見

両腕の周囲径，血圧の測定，橈・尺骨動脈の拍動の確認，そして，橈・尺骨動脈の血流評価とし

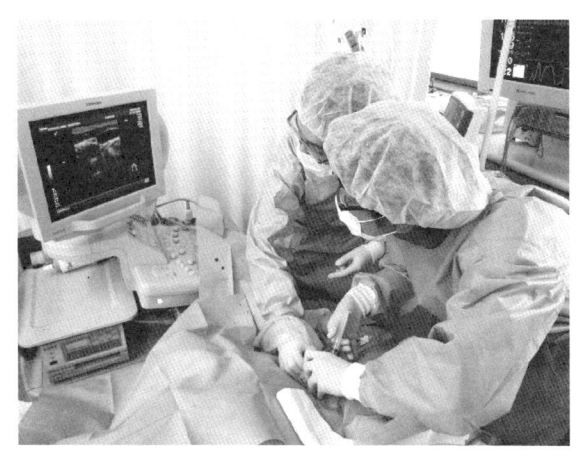

図8 ガウンテクニックを用いたエコーガイド下内頸静脈カテーテル挿入術

て Allen 試験が参考となる．VA 手術の既往の確認，その他上肢，頸部，胸部の外傷や手術創を確認する必要がある．

3 画像診断

術前に前・上腕の血管の静脈造影を行い，マッピングしておけばもっとも適切な静脈の選択と吻合部の作成位置を決めることができる．術前の静脈造影の適応は，中心静脈カテーテル挿入歴のある患者，特に鎖骨下静脈への挿入歴のある患者では，術前の評価が特に重要である．片側上肢の浮腫，肩周囲や胸壁に側副静脈の発達がある患者，四肢左右の周囲径が異なる患者では，中心静脈の狭窄がある可能性がある．また，静脈造影写真は表在静脈が乏しい患者における，AVF または AVG を選択する際の重要な参考資料となりうる．

3 VAの種類

1 自己血管内シャント（arteriovenous fistula：AVF）

AVF は開存率や感染率といった点で AVG をはじめとする他の VA より優れており，K/DOQI ガイドラインでも AVF を第一選択に推奨している．前述のようにわが国では，AVF の占める割合が約 90％ときわめて高く，わが国の特徴でもある．標準的には，非利き腕の手関節部（橈側）で橈骨動脈と橈側皮静脈を吻合する AVF が選択されている．作成後の初回穿刺は，作成後 2～4 週を経て行うのが望ましいとされ[45]，この点に関しても腎不全保存期における導入前評価・準備は重要である．

2 人工血管内シャント（arteriovenous graft：AVG）

適切な AVF が作成困難な際に用いられる第 2 番目の VA である．以前は，polyurethane 製の人工血管も汎用されていたが，現在の人工血管の素材は，ePTFE が主流を占めている．作成に使用される血管は，上肢では動脈は上腕動脈，静脈は肘正中皮静脈か肘～上腕の尺側皮静脈が一般的である．下肢では，大腿動静脈が用いられる．AVG ではシャント血流量が 1,000 mL/分前後を有しているため心負荷となる可能性があり，重度の心機能障害例，中等度以上の弁膜疾患を有する場合は，適応について十分に検討を行う必要がある．作成後の初回穿刺は，作成後 3～4 週を経て行うのが望ましい[45]．

3 動脈表在化（subcutaneously fixed superficial artery：SFSA）

SFSA は二次的 VA であり，通常は AVF や AVG での長期開存が望めないと予想される症例が適応となる．具体的には，VA 作成のために適切な静脈がない症例，高度心機能低下症例，末梢動脈の狭窄や閉塞がありスティール症候群発生が予想される症例，上肢の静脈高血圧の既往がある症例などである．表在化動脈は脱血側としてのみ使用するため，返血のための静脈の存在が不可欠となる．SFSA においては，通常は肘部上腕動脈が使用される．

4 短期型バスキュラーカテーテル（temporary vascular catheter：TVC）

緊急に血液浄化療法を必要とする症例で，主に急性腎不全や透析導入期で内シャントがない時期に中心静脈に留置される．現在では，挿入部位は右内頸静脈が第一選択とされ，感染対策としてのガウンテクニック（マキシマムバリアプリコーション）を用いて，透視下またはエコーガイド下

第3章　血液透析療法

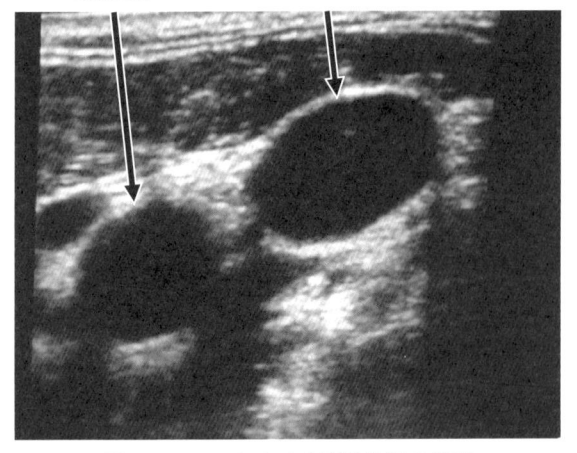

図9　エコーによる内頸動静脈の描出

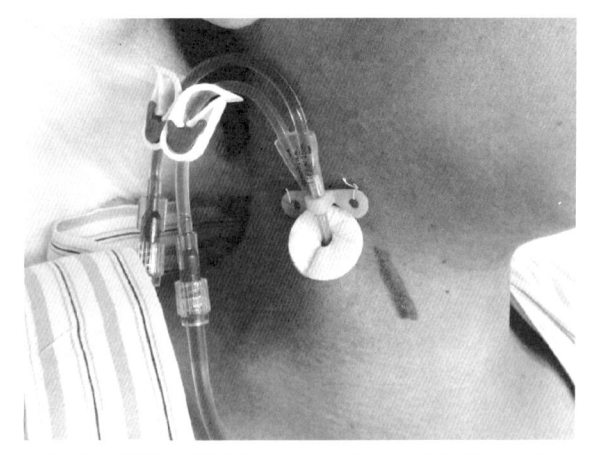

図10　短期型バスキュラーカテーテル留置後，刺入部に装着された円形フィルムパッド（Biopatch®）

穿刺が推奨されている（図8, 9）[45]．急性肺水腫を伴う患者では，カテーテル挿入時に頭部や胸部を高くすることが可能である大腿静脈へのアプローチが選択されることもある．発熱や刺入部からの排膿などのカテーテル感染を疑う所見がある際は，速やかにカテーテルを抜去し，カテーテル先端の細菌培養，血液培養を提出する．われわれは，カテーテル関連感染症に対する予防策として，カテーテル刺入部にグルコン酸クロルヘキシジンを含有した円形フィルムパッド（Biopatch®）を使用している（図10）．未成年患者を対象とした臨床試験では，短期の中心静脈カテーテルにBiopatch®を留置することで，カテーテルへの細菌の定着とカテーテル関連感染症のリスクが減少したことが報告されている[46]．

5 長期型バスキュラーカテーテル（permanent vascular catheter：PVC）

長期的に血液浄化を行う目的で中心静脈に留置するカテーテルである（図11）．PVC挿入は，わが国では欧米の20％前後に比べ，0.5％と明らかに低いが[44]，糖尿病をはじめとする血管病変の増大や高齢化に伴い，今後はその適応症例が増大することが予想される．

AVF，AVGの造設不能症例としては，重篤な末梢動脈の閉塞性疾患，重度心不全，低血圧，表在静脈の荒廃などの症例があげられる．手術室ま

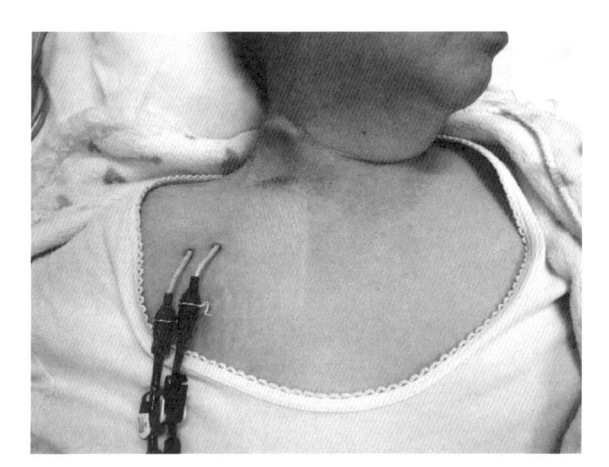

図11　長期型バスキュラーカテーテルの留置後の状態

たは手術室に準ずる清潔度を確保できる環境で，右内頸静脈を第一選択とし，留置方法はTVCと同様にエコーガイド下で行う．

4　VAの合併症

1 感染

AVF，AVGに関しては，術後創部感染，吻合部血管縫合糸感染，穿刺部感染などがあるが，重篤化すると感染性瘤の形成，破裂などへいたる症例もある．感染創を速やかに評価し，症例によっては敗血症へいたる可能性を考慮し，緊急手術を行う．図12に吻合部周囲に感染瘤を発症した1

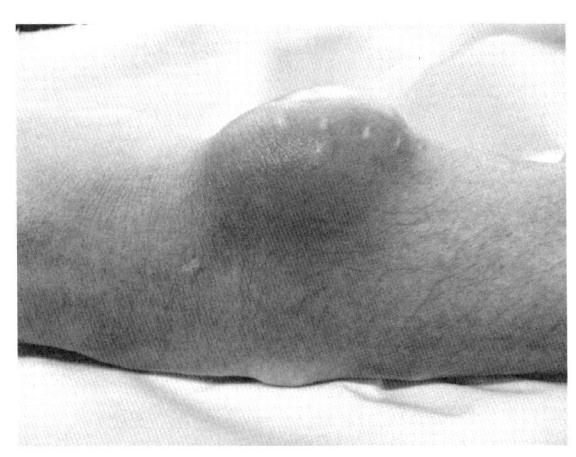

図12 AVFの吻合部周囲に感染瘤を発症した1例

例を示す．感染予防に関しては，手指を清潔に保ち，異常を発見した際には，すぐにかかりつけ医に連絡するという患者教育も重要である．

2 狭窄・閉塞

流出静脈の内膜肥厚による狭窄，吻合部狭窄，穿刺部狭窄，それに伴う閉塞などがある．近年では機器の改良が進み，経皮的血管形成術（percutaneous transluminal angioplasty：PTA），血栓除去術，ステント挿入・留置術が経皮的に施行可能となり，シャント再建術を行わずにVAの血行再建が可能となった．しかし，短期間に頻回のPTAを繰り返す症例は，VA再建術の適応となる．

3 瘤化

穿刺部瘤，吻合部瘤が主であるが，静脈の脆弱部に出現する静脈瘤もある．いずれも増大傾向を示し，瘤の血管壁が菲薄化すれば，摘出の適応となる．感染瘤（図12）は急激に増大，破裂の危険性があり，外科的な緊急対応の必要性がある．

4 スティール症候群

VAの動静脈吻合により吻合部より末梢側の動脈血流量が減少し，末梢が虚血にいたることである．疼痛，冷感などの虚血症状を伴い，増悪すると潰瘍形成，手指の壊死にいたる．症状が強い際には，シャント閉鎖術を行う．

5 過剰血流，心不全

過大血流をきたす症例は，動静脈吻合部の吻合径が大きい例，中枢側の太い動脈で吻合した例，徐々にシャント血流が増大した例などが考えられる．心機能が低下している症例では，特に心不全発症に留意が必要である．

6 血管痛

VAに関連した疼痛には，穿刺部痛，うっ血，虚血がある．また，穿刺部から離れた流出静脈に原因不明の疼痛を訴える患者が存在する．HD中の鎮痛薬内服や温熱療法の施行でも制御できないことも多い．その他の疼痛の原因としては，アミロイド関節症による肩関節痛，手根管症候群による関節痛がある．

V 血液透析に伴う合併症

1 不均衡症候群（dialysis disequilibrium syndrome）

不均衡症候群は，狭義には，腎不全患者血中の貯留物質が透析により急激に除去されることにより，血漿・脳組織間に溶質バランスの異常が生じて発現する症候と定義される．1962年にKennedyら[47]が，原因となる物質として尿素に着目し，最初に報告した．臨床的には，高度の高窒素血症を伴った急性腎不全や慢性腎不全患者で，高効率の透析を適用した直後に，BUNの急激な低下に伴って，頭痛，失見当識，痙攣などを呈する．このような症候が発症した場合，脳血管障害などの明らかな原因が除外された場合に不均衡症候群と診断する．

1 発症機序

尿素濃度の血液脳関門を介した不均衡（reverse urea effect）[47,48]や酸塩基平衡の不均衡に伴う脳実質内pHの低下（paradoxical acidemia）[49]が一次的機序で，それに引き続いて生じた急性の脳浮腫による中枢神経症候という仮説が考えられている．最近，Chenら[50]は，透析導入の前後で脳MRI撮影を行って脳細胞・間質を解析した結

第3章 血液透析療法

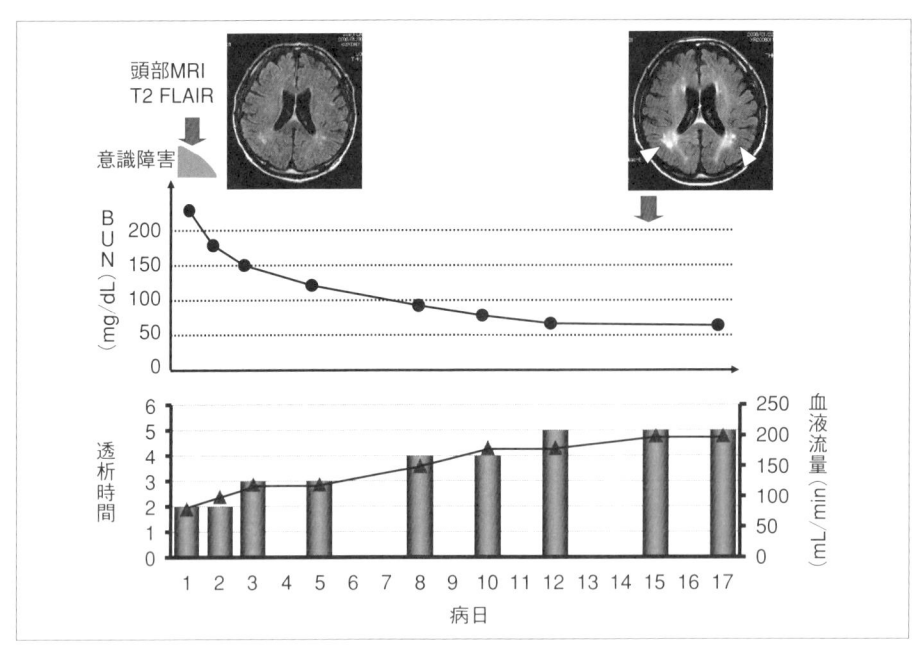

図13 高度尿毒症症例における透析導入期の経過
透析導入を緩徐に行うことにより，意識障害は急速に改善している．

果，導入後，脳白質における間質の浮腫が増強していると報告した．透析により血液中の尿素，電解質などの浸透圧物質である溶質濃度が急速に低下することで血液は脳組織より低浸透圧となり，水分が血液中から脳内へ移行する．この脳への水分の移動によって起こる脳浮腫と脳圧亢進が不均衡症候群の本態と考えられている．

2 症状・診断

軽症の場合は一過性の頭痛，嘔気，嘔吐，興奮，不安，筋痙攣などで収まる場合が多いが，重篤な例では，混迷，昏睡，全身痙攣を発症する場合もある．ほとんどの症候は可逆的であり，通常，透析後数時間から24時間以内に消退する．脳波所見ではα波の減少，徐波（θ波，δ波）の増加，高振幅律動δ波の突発，spike & wave を特徴とする．鑑別診断としては脳血管障害，高血圧脳症，低血糖などの代謝性脳症，低Na血症などがあげられる．

図13に，われわれが経験した高度尿毒症患者のHD導入時の経過を示している．本症例は，短時間・連日HDにより緩徐に導入を行い，本人が自覚する不均衡症候群はほとんどなかった．

しかし，HD導入2週間後の頭部MRIでは，導入時には存在しなかった脳浮腫が出現し（第15病日，頭部MRI, 矢印），さらに2週間経過すると消退した．高度尿毒症患者では，HD導入期に不均衡症候群の症状出現はなくとも，脳浮腫が発生している可能性があることを示唆する症例である．

3 予防・治療

発症予防，治療として，従来，尿素，フルクトース，マンニトール，グリセロール，Na溶液などの浸透圧物質の静脈内投与が行われてきたが，その効果は明らかではない．導入期例，著明な異化亢進状態の急性腎不全例など不均衡症候群発症の危険性が高い症例に対して，高効率透析を避け緩徐な透析（低血液流量，小膜面積で低効率ダイアライザーの使用）で短時間の頻回透析を行うことで予防可能である．術後，多発外傷，敗血症など多臓器不全を合併した重症急性腎不全例では，間欠的HDよりも持続的血液浄化法が頭蓋内圧の変動が小さく，不均衡症候群を発症しにくいことから持続的血液浄化法の適応を検討する必要がある[51]．また，透析液は重曹透析液とし，透析液Na濃度を高値に設定すると予防効果があるとい

う．治療薬として，軽症例では，制吐剤や非ステロイド系抗炎症薬などによる対症療法を行うが，全身痙攣などを呈した重症例では，ジアゼパムやフェニトインなどの抗痙攣薬による迅速な対応が必要となる．

2 筋肉痙攣

HD 患者の筋肉痙攣は，透析後半に，主として下肢腓腹筋に好発する．Howe ら[52]は筋電図による検討で，透析開始後平均 248 分に起こり平均痙攣時間は 10 分であったと報告している．生命の危機を及ぼす合併症ではないが，患者にとっては非常に苦痛なものであり，QOL を低下させる原因にもなりうる．予防においてもっとも重要なことは，適切なドライウェイト（dry weight：DW）の設定と時間当たりの除水量をできるだけ少なくすることで，体重管理に関する患者教育をしっかりと行っていくことが大切である．

1 透析中の筋肉痙攣の機序

以前は，透析中に起こる筋肉痙攣の原因は筋線維の急速な酸素欠乏が原因と考えられていた[53]．その後，循環血漿量の減少[54]，血漿，筋細胞の浸透圧，Na 濃度の低下[55]，イオン化カルシウムの低下などが原因であると考えられるようになり，透析中に痙攣が起こると生食や高張の食塩水，50％ブドウ糖液，およびカルチコールが投与されるようになった．透析中の筋肉痙攣のメカニズムが十分に解明されたとはいえないが，透析中の大量の除水による循環血漿量の著しい減少と血漿浸透圧の低下から血液中の水分の細胞内への移動が起こり，末梢は循環不全状態に陥るため，また，末梢血管が膨化した細胞に圧迫され，さらに循環不全が悪化することで筋肉痙攣が起こる機序が想定されている[56]．

2 透析中の筋肉痙攣時の処置

透析中に筋肉痙攣が起こったら，直ちに除水を切って血圧を測定し，患部をホットタオルで温める．血圧が低下していれば，生食 100〜200 mL の急速注入を行い，低血圧の改善がなければ追加する．血圧が上昇しても筋肉痙攣の改善がなければ，10％塩化ナトリウム液 20 mL の静注，もしくは 50％ブドウ糖 20 mL の静注を行う．血圧が低下していない場合でも，まず生食注入を行い，効果がなければ 10％塩化ナトリウム液 20 mL，50％ブドウ糖 20 mL の静注か，グルコン酸カルシウム（カルチコール®）5 mL の静注へ移行する．通常，上記処置により 10〜20 分で筋肉痙攣は消失することが多い．透析終了直前であれば回収し，静脈側の留置針を残しておいて以後の処置ができるようにしておく．

3 透析中に筋肉痙攣を繰り返す症例での対策

透析中の筋肉痙攣は同一症例で繰り返し，時間あたりの除水量が大量の症例が多い．大量の除水に伴う循環血漿量の低下に血管外細胞外液の refilling が追いつかず，筋肉での末梢循環不全を起こすためと思われる．最近ではクリットラインでこのような一時的な循環血漿量の低下をモニターできるようになった．時間除水過剰が原因と思われる場合には，患者個々に応じて限界除水量を設定し，その範囲内で除水ができる程度の体重増加量を患者に守らせるよう指導する．DW の 5％以上の体重増加量過多の状態が続けば，心機能の悪化，動脈硬化病変の進展をきたすため，長期的にも重要な点である．時間除水量が多くない（500 mL/時以下）にもかかわらず，透析中に筋肉痙攣を繰り返す症例では，DW の再評価を行う．心胸比，血圧，食事，運動などの状況で最近肥っていないかどうかを考えるが，DW が上昇してきたときには，透析から帰宅後の倦怠感，朝起きづらくなったなどの症状がみられる．透析中のみでなく夜間自宅でも筋肉痙攣を起こす患者では，1 日 2.0〜6.0 g の芍薬甘草湯の継続投与が有効である[57]．硫酸キニーネ[58]，ビタミン E[59]，ニフェジピン[59]なども有効と報告されているが，一般的ではない．高 Na 透析，sodium gradient method，HF，HDF などでも，透析中の低血圧や筋肉痙攣が減少するといわれている[60]．

3 透析中の血圧低下

透析中の血圧低下は，自律神経機能が破綻している患者（特に糖尿病患者）において比較的頻繁にみられる合併症である．一般に自律神経機能が正常であれば，透析中の除水に伴い，自律神経を介して末梢血管が収縮することにより血管床への血液の流入が減少し，間質から血管床への plasma refilling により有効循環血漿量が維持されるため，血圧は低下せずに維持されている．しかし，自律神経障害がある場合は，末梢血管が収縮しないために血管床へ血液が流入し，その結果，plasma refilling が低下し，循環血漿量が維持できなくなり，血圧が低下する(De Jager-Krough 現象)．

また，自律神経機能が正常であっても，短時間での急激な除水により，循環血液量が急激に減少し，心拍出量や末梢血管抵抗の代償機転が不十分な場合には血圧が低下する．そのような症例に対しては，食事指導（特に塩分制限）や透析時間の延長により，単位時間の除水量を減少させる工夫が必要となる．

詳細な機序と対策については，第7章血圧異常の項を参照されたい．

VI 長時間透析

K/DOQI のガイドライン[31]では，至適透析条件の設定に関して透析量の確保の記載はあるが，透析時間についての指針は示されていない．2008年末の日本における平均透析時間は3.92時間で，透析時間5時間以上は5.6%とわずかであった[44]．

近年，透析量だけでなく，透析時間の重要性が指摘されている．

1 透析時間に関するこれまでの報告

米国で1981年に報告された NCDS（National Cooperative Dialysis Study）の結果では，尿毒素の十分な除去（低 TAC urea）による入院率の低下を示したが，透析時間の長い群における入院率，死亡率の低下は有意差を認めなかった[29]．また，2002年に発表された HEMO study において，高透析量群（eKt/V 1.45，spKt/V 1.65 に相当）における入院率，死亡率の低下は認められなかった[30]．これらの結果も影響し，2006年に発表された K/DOQI ガイドラインでは，透析量は少なくとも spKt/V で1.2，目標 spKt/V 1.4 と示されているが，透析時間に関する指針は示されていない[31]．

一方，欧州における ERA-EDTA（European Renal Association-European Dialysis and Transplant Association）のガイドライン[61]では，透析量の目標は eKt/V 1.2（spKt/V 1.4）以上とし，週3回，4時間の透析が推奨され，循環動態不安定な患者には透析回数と透析時間の増加が推奨されている．これまでに，透析時間の重要性について検討した報告を示す．

1 Tassin's artificial kidney center

フランスの Tassin 人工透析センターでは当時の Kiil 型ダイアライザーで週3回，1回8時間透析を行っており，良好な生命予後を後ろ向きコホート研究で報告している．1992年の報告では，445人の透析患者における生存率は10年で75%，20年で43%であり，98%の患者において血圧が正常で降圧薬は不要であった[62]．平均 spKt/V 1.67 で，平均 PCR 1.26，平均血清アルブミン濃度 4.19 mg/dL と栄養状態良好であった．また1998年の報告では，876人の透析患者における生存率は10年61.2%，20年30.6%であり，生命予後に関して，US Renal Data System で示された死亡率と比べ著明に低いものであった[63]．死亡に関連する因子として，透析前平均血圧が高いことは強い予後不良因子であった．

2 夜間連日血液透析（nocturnal hemodialysis：NHD）

NHD の有効性に関して，2005年の systematic review では，1週間に5日以上，6時間以上のNHD を行っている14の報告に関して，すべての報告で血圧管理が改善したと示している[64]．また，2007年に週3回の HD を受けた患者と，週5～6回，1回6時間以上の NHD を受けた患者に

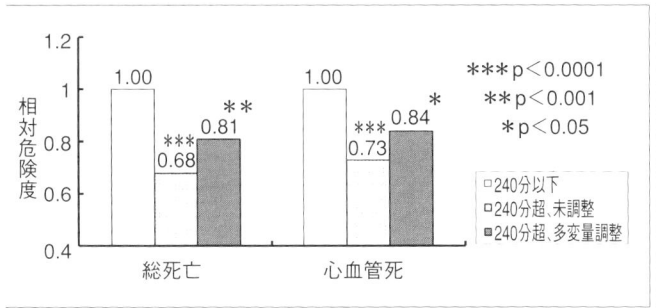

図14 DOPPSによる透析時間（240分超）と死亡のリスク

透析時間240分以下を対照とした透析時間240分超の相対危険度が示されている．
調整因子として，年齢，性別，人種，民族，透析歴，基礎疾患，肝機能，身長，体重，Kt/V，血流量，残腎機能，カテーテルの使用，限外濾過量で補正している．
（Saran R, et al. Kidney Int 69：1222-1228, 2006[35] より引用，一部改変して引用）

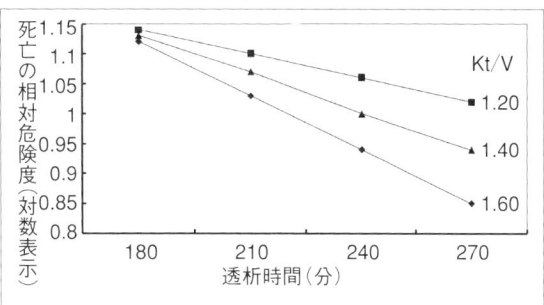

図15 Kt/Vと透析時間の死亡リスクに及ぼす影響
（Saran R, et al. Kidney Int 69：1222-1228, 2006[35] より一部改変して引用）

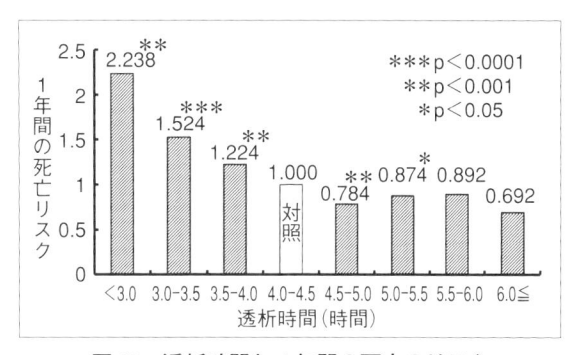

図16 透析時間と1年間の死亡のリスク
性別，年齢，透析歴，糖尿病の有無，Kt/Vで補正．
（日本透析医学会統計調査委員会：わが国の慢性透析療法の現況（2001年12月31日現在），日本透析医学会，2002[28] より一部改変）

におけるRCTが報告された[65]．52人の透析患者を6ヵ月間観察した結果，左室心筋重量に関してNHD群で有意な減少を認め，その他，血清リン濃度，降圧薬使用，リン吸着剤の使用に関してNHD群で有意な減少を認めた．QOLや貧血に関しては有意差を認めなかった．

3 DOPPS

2006年に報告された透析時間，限外濾過率と生命予後についての検討では，透析時間の平均は，欧州232分，日本244分，米国211分と日本がもっとも長く，透析時間>240分の群は，240分以下の群と比べ多変量調整後も有意に生命予後が良好でCVD死のリスクも有意に低かった（図14）[35]．Kt/Vの増加と透析時間の増加は，相乗的に生命予後を改善した（図15）．この結果から，透析時間は生命予後に影響する独立した因子であることが示された．

4 Australian and New Zealand Dialysis and Transplant (ANZDATA) Registry

ANZDATA Registryは，オーストラリアとニュージーランドにおける透析患者の治療法と予後に関する観察研究である．2006年に発表された透析量（spKt/V）と透析時間に関する死亡率との関係の報告では，4,193人のHD患者において，透析量はspKt/V 1.30～1.39，透析時間は4.5～4.9時間がもっとも生命予後が良好で，spKt/V 1.3以上，透析時間4.5時間以上が最適の組み合わせと報告している[66]．

5 日本透析医学会

2001年度の日本透析医学会統計調査委員会の報告によると，93,238人について1年間追跡した結果，透析時間と生命予後との明確な関係が示されている（図16）[28]．Kt/Vを含む調整因子で多変量調整をした後でも，透析時間が5時間までは，透析時間が長くなるに従って有意に死亡のリスクが低下している．

第3章 血液透析療法

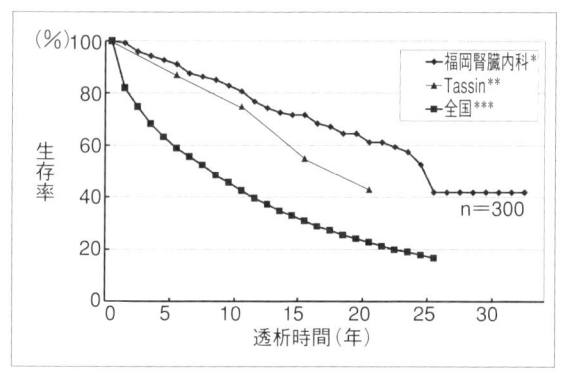

図17 透析患者の生存率
＊福岡腎臓内科クリニックにおける1972～1986年までに導入した患者の生存率．
＊＊Tassin人工透析クリニックにおける1969～1989年までに導入した患者の生存率．
＊＊＊日本透析医学会・統計調査委員会が集計した全国データで，1983年に導入した患者の生存率．

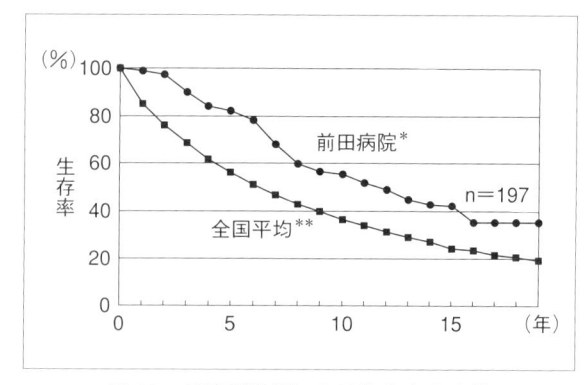

図18 長時間透析による生存率の改善
＊前田病院における1989～2009年までに導入した患者の生存率．
＊＊日本透析医学会・統計調査委員会が集計した全国データで，1989年に導入した患者の生存率．
（前田利朗：6時間透析における生存率―20年の経験から．日本透析医会雑誌 25：95-100，2010[67]より一部改変）

2 生命予後を重視した透析時間の設定

透析時間は透析量の指標である Kt/V を構成する因子であるため，透析時間と Kt/V には強い相関がある．これまでに，透析時間よりも透析量の維持のほうが重要であることを示す報告があり[29]，K/DOQI ガイドラインでも透析時間ではなく透析量の確保（spKt/V 1.2 以上）を至適透析量としている[31]．しかし，短い透析時間では，同じ除水量でも単位時間あたりの限外濾過率は大きくなり，心循環器系への影響が大きくなる．DOPPS 研究[35]でも，透析時間が長く，限外濾過率が低いほうが CVD による死亡率が減少することが示されている．また，中分子物質である β_2 ミクログロブリンを十分除去するには，透析時間を長くする必要がある．実際に5～6時間の HD を行っている福岡腎臓内科クリニックでの生存率は，日本透析医学会の報告[28]と比べ良好で，8時間透析を行っているフランスの Tassin 透析センターと比べても劣っていない（図17）．前田ら[67]も，1989年から6時間透析を20年にわたって実施し，良好な生命予後が得られたことを報告している（図18）．

また，透析時間が長い方がリンの除去量が増加し[68]，リンのコントロールは容易になる．NHDの報告では透析時間が長いことがリン濃度を有意に低下させている[65]．高リン血症は透析患者の生命予後増悪因子として知られているため[69]，その管理は重要である．また，透析患者では高率に栄養障害を合併し，これらは低栄養・炎症・動脈硬化（malnutrition-inflammation-atherosclerosis：MIA）症候群あるいは蛋白質・エネルギー消耗状態（protein-energy wasting：PEW）と呼ばれる．透析時間が長いほうが尿毒素の十分な除去により蛋白質摂取量が増加することが期待でき，Tassin 透析センターの報告[62]でも，平均蛋白異化率（protein catabolic rate：PCR）1.26，平均血清アルブミン濃度 4.19 g/dL と栄養状態が良好であることが示されている．血圧管理に関しても，透析時間が長いほうが容易となり，降圧薬の使用が減少することが報告されている[62-64,67]．

一方，透析時間の延長は，拘束時間の増加により QOL 低下や社会復帰を妨げる可能性がある．また近年は，ダイアライザーの性能の向上や診療報酬の改定などから，透析時間を短くする傾向にあるのも事実である．しかし，前述したように，透析時間が長いほうが透析患者の生命予後は改善し，栄養状態が保持され血圧が安定することが明らかにされており，長期的にはQOLの改善につながると考えられる．したがって，透析時間を十分に確保することの重要性を患者個々に十分に説明し，できる限り5時間以上を確保することが，

透析患者を長期間健康に維持するためには重要と思われる.

文　献

1) Gottschalk CW, Fellner SK：History of the science of dialysis. Am J Nephrol **17**：289-298, 1997
2) 太田和夫：透析の黎明期. 透析医療の歴史. メディカ出版, 大阪, pp 27-56, 2008
3) 峰島三千男：血液浄化の原理. 腎と透析 65 血液浄化療法 2009. 東京医学社, 東京, pp 428-433, 2008
4) 峰島三千男：血液浄化法の種類と特徴. 透析療法辞典第2版. 中本雅彦, 佐中 孜, 秋澤忠男（編集）, 医学書院, 東京, pp 30-31, 2009
5) 斉藤 明, 鈴木一之：血液透析の原理と透析条件. しっかり透析のヒケツ. メディカ出版, 大阪, pp 15-19, 2009
6) 太田和夫（編集）：透析療法の基礎. 人工腎臓の実際改訂第5版. 南江堂, 東京, pp 9-73, 2005
7) 本田浩一, 真田大介, 秋澤忠男：透析液. 腎と透析 65 血液浄化療法 2009. 東京医学社, 東京, pp 91-94, 2008
8) 松村 治：透析液の種類と特徴. 透析療法辞典第2版. 中本雅彦, 佐中 孜, 秋沢忠男（編集）, 医学院, 東京, pp 73-78, 2009
9) 加藤徳介, 保坂 望, 秋澤忠男：無酢酸透析液の効果. 腎と透析 65 血液浄化療法 2009. 東京医学社, 東京, pp 675-677, 2008
10) 久野 勉, 友 雅司, 青池郁夫：「酢酸フリー」透析剤カーボスター R のもたらす臨床効果と課題. Pharma Media **26**：493-499, 2008
11) Gejyo F, Yamada T, Odani S, et al.：A new form of amyloid protein associated with chronic hemodialysis was identified as β2-microglobulin. Biochem Biophys Res Commun **129**：701-706, 1985
12) van Ypersele de Strihou C, Jadoul M, Malghem J, et al.：Effect of dialysis membrane and patient's age on signs of dialysis-related amyloidosis. The Working Party on Dialysis Amyloidosis. Kidney Int **39**：1012-1019, 1991
13) Koda Y, Nishi S, Miyazaki S, et al.：Switch from conventional to high-flux membrane reduces the risk of carpal tunnel syndrome and mortality of hemodialysis patients. Kidney Int **52**：1096-1101, 1997
14) 峰島三千男, 山下明泰：血液浄化膜の構造と特徴. 透析療法辞典第2版. 中本雅彦, 佐中 孜, 秋沢忠男（編集）, 医学書院, 東京, pp 31-35, 2009
15) 小久保謙一, 塚尾 浩, 小林弘祐：透析膜（種類, 性能と生体適合性の特徴）. 腎と透析 65 血液浄化療法 2009. 東京医学社, 東京, pp 63-68, 2008
16) 小向大輔, 佐藤芳憲, 小岩文彦：抗凝固薬. 腎と透析 65 血液浄化療法 2009. 東京医学社, 東京, pp 95-101, 2008
17) Hutchison CA, Dasgupta I：National survey of heparin-induced thrombocytopenia in the haemodialysis population of the UK population. Nephrol Dial Transplant **22**：1680-1684, 2007
18) Yamamoto S, Koide M, Matsuo M, et al.：Heparin-induced thrombocytopenia in hemodialysis patients. Am J Kidney Dis **28**：82-85, 1996
19) Akizawa T, Koshikawa S, Ota K, et al.：Nafamostat mesilate：a regional anticoagulant for hemodialysis in patients at high risk for bleeding. Nephron **64**：376-381, 1993
20) Muto S, Imai M, Asano Y, et al.：Mechanisms of the hyperkalaemia caused by nafamostat mesilate：effects of its two metabolites on Na^+ and K^+ transport properties in the rabbit cortical collecting duct. Br J Pharmacol **111**：173-178, 1994
21) Gotch FA, Sargent JA：A mechanistic analysis of the National Cooperative Dialysis Study（NCDS）. Kidney Int **28**：526-534, 1985
22) Daugirdas JT：Second generation logarithmic estimates of single-pool variable volume Kt/V：an analysis of error. J Am Soc Nephrol **4**：1205-1213, 1993
23) Shinzato T, Nakai S, Fujita Y, et al.：Determination of Kt/V and protein catabolic rate using pre- and postdialysis blood urea nitrogen concentrations. Nephron **67**：280-290, 1994
24) Schneditz D, Van Stone JC, Daugirdas JT：A regional blood circulation alternative to in-series two compartment urea kinetic modeling. ASAIO J **39**：M573-577, 1993
25) Daugirdas JT, Schneditz D：Overestimation of hemodialysis dose depends on dialysis efficiency by regional blood flow but not by conventional two pool urea kinetic analysis. ASAIO J **41**：M719-724, 1995
26) 三和奈穂子, 秋葉 隆：至適透析療法とは. Medical Practice **19**：409-412, 2002
27) Daugirdas JT：Physiologic Principle and Urea kinetic modeling. Handbook of dialysis. 4th ed. Daugirdas JT, et al（eds）, Lippincott Williams & Willkins, pp 25-58, 2007
28) 日本透析医学会統計調査委員会：わが国の慢性透析療法の現況（2001年12月31日現在）. 日本透析医学会, 2002
29) Lowrie EG, Laird NM, Parker TF, et al.：Effect of the hemodialysis prescription of patient morbidity：report from the National Cooperative Dialysis Study. N Engl J Med **305**：1176-1181, 1981
30) Eknoyan G, Beck GJ, Cheung AK, et al.：Hemodialysis（HEMO）Study Group. Effect of dialysis dose and membrane flux in maintenance hemodialysis. N Engl J Med **347**：2010-2019, 2002
31) Hemodialysis Adequacy 2006 Work Group：Clinical practice guidelines for hemodialysis adequacy, update 2006. Am J Kidney Dis **48**（Suppl 1）：S2-S90, 2006
32) Goodkin DA, Bragg-Gresham JL, Koenig KG, et al.：Association of comorbid conditions and mortality in hemodialysis patients in Europe, Japan, and the United

文 献

States : the Dialysis Outcomes and Practice Patterns Study (DOPPS). J Am Soc Nephrol **14** : 3270-3277, 2003
33) Port FK, Pisoni RL, Bragg-Gresham JL, et al. : DOPPS estimates of patient life years attributable to modifiable hemodialysis practices in the United States. Blood Purif **22** : 175-180, 2004
34) Port FK, Wolfe RA, Hulbert-Shearon TE, et al. : High dialysis dose is associated with lower mortality among women but not among men. Am J Kidney Dis **43** : 1014-1023, 2004
35) Saran R, Bragg-Gresham JL, Levin NW, et al. : Longer treatment time and slower ultrafiltration in hemodialysis : associations with reduced mortality in the DOPPS. Kidney Int **69** : 1222-1228, 2006
36) 鈴木一之, 井関邦敏, 中井 滋, 他:血液透析条件・透析量と生命予後—日本透析医学会の統計調査結果から—. 透析会誌 **43**:551-559, 2010
37) McClellan WM, Soucie JM, Flanders WD : Mortality in end-stage renal disease is associated with facility-to-facility differences in adequacy of hemodialysis. J Am Soc Nephrol **9** : 1940-1947, 1998
38) Chertow GM, Owen WF, Lazarus JM, et al. : Exploring the reverse J-shaped curve between urea reduction ratio and mortality. Kidney Int **56** : 1872-1878, 1999
39) Li Z, Lew NL, Lazarus JM, et al. : Comparing the urea reduction ratio and the urea product as outcome-based measures of hemodialysis dose. Am J Kidney Dis **35** : 598-605, 2000
40) Salahudeen AK, Dykes P, May W : Risk factors for higher mortality at the highest levels of spKt/V in haemodialysis patients. Nephrol Dial Transplant **18** : 1339-1344, 2003
41) Spalding EM, Chandna SM, Davenport A, et al. : Kt/V underestimates the hemodialysis dose in women and small men. Kidney Int **74** : 348-355, 2008
42) 太田和夫:バスキュラーアクセスの歴史. 透析医療の歴史. メディカ出版, 大阪, pp 58-61, 2008
43) Brescia MJ, Cimino JE, Hurwich BJ : Chronic haemodialysis using vein puncture and a surgically created arteriovenous fistula. N Engl J Med **275** : 1089-1092, 1966
44) 日本透析医学会統計調査委員会:図説わが国の慢性透析の療法の現況 (2008年12月31日現在), 日本透析医学会, 2009
45) 日本透析医学会バスキュラーアクセス・ワーキンググループ委員会:慢性血液透析用バスキュラーアクセスの作製および修復に関するガイドライン. 透析会誌 **38**:1491-1551, 2005
46) Levy I, Katz J, Solter E, et al. : Chlorhexidine-impregnated dressing for prevention of colonization of central venous catheters in infants and children : a randomized controlled study. Pediatr Infect Dis J **24** : 676-679, 2005
47) Kennedy AC, Linton AL, Eaton JC : The pathogenesis of prevention of cerebral dysfunction during dialysis. Lancet **1** : 790-793, 1962
48) Peterson HD : Acute encephalopathy occurring during hemodialysis. Arch Intern Med **113** : 877-880, 1964
49) Arieff AI, Massry SG, Barrientos A, et al. : Brain water and electrolyte metabolism in uremia : Effects of slow and rapid hemodialysis. Kidney Int **4** : 177-187, 1973
50) Chen CL, Lai PH, Chou KJ, et al. : A preliminary report of brain edema in patients with uremia at first hemodialysis : evaluation by diffusion-weighted MR imaging. Am J Neuroradiol **28** : 68-71, 2007
51) Sean MB, Natalia P, Catalina O, et al. : Dialysis disequilibrium syndrome. Critical Care Nephrology 2nd eds. edited by Claudio R, Rinaldo B, John AK, Saunders Elsevier, pp 1079-1083, 2009
52) Howe RC, Wombolt DG, Michie DD : Analysis of tonic muscle activity and muscle cramps during hemodialysis. J Dial **2** : 85-99, 1978
53) Chillar RK, Desforges JF : Muscular cramps during maintenance haemodialysis. Lancet **2**(7771) : 285, 1972
54) Stewart WK, Fleming LW, Manuel MA : Muscle crumps during maintenance haemodialysis. Lancet **1** (7759) : 1049-1051, 1972
55) Jenkins PG, Dreher WH : Dialysis-induced muscle cramps : treatment with hypertonic saline and theory as to etiology. Trans Am Soc Artif Intern Organs **21** : 479-482, 1975
56) 樋口順三:つれ. 臨床透析 **2**:1170-1171, 1986
57) 日ノ下文彦, 横山啓太郎, 池口 宏, 他:血液透析患者の筋痙攣に対する芍薬甘草湯継続投与の効果. 腎と透析 **39**:259-261, 1995
58) Roca AO, Jarjoura D, Blend D, et al. : Dialysis leg cramps : efficacy of quinine versus vitamin E. ASAIO J **38** : M481-M485, 1992
59) Peer G, Blum M, Aviram A : Relief of hemodialysis-induced muscular cramps by nifedipine. Dial Transplant **12** : 180-181, 1983
60) 前田憲志, 新里 徹, 斎藤 明, 他:低血圧により社会復帰困難な症例に対する sodium gradient method (SGM) の応用. 人工透析研究会誌 **12**:213-214, 1979
61) European Best Practice Guidelines Expert Group on Hemodialysis, European Renal Association. Section II. Haemodialysis adequacy. Nephrol Dial Transplant **17** (Suppl 7) : 16-31, 2002
62) Charra B, Calemard E, Ruffet M, et al. : Survival as an index of adequacy of dialysis. Kidney Int **41** : 1286-1291, 1992
63) Laurent G, Charra B : The results of an 8 h thrice weekly haemodialysis schedule. Nephrol Dial Transplant **13**(Suppl 6) : 125-131, 1998
64) Walsh M, Culleton B, Tonelli M, et al. : A systematic review of the effect of nocturnal hemodialysis on blood pressure, left ventricular hypertrophy, anemia, mineral

65) Culleton BF, Walsh M, Klarenbach SW, et al.：Effect of frequent nocturnal hemodialysis vs conventional hemodialysis on left ventricular mass and quality of life：a randomized controlled trial. JAMA **298**：1291-1299, 2007

66) Marshall MR, Byrne BG, Kerr PG, et al.：Associations of hemodialysis dose and session length with mortality risk in Australian and New Zealand patients. Kidney Int **69**：1229-1236, 2006

67) 前田利朗：6時間透析における生存率—20年の経験から. 日本透析医会雑誌 **25**：95-100, 2010

68) Leypoldt JK：Kinetics of beta2-microglobulin and phosphate during hemodialysis：effects of treatment frequency and duration. Semin Dial **18**：401-408, 2005

69) Kalantar-Zadeh K, Kuwae N, Regidor DL, et al.：Survival predictability of time-varying indicators of bone disease in maintenance hemodialysis patients. Kidney Int **70**：771-780, 2006

(previous entry continued at top:) metabolism, and health-related quality of life. Kidney Int **67**：1500-1508, 2005

第 4 章

腎移植

第4章 腎移植

腎移植は，慢性腎臓病（chronic kidney disease：CKD）患者に他者の健常腎を移植する治療法で，移植が成功した場合，尿毒症や透析療法から解放され，健常人とほとんど変わらない社会生活を送ることが可能となる．欧米では腎移植と透析療法は腎代替療法の両輪を担うものと考えられているが，わが国の腎代替療法は血液透析に大きく偏り，欧米のみならずアジア諸国と比較しても透析患者あたりの移植件数はきわめて少ない．その要因としては，わが国の透析医療の質が良好であるために透析で比較的安定した生活が送れること，脳死および心停止下献腎ドナーが絶対的に不足していること，などがあるが，医師からの腎移植に関する情報提供が十分に行われていないことも大きいと考えられる．腎不全患者を診療し，腎代替療法のオプションを提供する医師の多くは腎臓内科医であるが，腎移植を行うのは外科医もしくは泌尿器科医である．移植に関する最新の知識が乏しいことや，手術，拒絶反応，免疫抑制薬への副作用に対する過度の恐れから，オプション呈示を行う腎臓内科医，透析医が自ら腎移植の敷居を高くしている状況が根底にあることも否定できない．

この章では主に腎臓内科医，透析医が腎移植に関する理解を深め，腎代替療法の1つとして腎不全患者に対し移植に関する情報を提供できるようになることを目的に，わが国における腎移植の現状，腎移植の実際，移植後の管理を中心に述べる．また，ABO血液型不適合移植や先行的腎移植など，最近の話題も紹介する．

I 腎移植の歴史と現状

1 腎移植の歴史

腎移植の歴史は，1902年，ウィーンのUllmann[1]によるイヌの腎移植実験に始まる．その後，フランスのCarrel[2]は，動物実験で腎移植を行い技術的には成功したが，同種腎移植は自家腎移植と異なり，移植腎が最終的に廃絶してしまうことが判明した．これは，今日における急性拒絶によるものであったが，当時は免疫応答や拒絶の概念がなく別の理由によるものと考えられていた．

1954年にMurrayら[3]は，免疫反応が無視できる一卵性双生児間の生体腎移植を成功させたが，他の同種移植はほとんどが失敗に終わった．わが国においても，1956年に新潟大学の楠ら[4]が，昇汞中毒による急性腎不全例に，特発性腎出血の患者から摘出した腎を移植した．100時間後に移植腎は壊死に陥り摘出されたが，移植腎からの利尿によって患者は救命しえた．なお，永久生着を目指す腎移植は1964年に東京大学の木本ら[5]によって初めて行われ，わが国で腎移植が開始された時期は世界に比べ大きく後れを取っていたわけではない．

免疫抑制薬の開発は，1958年にSchwartzら[6]がウサギの実験で，6-メルカプトプリンが抗体産生を抑制することを発見したことに始まった．この薬剤を改良したアザチオプリン（azathiopurine：Az）の開発により，同種間での臓器移植への道が開けた．1978年にCalneら[7]が，カルシニューリン阻害薬（calcineurin inhibitor：CNI）であるシクロスポリン（ciclosporin A：CsA）の使用経験を報告し，移植成績は大きく改善した．わが国でも，1970年代に肝毒性や骨髄抑制の少ないミゾリビン（mizoribine：MZR）が，1980年代よりCsAが保険適用となり，現在でも多剤併用療法の1つとして使用されている．1990年代には同じくCNIのタクロリムス（tacrolimus：Tac）が腎移植に応用されている．さらに，選択的な薬剤としてTリンパ球を選択的に抑制する抗CD3モノクローナル抗体（OKT3），サイモグロブリン（anti-thymocyte globulin：ATG），抗CD25抗体（バジリキシマブ）やBリンパ球を選択的に抑制するデオキシスパーガリンや抗CD20抗体（リツキシマブ）が腎移植に応用され，急性拒絶の頻度は低下し，軽症化した．2000年にミコフェノール酸モフェチル（mycophenolate mofetil：MMF），2002年にバジリキシマブが導入され，それ以後の症例の長期成績はさらに向上することが期待されている．

手術手技においては，腹腔鏡を用いた腎摘出法が普及し，安全に低侵襲性の腎摘出が可能となっ

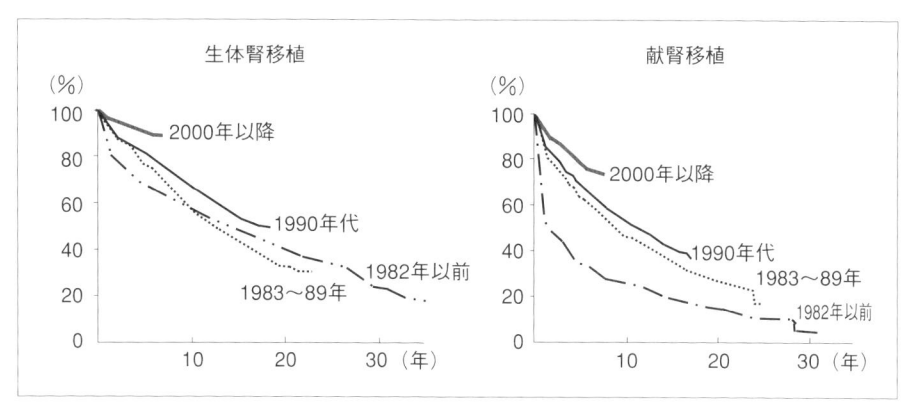

図1 わが国の年代別移植腎生着率
(八木澤隆,三重野牧子,湯沢賢治,他:腎臓.移植 44:s132-s138, 2009[8]より一部改変)

た.免疫抑制療法や手術手技,後述する合併症管理の進歩に伴い腎移植の適応は拡大し,かつて移植の禁忌と考えられていた既存抗体を有する症例やABO血液型不適合症例でも,術前の脱感作療法のもとで試みられるようになり,血液型適合移植とほぼ変わらない長期生着が期待できるほどに移植の技術は進歩している.

2 わが国における腎移植の現状と問題点

欧米諸国では,脳死ドナーからの腎移植が末期腎不全に対する根本的治療として広く定着している.透析患者の増加に伴い生体腎移植の比率が徐々に増加しているが,スペインのようにドナーアクションプログラムの成功によって献腎移植が大きく増加した国もある.

欧米においては,末期腎不全患者は透析療法を受けながら,数年以内に献腎移植を受けられるのが普通である.例えば,米国では約30万人の透析患者に対し,年間約16,000例の腎移植が行われ,その6割は献腎移植である.一方,わが国では,これまで脳死ドナーからの移植が行われることはきわめて少なく,臨床的に不利な条件の多い心停止ドナーからの献腎移植がほとんどであった.上記の厳しい条件の下,欧米と遜色ない献腎移植の成績を残していることは特筆に値するが,移植の件数は極端に少ない.わが国の透析患者約30万人に対し,移植を希望して登録している患者は約12,000人,年間の腎移植の総数は約1,200件,

献腎移植はその1~2割で,透析患者あたりの献腎移植件数は米国の1/10以下にすぎない.アジア諸国との比較においても,積極的に移植医療に取り組んでいる韓国,中国,台湾などと比較して,わが国の腎移植件数は少ない.日本では献腎移植を希望した場合,待機年数は15~20年と,献腎移植を希望する患者にとって非常に厳しい状況が続いている.したがって,わが国で移植を希望する患者の多くは,現実的には生体腎移植を選択せざるを得ないが,生体腎ドナーも不足しているため,実際に移植の恩恵を受けることのできる患者は少数しかいないのが現状である.

わが国の移植黎明期から現在までの累積の治療成績は,移植後10年の生存率は生体腎移植で84.8%,献腎移植で76.5%,移植腎生着率は生体腎移植で65.6%,献腎移植では50.2%である.移植成績は免疫抑制療法や術後管理の違いに大きく影響され,現行の4剤併用療法が普及した2000年以降の5年生着率は生体腎移植で90.9%,献腎移植でも78.6%と飛躍的な向上がみられている(図1)[8].

II 腎移植の特徴

1 腎代替療法間の比較

表1に透析療法と腎移植の特徴を示す.腎移植を行うにはドナーが必要であることや,全身麻酔下の手術や術後の免疫抑制療法に耐えうる全身

表1 血液透析，腹膜透析，腎移植の比較

	血液透析	腹膜透析	腎移植
透析効率	高い	血液透析より低い（残腎機能に依存）	正常腎と同じ
期間	永続的	5～8年	10～15年以上
時間の制約	週3回, 1回4～5時間	1回30分のバック交換が3～5回必要	1～2ヵ月毎の外来通院以外に制約はなし
運動制限	必要なし	腹部の圧迫を避ける	移植腎の圧迫を避ける
食事制限	K, P, 塩分制限	P, 塩分制限（K制限は軽い）	原則としてなし（生活習慣病に注意）
合併症	心血管合併症 透析アミロイドーシス	心血管合併症 被覆性腹膜硬化症 出口部感染と腹膜炎	拒絶反応，感染症
血圧の変動	大きい	緩やか	緩やか
その他の問題点	医療費が高い	自己管理が必要	ドナー不足

状態であることなど，医学的・社会的制約が多い治療法である．これに対して透析療法は，一定の医学的な条件は必要であるが，少なくともわが国においては，全国どこにおいても一定水準以上の透析治療を受けることができ，高齢者，他臓器合併症を有する患者を含めその適応は広い．

血液透析は週3回，1回4～5時間（一部の施設では6時間以上），医療機関に通院して治療を受けなくてはならず，腹膜透析もバッグ交換を自宅あるいは職場などで行ったうえで，月1～2回の通院を要する．また，治療を受けている間，塩分制限，水分制限などの厳しい自己管理が要求される．以上のように，透析療法では患者の生活の質（quality of life：QOL）が著しく障害されるのに対し，急性期の諸問題をクリアした腎移植患者は，後述する肥満，高血圧，脂質異常症，糖尿病などの生活習慣病を起こしやすく，免疫抑制薬の服薬に伴い感染症のリスクを有する状態ではあるものの，健常人に近いQOLを維持できるメリットを有する．

透析療法は，体液・電解質バランスの是正や尿毒症物質を中心とする老廃物の排泄など，腎臓が持つ機能の一部を代行し，赤血球造血刺激ホルモン製剤（erythropoiesis stimulating agent：ESA），活性型ビタミンDを投薬により補っている．老廃物の排泄に関してはβ_2ミクログロブリンなどの中分子量物質の除去が不十分で，長期透析患者では透析アミロイドーシスなどの問題が生じる．腎移植の場合，移植腎が腎臓の持つ機能をすべて発揮するため，尿毒症をほぼ根治し，水・電解質異常や貧血も改善する．

血液透析に特有の合併症は，前述の透析アミロイドーシスの他にバスキュラーアクセス関連合併症（内シャントの閉塞や感染）と二次性副甲状腺機能亢進症，血管石灰化などの骨ミネラル代謝異常（chronic kidney disease-mineral and bone disorder：CKD-MBD）がある．腹膜透析ではカテーテル関連合併症（出口部・トンネル感染，腹膜炎），被囊性腹膜硬化症があり，両者に共通するものとして長期になると心血管系疾患（cardiovascular disease：CVD）の発症が懸念される．腎移植では初期には手術関連の合併症が，以後は拒絶反応と免疫抑制に伴う感染症が問題となる．また，多くの例において長期生着が得られる今日では，透析患者と同じく，生活習慣病，心血管病，悪性腫瘍にも留意すべきである．

生命予後については，腎移植の優位性が欧米から報告されている．Wolfeら[9]は，年齢，性別，人種，原疾患などの患者背景が一致した移植待機中の透析患者と比較して，移植患者の生命予後が良好であったことを報告している．この一因として，腎移植患者は透析患者に比し，CVDの発症

率が低いこと[10]が大きく寄与していると考えられる．ただし，わが国では，透析と腎移植の患者背景（年齢，原疾患，他臓器合併症など）が大きく異なり，腎移植患者も長期の透析歴を経ていることが多いため，両者の成績を正しく比較することは困難である．

なお，医療経済面では，透析患者では透析療法そのものや合併症治療を含め年間500〜600万円相当の医療費が必要である．これに対し腎移植患者の医療費は，移植した年こそ600〜800万円が必要であるが，その後は維持免疫抑制療法を中心に年間150万円相当と血液透析患者の1/2以下となる．つまり，移植腎が3年機能すれば医療費は逆転し，透析療法に比べ医療経済的に有利となる[11]．腎移植患者は透析を受けている時期と同じく身体障害者1級を維持でき，特定疾病療養制度，更生医療の対象となるため，自己負担は透析患者と同等である．

以上のように，腎移植は透析療法と比較して多くの面でメリットを有するが，ドナー不足の他，高齢者，高度のCVD，悪性腫瘍，感染のリスクを有する患者には施行が困難である．よって，すべての末期腎不全患者をカバーすることはできない．それぞれの治療法の特徴を知ったうえですべての可能性を検討し，個々の患者の社会的な背景，医学的条件を考慮して適応を考えることが重要である．

2 わが国の臓器移植法

わが国の臓器移植に関する法律をふり返ると，1958年に「角膜移植に関する法律」が，1979年には腎移植にも適応が拡大された「角膜及び腎臓の移植に関する法律」が制定された．この法律は，心臓死のもとで家族の同意が得られれば角膜と腎臓は摘出できる，というものであった．現在でも，心停止下の献腎移植に関してこの骨子は同じである．

一方，心臓移植，肝臓移植などは，脳死下に臓器を摘出し，移植を行わないと移植臓器が機能しない．これらの臓器移植の道を開くべく，1997年に「臓器の移植に関する法律」が制定された．

この法律は，本人が生前に臓器提供を目的とした脳性判定を受ける意思を書面で表示しており，かつ遺族がそれを拒まないことを条件として脳死体を含む死体から臓器を摘出でき，両条件を満たす場合に限り脳死判定が行われる，というものである．現在もなお議論されている「脳死が人の死か」という点について，この法律では「本人の意思と家族の同意により臓器提供が行われる場合にのみ人の死」と考えられていた．

法律の施行にあたり，生前の意思表示の手段として厚生労働省，（社）日本臓器移植ネットワークから発行された「臓器提供意思表示カード」が使用され，全国の都道府県に配布された．また，（社）日本腎臓移植ネットワークは日本臓器移植ネットワークに改組され，腎臓の他，心臓，肺，肝臓，膵臓，小腸の移植にも対応している．現在，約12,000名の慢性透析患者がネットワークに献腎移植希望者登録をしている．しかし，施行後3年を目処に改正されることが謳われていたが，10年以上にわたって脳死下の臓器提供が低迷してきたにもかかわらず，法改正は行われなかった．そのため，わが国では小児の心臓移植ができず，渡航移植に頼ってきた現状がある．

このような背景のもと，2009年7月に改正臓器移植法が成立し，2010年7月より施行されている．改正のポイントは以下の2点である．

①臓器を提供する意思表示に併せて，親族に対し臓器を優先的に提供する意思を書面により表示できるようになる（2010年1月より②に先行して施行）．

②本人の臓器提供の意思が不明な場合も，家族の承諾があれば臓器提供できるようになる．

この法律により，15歳未満の患者からでも脳死下での臓器提供が可能となった．親族優先提供については，レシピエント候補となる親族が日本臓器移植ネットワークに登録していることが必要で，レシピエント候補者は1親等（提供者の親子または配偶者）に限り，自殺者からの優先提供は認めないことが運用指針に盛り込まれている．また，今回の改正では脳死を一律に人の死とすることや，本人の意思が不明な場合でも家族の承諾で提供できる点で，制度上は欧米諸国に並んだと考

第4章　腎移植

表2　わが国の腎移植レシピエント，ドナー適応基準

I．腎移植希望者（レシピエント）適応基準
 1．末期腎不全患者であること
 2．全身感染症がないこと
 3．活動性肝炎がないこと
 4．悪性腫瘍がないこと
II．腎臓提供者（ドナー）適応基準
 1．以下の疾患または状態を伴わないこととする
  a．全身性の活動性感染症
  b．HIV抗体陽性
  c．クロイツフェルト・ヤコブ病
  d．悪性腫瘍（原発性脳腫瘍及び治癒したと考えられるものを除く）
 2．以下の疾患または状態が存在する場合は，慎重に適応を決定する
  a．器質的腎疾患の存在（疾患の治療上の必要から摘出されたものは移植の対象から除く）
  b．70歳以上
 3．腎機能が良好であること

（生体移植ガイドライン．http://www.asas.or.jp/jst/pdf/guideline_002jinishoku..pdf[12]より引用）

えられ，2010年8月以降，脳死下の臓器提供に増加の兆しがみられている．しかし，虐待児童からの臓器提供の防止，小児の脳死判定基準などの困難な問題も抱えており，その運用に関しては今後も十分な議論が必要であろう．

3　腎移植の適応と禁忌，およびドナー・レシピエントの選択基準

1 レシピエントの選択基準

表2に腎移植のレシピエントとドナーの医学的適応基準を示した日本移植学会のガイドラインを示す[12]．レシピエントの選択基準は，透析療法が必要な末期腎不全患者，あるいは近い将来に透析療法が必要と考えられる保存期CKD患者で，全身麻酔下の腎移植手術に耐えうる心肺機能を有していること，強力な免疫抑制療法を行うため活動性の感染症，悪性腫瘍，高度の肝機能障害等がないことなどが必要となる．この基準によると，透析導入期あるいは透析導入後早期の患者の多くが腎移植レシピエントとしての適応を有すると思われるが，高齢者あるいは長期透析例では，頸動脈，冠状動脈，上腸間膜動脈など重要臓器に血液を供給する動脈の石灰化病変を有することが多く，腎移植の適否を判断するうえで重要となる．全身麻酔時の血圧低下によって重篤な虚血性臓器障害をきたす恐れのある患者はレシピエントとしては禁忌と考えるべきである．腎不全の原疾患については絶対禁忌となるものは存在しないが，蓚酸症（oxalosis）の患者においては蓚酸結晶が早期から移植腎へ沈着し，移植腎の予後が不良となることが知られている．また，巣状糸球体硬化症が原疾患のレシピエントでは，液性因子により移植腎に早期から再発がみられることがあり，術前血漿交換など，再発予防のための処置が行われる（後述）．

2 ドナーの選択基準

ドナーの選択基準としては，移植によってレシピエントに不利となる感染症や悪性腫瘍が持ち込まれないことが必要で，かつ移植後の腎機能の発現が良好に期待できることが求められる．また，生体腎移植の場合は腎提供によりドナーの健康が損なわれないことが大原則であり，感染症や悪性腫瘍の有無はもちろん，年齢，腎機能，器質的腎疾患の有無も厳密に評価されるべきである．海外におけるドナー適応基準はアムステルダムフォーラムレポート[13]に詳細に記載されているが，腎機能をはじめ日本人にそのまま適用するには多くの問題があり，日本人の現状に即した独自の基準が求められている．生体腎移植の場合，上記の医学的な基準に加えて，倫理的な配慮から，わが国では6親等以内の血縁者，配偶者とその3親等以内の姻族からの移植を原則とし，提供に際しては免許証，保険証などの身分証明書や戸籍謄本などによりドナーとレシピエントとの関係を確認することが必要である．一方，わが国の献腎移植の場合，高齢ドナー，死戦期の急性腎不全例，腎硬化症などの器質的腎疾患が存在する例が多く，レシピエント候補の年齢や透析歴などを加味して慎重に適応が決定されている．なお，心停止下献腎移植では移植後の機能無発現（primary non-function）を避けるため，温阻血時間が30分以内であることが望ましい．

Ⅱ．腎移植の特徴

表3 献腎移植における腎移植希望者（レシピエント）選択基準（平成22年1月17日改正）

1．前提条件
    (1) ABO式血液型の一致
    (2) リンパ球直接交叉試験（全リンパ球又はTリンパ球）陰性
2．優先順位
  (1) 搬送時間（阻血時間）
      同一都道府県内（注）   12点
      同一ブロック内   6点
      （注）移植希望者の登録地域は移植希望施設の所在地（都道府県）とする．
  (2) HLA型の適合度

A座およびB座の適合数 （ミスマッチ数）	0	1	2	3	4	0	1	2	3	4	0	1	2	3	4
DR座の適合数 （ミスマッチ数）	0	0	0	0	0	1	1	1	1	1	2	2	2	2	2
点数	14点	13点	12点	11点	10点	9点	8点	7点	6点	5点	4点	3点	2点	1点	0点

  (3) 待機日数
      待機日数（N）≦4014日：待機日数ポイント＝N/365点
      待機日数（N）＞4014日：待機日数ポイント＝10＋log1.74（N/365）点
  (4) 小児患者
      小児患者（16歳未満）については14点を加算する．
3．具体的選択法
    適合条件に合致する移植希望者（レシピエント）が複数存在する場合には，優先順位は以下の順に勘案して決定する．
    (1) 優先すべき親族を優先する．
    (2) 2．の(1)～(4)の合計点が高い順とする．ただし，これらの条件が同一の移植希望者（レシピエント）が複数存在した場合には，臓器搬送に要する時間，医学的条件等の事項に配慮する．
       また，PRA検査が可能な場合はPRA検査陰性を満たすこととする．

3 免疫学的要因

　腎移植においては上記の他に免疫学的な要因，すなわち組織適合性検査も移植の適応と禁忌を決めるうえで重要である．生体腎移植の場合，ドナーは家族内より，身体状況に加えて組織適合検査の結果をふまえて選択される．前感作抗体（主要組織適合抗原［human lenkocyte antigen：HLA］に対する抗体：抗HLA抗体）は過去の輸血，妊娠，臓器移植によって産生され，もしドナーに対する前感作抗体を有している場合，移植直後から強い抗体関連拒絶が出現する危険性があるため，リンパ球交差試験陽性のドナーからの移植は行わなかった．現在もその方針に変わりはないが，近年ではさらに検査法が進歩し，従来では検出不能であった，微量の抗ドナー抗体も感度よく検出できるようになった．このような場合，移植手術前の二重濾過血漿交換やリツキシマブ投与などの前処置を行うことで抗体関連拒絶の予防も可能となっている．献腎移植の場合，移植術前の前処置が困難であるため，リンパ球クロスマッチが陰性で血液型が一致しており，組織適合性検査でより適合性のよいレシピエントが日本臓器移植ネットワークにより選定され，移植が行われてきた．最新の献腎移植のレシピエント選択基準を**表3**に示す．かつては拒絶反応による早期の移植腎喪失の懸念からHLAの適合度が重視されていたが，現行の選択基準は搬送時間を反映するブロック・都道府県，待機日数，小児に関する項目が重視されている．また，2010年7月の改正臓器移植法施行に先立ち，親族優先提供，および血液型に関する項目（不適合でなければ不一致でも可能となること）について追加・変更が加わっている．

　生体腎移植・献腎移植のいずれにおいても，腎移植ドナーとレシピエントのABO血液型の組み合わせは，古典的輸血原則に従うことが原則であった．しかし，1985年ごろより脾臓摘出と抗血液型抗体の吸着などの前処置を行った後にABO血液型不適合移植を行った事例が報告され

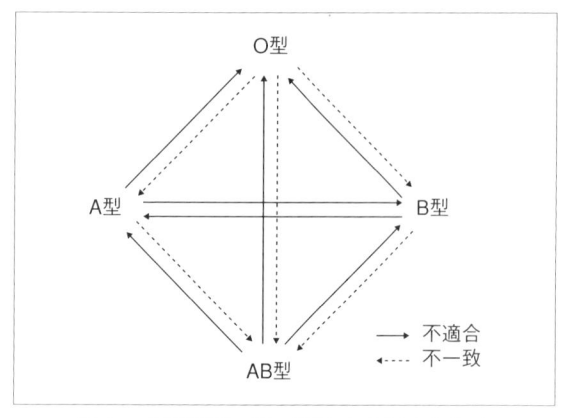

図2　血液型不一致・不適合の組み合わせ

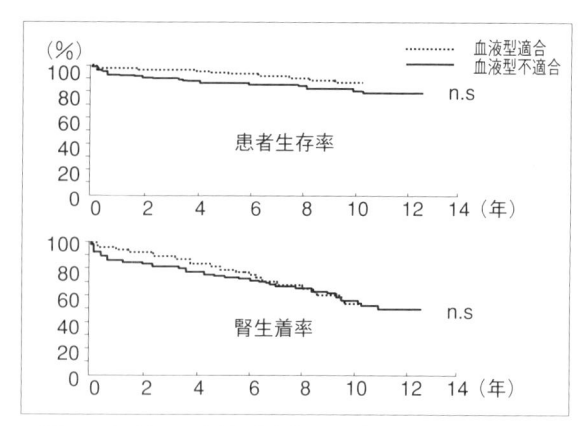

図3　わが国の血液型適合・不適合移植の移植成績
(Takahashi K, et al. Am J Transplant 4：1089-1096, 2004[18]より一部改変して引用)

た．わが国でも1989年から実施されており，現在では生体腎移植の20％以上を占めるなど，生体腎移植において血液型不適合はもはや移植禁忌ではなくなった．近年では，リツキシマブの併用により脾摘が回避されるようになり，より安全に移植が行えるようになった．詳しくは次の章で述べる．

4 ABO血液型不適合移植

血液型の概念は，1901年Landsteiner[14]がヒトに血液型が存在することを発見したことに始まり，輸血の際に血液型の組み合わせにより，溶血を起こす場合と起こさない場合が存在することが見出された．ABO式の血液型の基本物質はH抗原であり，すべての血液型に共通である．H抗原にA型糖鎖が付加されたものがA抗原，B糖鎖が付加されたものをB抗原と呼び，血液型はA抗原，B抗原の組み合わせにより，A，B，AB，O型の4種類に分類される．一般に自己の体内に存在しない血液型糖鎖抗原に対して，乳児期に抗血液型抗体が産生される．したがって，異なる血液型間で移植を行うとき，レシピエントがドナーのH抗原に対する抗体を保有しているか否かが重要となる．レシピエントの血液型がA型の場合，B抗原に対する抗体を保有する．したがって，B型ドナーあるいはAB型ドナーからの臓器移植（血液型不適合）では，移植片のB抗原に対する抗原抗体反応を起こすが，O型ドナー（血液型不一致）やA型ドナー（血液型適合）からの移植では，移植片がB型抗原を持たないため，抗原抗体反応をきたさない．臓器移植は血液型の組み合わせにより，血液型一致，不一致，不適合の3種類に分類される（図2）．

ABO血液型不適合移植を通常の前処置で行うと，早期に抗体関連拒絶をきたし移植腎機能廃絶をきたすため，かつては禁忌と考えられてきた．しかし，年々増加する末期腎不全患者，腎移植希望者に対してドナーは圧倒的に不足しており，国内外で血液型不適合移植が試みられるようになった．1970年代初めより，Rydbergら[15]は，比較的抗原性の弱いA2型ドナーを用いた血液型不適合腎移植を20例に対して行った．8例は直ちに拒絶されたが，12例は比較的長期に生着した．また1985年，Alexandreら[16]は，血漿交換，脾摘を移植前に行うことで良好な結果が得られたことを報告した．この成功を受け，わが国でも1989年に高橋ら[17]が初めて1例目の血液型不適合移植を行い，以後，相次いで血液型不適合移植が行われるようになった．現在では，50以上の施設で通算500例以上の血液型不適合移植が行われ，図3に示すように移植後9年の患者生存率，移植腎生着率ともに，血液型適合の生体腎移植に匹敵する成績を得るまでになっている[18]．

血液型不適合移植を行うためには，レシピエントに元来存在する抗血液型抗体の除去，新たな血

液型抗体産生の抑制，抗体関連拒絶を発症したときの治療，が必要である．抗体関連拒絶は別項に譲るとして，前二者について概説する．

1 抗血液型抗体除去療法

全血漿交換，二重膜濾過血漿交換などの血漿交換療法や，免疫吸着療法（国内未承認）が行われている．現在は移植前に血漿交換を行い，抗A抗B抗体価が十分に下がったことを確認した後に移植が行われるのが通例である．当院で血液型不適合移植を行う場合，後述の脱感作療法に加え，レシピエントは移植予定日の約1週間前に入院し，抗体価をモニタリングしながら血漿交換を3～4回行い，移植手術に臨んでいる．抗血液型抗体価のモニタリングにはベッドサイドでも使用できる簡易測定キットを用いている．

2 脱感作療法

当初は形質細胞による抗A抗B抗体産生を抑制するために，移植後の免疫抑制薬の投与量を可能な限り増やしていたが，拒絶反応の抑制効果は乏しかった．その後，抗体関連拒絶の発症は移植後2週間以内に集中し，それ以降は発症率が低下することが明らかとなり，免疫抑制療法のコンセプトは脱感作療法へシフトした．すなわち，免疫抑制薬の投与開始時期を早めることで，抗血液型抗体の産生を抑制し，急性抗体関連拒絶を予防するというものである．通常，低用量のCNI，代謝拮抗薬，ステロイド薬を移植の数週間前から開始する．また，B細胞が脾臓やリンパ節に移動して成熟することから，リンパ組織を減少させて新規の抗体産生を抑制するという考えから，移植前の脾臓摘出が行われてきた．さらに近年では，リツキシマブが腎移植に応用されるようになった．リツキシマブはB細胞悪性リンパ腫の治療薬として開発されたが，正常のBリンパ球の分化も抑制し，その範囲がプレB細胞からPro形質細胞まで比較的広範囲にわたることが明らかとなった．2002年に澤田ら[19]が，リツキシマブと脾摘を併用した血液型不適合移植例を報告し，その後，血漿交換とリツキシマブを投与し，脾臓摘出を行わない血液型不適合移植の成績も相次いで報告され，わが国でも脾臓摘出を行わない施設が増えてきている．リツキシマブに腎移植に対する保険適用がないことが問題であり，倫理委員会の承認を得たうえで使用しているのが現状である．当院における血液型不適合移植のプロトコールを図4に示す．

5 先行的腎移植（preemptive renal transplantation）

末期腎不全患者に対する腎代替療法として，まず透析療法を導入し，次に腎移植の適応を考える，というのがわが国における従来からのアプローチであった．一方，欧米諸国（特にアメリカ）では透析療法を経ずに移植を行う先行的腎移植が早くから行われ，大規模症例研究によりその治療上の意義が明らかにされた．すなわち，先行的腎移植では，萎縮膀胱がない段階で移植ができること，アクセス造設など透析療法にまつわる諸問題がないこと，小児における成長障害が回避できること，などのメリットがある．注目すべきは，先行的腎移植症例で移植後の患者生存率と移植腎生着率が非先行的移植例に比べて優れている点である[20]．

先行的腎移植において患者生存率が良好であることについては，保存期腎不全の段階からみられる動脈硬化が透析により修飾されないためと考えられる．移植腎機能まで良好である一因に，移植前の透析期間が短いほど拒絶反応の頻度が少ないことが報告されている[21]．その機序として，腎代替療法施行前の進行した慢性腎不全期には細胞性免疫が低下しており，透析療法を経ることにより回復する可能性が示唆されている[22]．以上をふまえ，腎代替療法の選択時に，先行的腎移植を考慮して説明を行うことが重要である（第1章を参照）．わが国における先行的腎移植は，制度上，生体腎移植に限定されるが，特に小児において，成長障害や就学の制約を回避できるという観点から積極的に行われてきた．欧米における数多くの知見をふまえ，「エビデンスに基づくCKD診療ガイドライン2009」[23]でも先行的腎移植が取りあげられ（グレードB，レベル4），近年では，国内の各施設において成人の移植希望者が増加して

第4章　腎移植

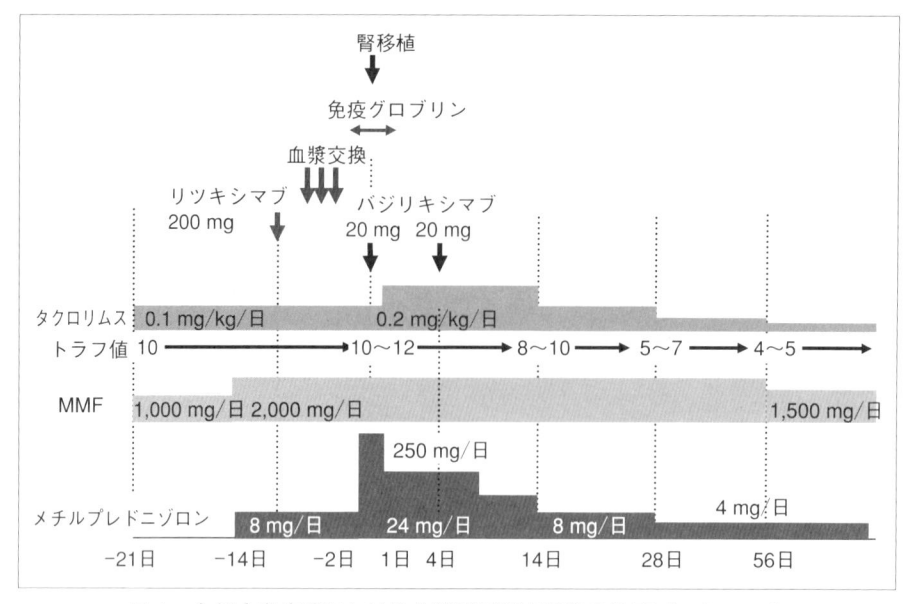

図4　九州大学病院における血液型不適合移植の治療プロトコール
血液型適合移植のプロトコールに加え，リツキシマブ，血漿交換，免疫グロブリンを併用している．脾摘は行わない．術前日〜術翌朝までタクロリムスは静注．

いる．

一方，先行的腎移植を行うと自己腎の機能が急速に失われることが報告されており，あまり早期からの腎移植は残腎機能の有効利用という点では不利と考えられる[24]．また，この時期の患者を主として診療しているのは腎臓内科医であり，腎不全の治療努力の期間内でもあるため，紹介時期の判断が難しい．さらに，透析療法のバックアップのない高度腎不全状態で術前検査と手術を行う危険も伴う．したがって，安全な先行的腎移植の実践においては，広く内科医を中心とする腎専門医への啓発が必要であると同時に，紹介医と移植施設の腎臓内科医の積極的な関与が必要である．また，レシピエントが透析療法に伴う種々の困難を経験しないことから，特に免疫抑制薬の内服について，アドヒアランスに対する特別な配慮も必要である．

III 移植手術の実際

1 レシピエント手術（腎移植術）

生体腎または献腎ドナーから摘出された腎臓は，右あるいは左腸骨窩へグラフトを移植する．外・内腸骨動静脈とグラフト動静脈との吻合，グラフト尿管とレシピエント膀胱の吻合によって手術が完了する．出血・血栓など一歩間違うと致命的あるいはグラフト喪失につながる合併症の可能性があり，確実な手術手技を要する．また，透析歴の長いレシピエントでは，心血管系の合併症を有していることが多く，それに起因する周術期合併症にも十分な注意が必要である．なお，レシピエントの自己腎は尿路感染症などの合併症が問題となる場合を除き，原則として摘出しない（**図5**）．

2 生体腎ドナー手術

生体腎ドナーでは左右の腎機能が同程度であれば通常腎静脈の長い左腎をグラフトとして摘出す

Ⅲ．移植手術の実際

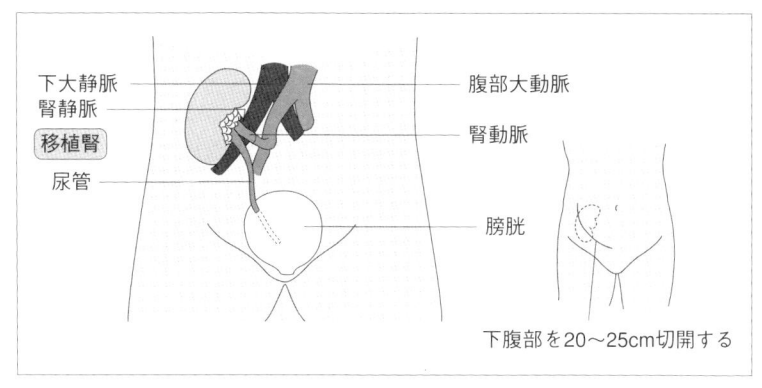

図5　レシピエント手術（腎移植術）
腎臓は本来，腰のあたりにあるが，腎移植の際には，骨盤の中（腸骨窩）に移植する．移植後の腹膜炎や腸閉塞等の合併症を予防するため，腹膜を傷つけないように腹腔の外（後腹膜）に腎臓をおさめる．移植腎は，内腸骨動脈，外腸骨静脈，膀胱につなぐ．通常，手術時間は約4時間かかる．

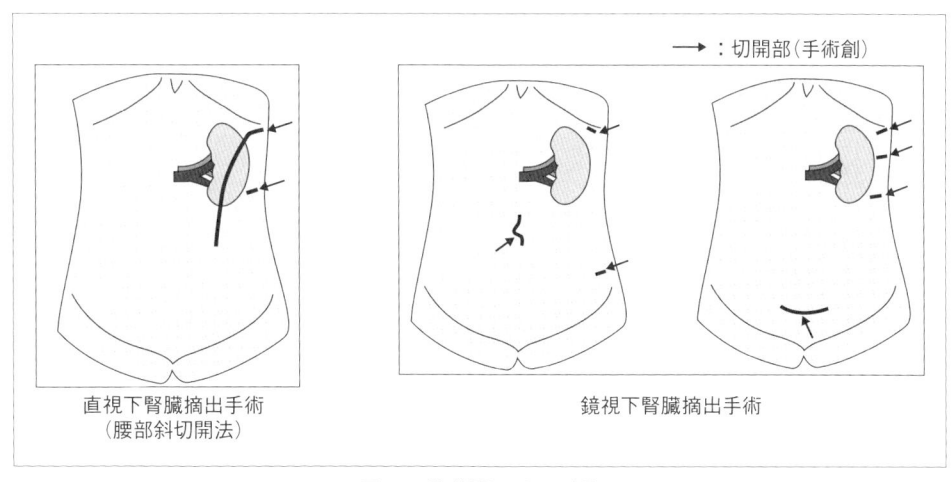

図6　生体腎ドナー手術
ドナーからの腎臓の摘出手術には，図のように主に2つの方法がある．腎臓提供者における腎臓摘出手術は，当然のことながらドナー自身の治療のための手術ではないため，安全性には十分配慮して手術および術後管理が行われる．

る．左右差のある場合，腎機能のより良い腎はドナーへ残すのが生体移植の大原則である．生体腎ドナーは，自身の病気のため腎摘出を受けるわけではないので，当然ながらその安全性が最優先であり，可能な限り侵襲の少ない手術が望まれる．

腎臓へのアプローチとして，腰部斜切開法によるものと，内視鏡手術がある．腰部斜切開法では皮膚切開も25～30cmと大きく腰部の筋層も切断されるため，ドナーにとって侵襲が大きい．内視鏡手術が進歩した現在では，7割以上の生体腎ドナーが鏡視下腎摘出術を受けている．鏡視下腎摘出術には後腹膜腔もしくは腹腔からアプローチする方法があるが，それぞれの施設が得意とする方法で実施している．皮膚切開は腎臓を取り出すための6～7cm程度に留まり，術後の疼痛も少なく早期退院（術後約5～7日で退院）・社会復帰が可能となっている（**図6**）．なお，生体腎ドナーの医療費は更生医療の適用となっているレシピエントに加算されるため，原則として医療費の負担はない．

IV 拒絶反応と免疫抑制療法

1 拒絶反応の分類とその所見

　他人の臓器が移植されると，免疫応答により移植臓器を排除しようとする機構が働く．これがいわゆる拒絶反応であり，主な免疫担当細胞はリンパ球である．近年，免疫学および病理学の進歩に伴い，その発症機序に関する理解が進んでいる．

　免疫学的立場からみると，拒絶反応の発症機序には大きく2つに分かれる．Tリンパ球を中心とする細胞性免疫による拒絶（T細胞関連拒絶）とBリンパ球により産生される抗体によって引き起こされる抗体関連型拒絶である．前者は，異なったHLA抗原を認識したTリンパ球が，尿細管や間質，時に動脈壁内に浸潤して組織を障害するものであり，後者は抗体が血管内皮細胞の表面抗原と反応し，補体を活性化することで内皮障害をきたし，さらには血栓を形成し，血流障害による組織の壊死が起こる．

　臨床的立場から拒絶反応を分類すると，拒絶反応の起きる時期，反応の強さやその経過などから超急性拒絶反応（hyperacute rejection），促進急性拒絶反応（accelerated acute rejection），急性拒絶反応（acute rejection），慢性拒絶反応（chronic rejection）に分けられる．

1 超急性拒絶反応（hyperacute rejection）

　超急性拒絶反応は，移植される前からレシピエントの血中にドナー抗原に対する抗体があり，移植腎に対して直ちに強い抗体関連型拒絶反応を起こす病態で，血流再開直後から数時間以内に移植腎に血管内皮細胞障害が起こり，血栓を形成して移植腎は不可逆性の壊死に陥る．このように前もってドナーに対する抗体を持っている状態を感作状態といい，この抗体を既存抗体と呼ぶ．今日では，術前にリンパ球交差試験を行いあらかじめ既存抗体による反応の有無を調べるため，超急性拒絶反応が起こることはまれとなった．かつての透析患者は高度の腎性貧血のため輸血を受ける機会が多かったが，ESAによる貧血治療によりそれも減少し，強い感作状態を有する患者も減少したため，実際に交差試験が陽性になる組み合わせは数パーセント程度にとどまる．

2 急性拒絶反応（acute rejection）

　早期の急性拒絶反応は移植後1～2ヵ月以内に発症し，血清クレアチニン値の上昇のほか，尿量減少，移植腎の腫大・熱感・疼痛，発熱などの臨床症状を呈する．近年の免疫抑制療法の進歩により，上記の臨床症状を呈するような例はまれとなった．特に，抗CD25抗体（バジリキシマブ），MMF導入後は急性拒絶の発症率は10～20％に減少し，軽症化しており，1～2ヵ月以内の早期急性拒絶よりも3ヵ月以後に発症する急性拒絶や血清クレアチニンの上昇を伴わない無症候の拒絶反応（subclinical rejection）が目立つようになった．

　急性拒絶の多くは急性T細胞関連拒絶であり，ほとんどの例で治療が奏功し移植腎機能は回復するが，急性抗体関連拒絶の場合，ステロイドパルス療法に抵抗性で，血漿交換やリツキシマブ投与が必要になる．早期診断，早期治療が行われなければ治療後に移植腎機能障害を残し，繰り返す例では早期に移植腎廃絶にいたる可能性もある．特に，移植後1週間以内に発症する促進型急性拒絶反応（accelerated acute rejection）は，その程度も強く，後述する移植腎生検やフローサイトメトリー検査（flow cytometric crossmatch：Flow-PRA）を駆使して迅速に対応する必要がある．なお，移植後1年を過ぎると，急性拒絶が起こることは少なくなり，その後の長期生着が期待できる．

3 慢性拒絶反応（chronic rejection）

　慢性拒絶反応は，一般的に移植後3ヵ月以降に起こり，月単位から年単位のゆっくりとした速さで腎機能が悪化する病態である．従来の慢性拒絶反応は，免疫学的機序による障害（狭義の慢性拒絶反応）と非免疫学的機序（CNI毒性，移植後の高血圧や糖尿病による影響，加齢など）の混在した形で論じられてきた．移植腎病理診断基準（Banff分類）でも，上記の障害を広く含めて慢

表4 腎移植の臨床に使用されている免疫抑制薬

	一般名（商品名）
カルシニューリン阻害薬	シクロスポリン（サンディミュン®，ネオーラル®） タクロリムス（プログラフ®，グラセプター®）
代謝拮抗薬	アザチオプリン（イムラン®，アザニン®） ミゾリビン（ブレディニン®） グリペリムス（スパニジン®） ミコフェノール酸モフェチル（セルセプト®）
副腎皮質ステロイド薬	プレドニゾロン（プレドニン®） メチルプレドニゾロン（ソル・メドロール®，メドロール®）
抗体製剤	ムロモナブ-CD3（オルソクローン®OKT3） バシリキシマブ（シムレクト®） リツキシマブ（リツキサン®）

性移植腎症（chronic allograft nephropathy：CAN）と呼んでいた時期がある．近年では，慢性期に出現する各病変と病態に関する理解が進み，病理診断によりある程度鑑別が可能となった．すなわち，狭義の慢性拒絶は慢性活動性T細胞関連拒絶，慢性活動性抗体関連拒絶に大別され，前者は特徴的な動脈病変を呈し，後者は糸球体，傍尿細管毛細血管の病変＋C4d沈着，抗ドナー抗体の同定により診断される[25]．なお，それ以外の慢性化病変はinterstitial fibrosis and tubular atrophy（IF/TA）と呼ぶが，IF/TAと病理診断された場合も，慢性高血圧，CNI毒性，慢性閉塞性腎症，感染症など可能な限り原因を特定し，治療を行う努力が望まれる．超急性拒絶の予知と回避，急性拒絶の減少と軽症化がみられる現在，慢性拒絶への対策は移植腎の長期生着のためますます重要になっている．近年の組織適合性検査の進歩により，慢性拒絶例の多くに抗HLA抗体が関与していることが示唆され，さまざまな免疫抑制療法が試みられているが，現在もなお有効な治療法がないのが実状である．

2 免疫抑制療法

拒絶反応における主な免疫担当細胞はリンパ球であり，移植臓器の長期生着のためには，免疫抑制薬によりこの働きを抑える必要がある．前述のように，臓器移植の歴史は免疫抑制療法の歴史でもあり，時代とともに白血球全体よりもリンパ球を選択的に抑制する薬剤が開発され，副作用の減少，強力な免疫抑制効果により移植成績の向上に大きく貢献してきた．免疫抑制療法には表4に示す薬剤が用いられ，導入期，維持期，拒絶反応の治療など移植後の期間や病態に応じて使い分けられている．

1 カルシニューリン阻害薬（calcineurin inhibitor：CNI）

ヘルパーT細胞の細胞質内で受容体蛋白cyclophilinと結合し，カルシニューリン活性を阻害し，T細胞からのサイトカイン産生を抑制する．作用機序がT細胞の特異的な抑制であることから，従来使用されてきた代謝拮抗薬にみられる骨髄抑制，細菌感染といった副作用が少なく，かつ免疫抑制効果が強いことが知られている．わが国では1986年からCsAが臓器移植に使用されるようになり，拒絶反応の減少，短期の移植腎生着率の改善に大きく貢献した．副作用として，腎毒性，肝機能障害，脂質異常症，高血圧症，糖尿病，多毛，歯肉肥厚などがある．Tacはわが国において開発されたCNIで，同じくヘルパーT細胞の細胞質内にあるFK binding protein（FKBP12）と結合し，カルシニューリン活性を阻害する．副作用は腎毒性，高血圧症，糖尿病，振戦，脱毛などがある．

両薬剤ともに薬物血中濃度が免疫抑制効果や副作用と相関することが知られており，TDM（therapeutic drug monitoring）が必要である．

わが国ではCsA，Tacともに血中濃度測定が保険適用とされている．

2 代謝拮抗薬

CNIが登場するまではAzが免疫抑制薬の主役であった．Azは肝臓で代謝され，6-メルカプトプリンとなり，核酸代謝のうちプリン代謝を阻害する．リンパ球以外にも増殖する細胞を抑制するため，副作用として骨髄抑制，肝機能障害，脱毛，間質性肺炎などが問題となる．

MZRはわが国で開発されたイミダゾール誘導体であり，Azと同様にプリン代謝を阻害してリンパ球の増殖を抑制する．副作用はAzと同様に肝機能障害，骨髄抑制などがみられるが，Azより軽度である．他に高尿酸血症，脱毛などがある．

デオキシスパーガリンはわが国で開発され，細胞障害性T細胞の分化過程やB細胞の分化，増殖，および抗体産生抑制作用があることが知られており，拒絶反応治療効果を発揮する．ステロイドパルス療法との併用で，3～5 mg/kgを7～10日間静注する．骨髄抑制や低ガンマグロブリン血症などがみられる．

MMFはわが国では2000年以降に使用可能となった代謝拮抗薬である．MMFは肝で代謝されてミコフェノール酸（mycophenolate acid：MPA）となり，リンパ球合成の de novo 経路を選択的に阻害することによりT細胞，B細胞の増殖抑制，抗体産生抑制などの効果を発揮する．現在，わが国の腎移植でもっとも多く用いられている代謝拮抗薬であり，2000年以降の症例における5年生着率の改善には本薬剤も大きく貢献したと考えられている．副作用は消化器症状（下痢），肝機能障害，骨髄抑制などがあり，サイトメガロウイルスを主とする感染症にも注意が必要である．臨床では20～35 mg/kgで経口投与する．現在，血中濃度測定は保険適用外である．

3 副腎皮質ステロイド薬

副腎皮質ステロイド薬は，臓器移植の臨床において古くから使用されている．リンパ球・マクロファージの細胞内レセプターと結合し，IL-1，IL-2，IL-6産生抑制，リンパ球・マクロファージの増殖や抗原提示能の抑制，非特異的抗炎症効果など，幅広い作用を有する．臨床ではプレドニゾロンとメチルプレドニゾロンが用いられる．副作用として糖尿病，高血圧症，脂質異常症，消化性潰瘍，白内障，骨粗鬆症などが有名であるが，近年の免疫抑制プロトコールでは投与量も少なくなってきており，合併症の頻度は低下傾向にある．副腎皮質ステロイド薬の早期減量・中止を行うプロトコールが国内外で試みられている．一方，本薬剤は現在でも急性T細胞関連拒絶の第一選択の治療薬であり，メチルプレドニゾロン500～1,000 mgを3日間静注で投与する（ステロイドパルス療法）．

4 抗体製剤

バジリキシマブは抗CD25（IL-2受容体α鎖）抗体で，定常部がヒト，可変部がマウス由来のキメラ型モノクローナル抗体であり，わが国では2002年に導入された．移植時と4日後に20 mgを2回投与することによりCD25を1ヵ月以上にわたり強力に抑制するため，IL-2を介したT細胞による免疫反応を阻害する．わが国では2002年以降，広く使用されており，拒絶反応の有意な減少が報告されている．副作用として発熱，アナフィラキシー様反応に注意する．

リツキシマブはB細胞表面のCD20抗原に対するモノクローナル抗体で，元来B細胞リンパ腫に対する治療薬であるが，近年は抗体産生を抑制する目的で，ABO血液型不適合腎や既存抗体陽性例の腎移植時に使用されている．作用期間が6ヵ月程度と長く，経過中に汎血球減少が起こりうるため注意が必要である．

OKT3は，T細胞表面のCD3抗原認識複合体に特異的に結合するマウス由来のモノクローナル抗体で，T細胞による免疫応答，細胞障害を抑制する．ステロイド抵抗性T細胞関連拒絶に対して有効である．通常，5～7 mg/kgを7～10日間静注する．

5 その他

新規マクロライド系免疫抑制薬でmTOR（mammalian target of rapamycin）阻害作用を

持つエベロリムスは，わが国において心臓移植のみで保険適用とされているが，腎移植についても臨床開発治験が進行中である．T細胞のIL-2受容体を介する細胞増殖シグナルを遮断し，T細胞増殖を抑制する．CNIよりも後期の免疫応答で作用すると考えられ，併用療法によりCNIの減量が可能となることが期待されている．また，血管平滑筋細胞の増殖を抑制することも知られており，移植腎の慢性期血管病変に対する効果も期待される．

V 移植腎生検

移植腎生検は，移植腎機能低下や蛋白尿，血尿などの尿異常が出現した際に最適な治療を行い，短期・長期の腎移植成績を向上させるために不可欠な検査である．腎移植手術の確立や免疫抑制療法の進歩による移植成績の向上に伴い，ABO血液型不適合移植，夫婦間移植を中心とする非血縁間移植，先行的腎移植，糖尿病患者に対する移植など腎移植の適応は拡大した．その一方で，急性拒絶反応を全く経験しなくなったわけではなく，副腎皮質ステロイド薬，CNI，MMF，抗CD25抗体の4者併用が定着した現在でも約10〜20%の症例で急性拒絶を経験する．さらにCNIによる腎障害，移植後腎炎（再発，de novo），BKポリオーマウイルス腎症など，拒絶反応と鑑別を要する病態も多い．移植腎機能の変化を認めた場合，移植腎生検は治療方針決定のため重要な情報をもたらす．

移植腎は自己腎とは異なり，右下腹部の皮膚から浅い場所にあり，周囲は術後の変化に伴う厚い線維性皮膜に覆われている．したがって，自己腎と比較して出血性合併症が起こりにくく，1泊2日の入院による検査も可能である．自己腎の経皮的腎生検と同様に病室あるいは処置室で施行する．触診で位置や大きさを確認した後，術野を消毒し，穴の開いた清潔なシーツで覆う．清潔な超音波探子で位置決めを行うが，囊胞や水腎症がないか，移植腎の周囲に浸出液の貯留がないか，穿刺予定部位の前面に腹膜が被っていないかなどを確認する．ドップラーを用いて移植腎の血流を評価すると同時に，穿刺予定線上に大きな血管がないことを確認する．自動式生検針を超音波探子に装着し，エコーガイド下に生検を行う．穿刺針は施設により異なるが，16Gあるいは18Gのものを用い，2〜3本の組織を採取する．十分な標本が採取されれば，10〜15分の圧迫止血を行い，超音波で出血の有無を確認する．検査後は仰臥位のまま6時間ベッド上で安静とし，その後のトイレ歩行は可とするが，当日はできるだけ安静を保つようにする．生検翌日に異常がないことを確認し，安静を解除する．

得られた腎組織は自己腎生検と同様，光学顕微鏡，免疫蛍光抗体法，電子顕微鏡用に分割し，固定を行う．移植腎生検には，移植手術時に行う0時間あるいは1時間生検，移植後3ヵ月，6ヵ月，1年という一定の時期に行う定期生検（プロトコール生検）と，移植腎機能が低下した際に行うエピソード生検とがある．定期生検は，それまでに行われてきた免疫抑制療法の妥当性の確認や，将来的に病理組織学的変化が生じた場合の比較が行われる．また，定期生検でsubclinical rejectionが発見されることもまれではない．エピソード生検の場合，早期に治療方針を決定する必要があるため，可能な限り迅速に標本を作製することが望ましく，生検から24時間以内に光学顕微鏡およびC4dを含む免疫蛍光抗体法による評価が可能な体制を整える必要がある．この他，BKポリオーマウイルス腎症の診断には酵素抗体法（SV40 large T抗原）が，慢性活動性抗体関連拒絶の診断には電子顕微鏡診断が有用である．

移植腎病理診断の国際基準としてBanff分類が1993年に発表され，2年ごとに開催されるBanff会議にて修正が加えられ，より臨床に適合する診断基準として広く定着している．表5に，最新のBanff分類（2010年版）を示す[26]．現在の分類は，1997年のBanff会議の内容を反映し，1999年に発表された診断基準が基本骨格をなしているが，2003年の改訂で抗体関連拒絶の診断基準が追加された．図7および図8に典型的な急性T細胞関連拒絶と急性抗体関連拒絶の組織像を示す．2007年の改訂では，慢性拒絶の項で述べたとおり，「慢性移植腎症（CAN）＋狭義の

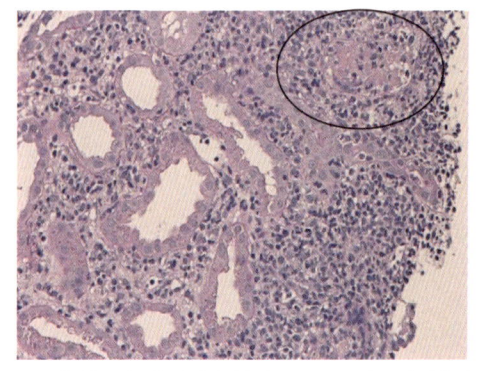

図7 急性T細胞関連拒絶（Grade Ib）の組織所見
　間質は高度の単核球浸潤により拡大しており，一部の尿細管は高度の尿細管炎を認める（〇印）．PAS染色，倍率×400．

慢性拒絶の所見の有無」と記載されていたものが，慢性活動性のTリンパ球関連拒絶と抗体関連型拒絶に区分され，CANの代わりに原因の特定できない間質線維化，尿細管萎縮（IF/TA）の項目が設けられた[25]．さらに，T細胞関連拒絶の可能性があるborderline changeの基準の改訂，傍尿細管毛細血管（peritubular capillary：PTC）内への炎症細胞集積についてのスコアの追加，抗体関連拒絶とPTCへのC4d沈着の広がりとの関連など，新しい情報が次々と追加されている．

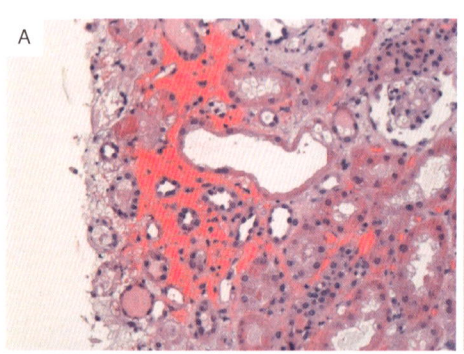

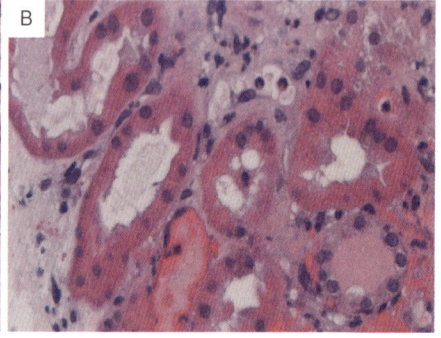

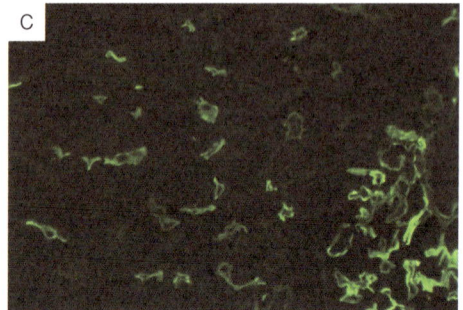

図8 急性抗体関連拒絶（Type2，毛細血管炎型）の組織像
　間質は浮腫状を呈し，間質への出血が明らかである（H&E染色，倍率×200）．
　傍尿細管毛細血管内の好中球を含む細胞浸潤，および毛細血管内皮細胞の腫大を認める（H&E染色，倍率×400）．
　傍尿細管毛細血管（PTC）に沿ってびまん性にC4dが線状パターンで沈着している（免疫蛍光抗体法，倍率×200）．

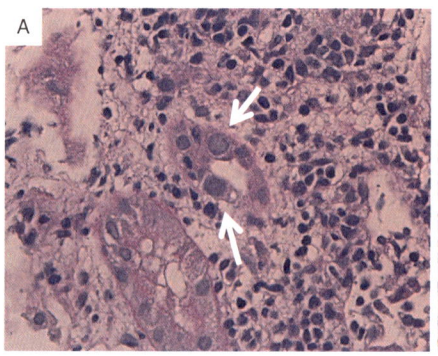

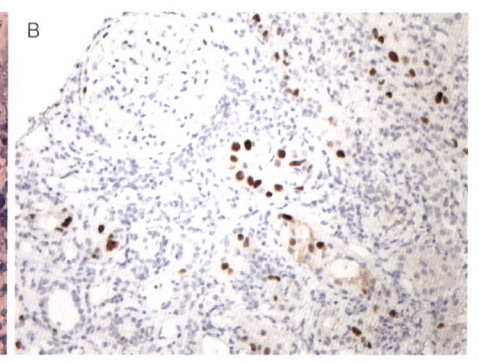

図9 BKウイルス腎症の組織像
　A：間質の炎症細胞浸潤と尿細管炎を認めるが，尿細管炎は遠位尿細管に認め，上皮細胞の核が腫大している（矢印）（H&E染色，倍率×400）．
　B：SV40 large T抗原に対するモノクローナル抗体を用いて免疫組織染色を行うと，尿細管上皮細胞の核に一致して陽性所見を認める（倍率×100）．

表5　移植腎病理組織診断基準（Banff'09 update）

1. 正常
2. 抗体関連拒絶（3.〜6. と共存しうる）：抗ドナー抗体陽性，C4d 沈着陽性[1]，組織変化を伴う
   C4d 沈着のみ，急性拒絶の所見なし：C4d 沈着陽性かつ抗ドナー抗体陽性．拒絶や急性尿細管壊死の所見がないもの．
   急性抗体関連拒絶[2]：C4d 陽性かつ抗ドナー抗体陽性で，以下の急性組織障害を示すもの
     Type I. 急性尿細管壊死様型．炎症を伴わない
     Type II. 毛細血管炎，糸球体炎（ptc/g>0），もしくは血栓形成
     Type III. v3 相当の動脈炎
   慢性活動性抗体関連型拒絶：C4d 陽性かつ抗ドナー抗体陽性．以下のいずれかの慢性組織障害を示すもの
     糸球体基底膜の二重化，傍尿細管毛細血管基底膜の多層化，慢性間質病変（IF/TA），動脈内膜肥厚
3. ボーダーライン：急性 T 細胞関連拒絶の疑い（2. 5. 6. と共存しうる）
   軽度〜高度の尿細管炎（t1〜t3）を認め，間質細胞浸潤を認めないか，軽度のもの（i0〜i1）
   軽度の尿細管炎（t1）を認め，中等度から高度の間質細胞浸潤（i2〜i3）を伴うもの
4. T 細胞関連拒絶（2. 5. 6. と共存あり）
   急性 T 細胞関連型拒絶
     Grade I A. 中等度以上の間質細胞浸潤（腎実質の25％以上，i2〜i3）かつ，中等度の尿細管炎（t2）
     Grade I B. 中等度以上の間質細胞浸潤（腎実質の25％以上，i2〜i3）かつ，高度の尿細管炎（t3）
     Grade II A. 軽度から中等度の動脈内膜炎（v1）
     Grade II B. 高度動脈内膜炎（v2）
     Grade III. 全層性動脈炎，もしくはリンパ球浸潤を伴う中膜平滑筋のフィブリノイド変化/壊死（v3）
   慢性活動性 T 細胞関連型拒絶：慢性移植動脈病変 単核球浸潤を伴った動脈内膜肥厚，新生内膜の形成
5. 慢性間質病変：非特異的な病因による間質線維化と尿細管萎縮
     Grade I. 軽度（皮質の25％未満）
     Grade II. 中等度（皮質の25％以上，50％未満）
     Grade III. 高度（皮質の50％以上）
6. その他：拒絶以外の原因による変化．2.〜5. と共存しうる．

[1] 酵素抗体法，蛍光抗体法による C4d の傍尿細管毛細血管壁への沈着
[2] C4d 沈着や抗ドナー抗体が証明できない場合は，急性抗体関連疑いとする．
(Sis B, et al. Am J Transplant 10：464-471, 2010[26] より引用)

VI. 移植腎機能障害の原因（拒絶反応以外）

移植腎機能は，急性あるいは慢性拒絶などの免疫学的な機序だけではなく，非免疫学的な機序によっても低下する．腎移植の黎明期には，移植腎機能の予後を決めるもっとも大きな因子は急性拒絶であった．免疫抑制療法の進歩により，近年では明らかな急性拒絶を経験しない例も多くみられるようになった．そのような例でも長期の経過で移植腎機能が緩徐に低下していくため，薬剤性腎障害，原疾患の再発，移植腎における動脈硬化など，非免疫学的機序の関与が想定されている．

1 CNIによる腎障害

CNI は，移植の生着率改善に大きく貢献する一方，その腎毒性が問題となっている．急性期には腎動脈の攣縮に伴う腎血流低下と近位尿細管上皮の空胞変性をきたし，血圧上昇，腎機能低下をきたす．この変化は可逆性であるが，高度な場合，血栓性微小血管障害症（thrombotic microangiopathy：TMA）を生じることがある．慢性期には，進行性の間質線維化と細動脈の硝子様変性をきたす．3剤あるいは4剤併用の免疫抑制プロトコールが確立し，導入期の CNI の投与量が減少したこと，血中濃度のモニタリング法が確立したことなどにより，高度の急性毒性を経験することは少なくなった．しかし，腎移植レシピエントは CNI を長期にわたって服用しているため，長期

生着例では，安定した血中濃度であっても腎生検で著明な慢性化病変を認めることがある．CNIの慢性毒性をいかに軽減するかは今後の検討課題である．

2 原疾患の再発

移植後の原疾患の再発もしばしば問題となる．先天性尿路異常や多発性囊胞腎が再発する可能性は極めて低く，ループス腎炎も再発率が低い．しかし，原発性糸球体腎炎ではしばしば移植後の再発がみられ，その中でも巣状糸球体硬化症，IgA腎症，膜性増殖性糸球体腎炎は高頻度に再発する．巣状糸球体硬化症は特に問題で，移植後早期からおよそ30%が再発し[27]，再発例での移植腎機能廃絶のリスクはきわめて高い．発症・再発に何らかの液性因子の関与が推測されており，現在は，移植前に行う血漿交換の有用性が報告されている[28]．IgA腎症では，再発例の短期の予後は非再発再発例と変わりないが，10年以上の長期の移植腎生着率は不良であることが知られている[29]．再発IgA腎症に対する有効な治療法はいまだ確立しておらず，今度の重要な検討課題である．また再発性腎炎ではないが，アルポート症候群では移植腎のIV型コラーゲンα鎖に対する抗体が産生されることがあり，移植後に抗糸球体基底膜抗体腎炎を発症することがあるため，注意が必要である．

3 BKウイルス腎症

移植腎に直接感染して腎障害をきたしうるウイルスとして，サイトメガロウイルス[30]，アデノウイルス[31]，ポリオーマウイルス（BKウイルス）[32]が報告されている．特に問題となるのはBKウイルスで，1990年代に入りBKウイルス腎症の報告が増加している．BKウイルスは成人の70～80%に不顕性感染しており，腎尿路系上皮に潜伏している．強力な免疫抑制療法により，ウイルスが再活性化・増殖すると逆行性に移植腎に感染し，尿細管間質性腎炎による腎機能障害をきたす．移植腎生検における光顕診断のみではT細胞関連

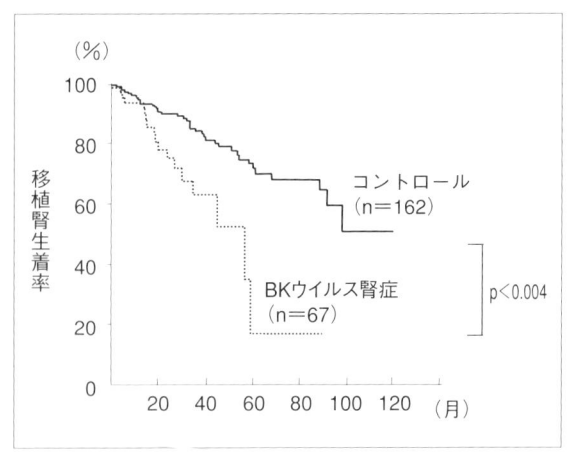

図10 BKウイルス腎症発症後の移植腎生着率
(Ramos E, et al. J Am Soc Nephrol 13 : 2145-2151, 2002[33] より一部改変)

拒絶との鑑別が非常に難しく，PCR法（血中・尿中ウイルスDNAの検出）や生検組織を用いた酵素抗体法（SV40 large T抗原の検出）を参考に診断する（図9）．治療は免疫抑制薬の減量であるが，難治例もあり，BK腎症発症後の移植腎喪失の頻度は非常に高い（図10）[33]．抗ウイルス効果を有する薬剤としてニューキノロンやシドフォビルが用いられることがあるが，その有効性は確立していない．当院では，尿細胞診によるウイルス感染細胞（decoy細胞）の検出をスクリーニングに用い，疑わしい例ではPCR法を併用し，腎症へ進展する前に免疫抑制薬の減量を行っている．

4 ネフロン数ミスマッチ

保存期CKDにおいて，機能ネフロンの減少が糸球体過剰濾過，糸球体高血圧を介して腎機能低下をさらに進展させることはよく知られている．移植腎においても同様の機序が存在すると考えられる．腎移植レシピエントは通常一腎を移植されるため，機能ネフロン数は正常の半分であり糸球体過剰濾過や糸球体高血圧をきたしやすい．特に，高齢者，高血圧や動脈硬化を合併したドナーや，体格の小さいドナーから腎の提供を受けた場合，レシピエントに対する相対的ネフロン数減少のため，長期生着率が低いことが報告されている[34]．

5 全身疾患に伴うもの（腎硬化症，糖尿病性腎症など）

レシピエントは，腎移植後にも透析を受けていた時期の内科的な合併症を引き続き有していることが多い．移植腎機能に特に影響を及ぼすのは，高血圧，糖尿病，脂質異常症などで，治療介入により改善が見込める重要な分野である．これらの内科的合併症とその治療については後述する．

VII 腎移植後の内科合併症

手術に伴う合併症や拒絶反応以外にも腎移植患者には多彩な合併症が生じ得る．その原因は移植後の時期によって異なり，移植後早期には免疫抑制療法も強いことから感染症が多く，維持期に入ると生活習慣病に起因する疾患が増加する．また，特に献腎移植レシピエントでは移植前に長期の透析歴を有することが多く，CVD や CKD-MBD に対する対策も必要である．主に内科的合併症について概説する．

1 感染症

免疫抑制療法の発達により，拒絶を経験することが少なくなったが，一般細菌感染や結核の他，ウイルス，真菌などの日和見感染症が問題となる場合が増加した．腎移植患者の感染症は重症化しやすいため，早期発見，早期治療に努めることが重要である．サイトメガロウイルス感染症やEBウイルス感染症は特に頻度が高く，潜伏感染していたウイルスが，免疫抑制療法下で再活性化することで発症する場合と，既感染のドナーから未感染のレシピエントに移植した際に初感染で発症する場合がある．そのため，移植前にドナー，レシピエント双方の抗体を検索しておくことが必要で，既感染者から未感染者への移植の場合，抗ウイルス薬の予防投与やワクチン接種を検討するべきである．

サイトメガロウイルス感染では，肺炎，消化性潰瘍，腸炎，網膜炎，膵炎，胆管炎，脳炎などの重篤な臓器合併症を起こすため特に注意が必要で

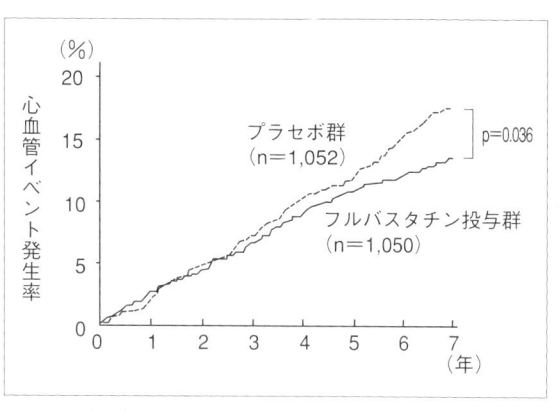

図11 腎移植患者のスタチンによる心血管合併症の抑制効果
（Holdaas H, et al. Am J transplant 5：2929-2936, 2005[10]より一部改変）

ある．既感染ドナーから未感染レシピエントへの移植では，ガンシクロビルやバルガンシクロビルの予防投与が推奨されている．近年では，サイトメガロウイルス感染白血球のモニタリング（CMV-C7HRP）が普及し，ウイルス血症の段階で早期に治療を開始することが可能となった．

EBウイルスは，Bリンパ球に感染して発症する．健常者では無症候で終わることも多いが，免疫抑制状態の場合，感染Bリンパ球のアポトーシスを阻害し，Bリンパ球の腫瘍性増殖（移植後リンパ球増殖症，posttransplant lymphoproliferative disorder：PTLD）を起こすことがある．特定の抗ウイルス薬は存在せず，時に致死的であるため，早期診断と免疫抑制薬の減量・中止が必要である．治療抵抗性のPTLDに対しては，リツキシマブが有効なこともある．

2 高血圧

高血圧は，移植患者においてもっとも頻度が高い内科合併症で，移植腎機能，生命予後の両方に悪影響を及ぼす．血圧が10 mmHg上昇するごとに，移植腎機能喪失やCVDによる死亡のリスクはそれぞれ12%，18%上昇することが報告されている[35]．高血圧の成因としては，レシピエントが以前より有している高血圧症のほか，腎血管性高血圧，補液による体液過剰，自己腎からのレニ

ン分泌，CNIによる輸入細動脈の攣縮などが考えられる．降圧薬については，移植患者に禁忌のものはないが，多くのカルシウム拮抗薬（ニフェジピン，ニカルジピン，ニルバジピン，ジルチアゼム，ベラパミルなど）はCNIの血中濃度に影響を及ぼすことがあるので注意が必要である．アンジオテンシン変換酵素阻害薬やアンジオテンシンⅡ受容体拮抗薬は，移植患者におけるエビデンスは少ないが，非移植CKD患者と同様の臨床効果が期待されており，積極的な投与が推奨されている．

3 糖尿病

わが国では，糖尿病性腎症に対する移植件数の割合は先進国の中でもきわめて少ない．しかし，新規透析導入患者の糖尿病性腎症の割合は年々増加しており，生命予後が他の原疾患と比較して不良であることやCVD発症率が高いことが特徴である．糖尿病性腎症に対する移植は，生命予後やQOLの改善が期待されており[36]，現在では，若年者の糖尿病性腎症で血管障害が軽度のものが腎移植の積極的な適応と考えられている．

また，移植後に糖尿病を新規発症することも多い（new onset diabetes mellitus after transplantation：NODAT）．その成因として，CNIや副腎皮質ステロイド薬によるインスリン分泌機能低下やインスリン抵抗性の亢進のほか，腎機能改善に伴うインスリン代謝の亢進や，C型肝炎ウイルス感染などが考えられている．

糖尿病患者の生命予後を規定する因子はCVDで，移植後糖尿病であってもCVD発症のリスクが高いことが示されている[37]．血糖を上昇させる免疫抑制薬の減量や他の免疫抑制薬への変更を検討し，2型糖尿病に準じてライフスタイルの改善，経口血糖降下薬の内服やインスリン療法を施行する．

4 脂質異常症

腎移植患者では脂質異常症の頻度が高く，特に高コレステロール血症が多い．その要因としては，移植後の活動性上昇に伴う食事摂取量の増加，肥満，移植後糖尿病，副腎皮質ステロイド薬や免疫抑制薬による影響があげられる．移植後の脂質異常症は，CVDのリスクを増大させ[38]，さらに移植腎の予後をも悪化させる[39]ため，積極的に治療すべきである．まず，食事療法と運動療法を行い，効果が不十分であれば薬物療法を検討する．HMG-CoA阻害薬（スタチン）は，腎移植患者に対する無作為割り付け試験で，CVDの発症と死亡を低下させることが報告されている[40]（図11）．スタチンのうちシンバスタチンやロスバスタチンはCsAの血中濃度を上昇させ，横紋筋融解症や肝障害を起こし得るため，原則併用禁忌である．フィブラート系薬剤は中性脂肪を低下させる作用が強いが，腎排泄であるためCKDステージ4〜5の患者への使用は禁忌とされている．

5 悪性腫瘍

腎移植レシピエントは免疫不全状態にあるため，発癌のリスクが高く，腫瘍発育の速度が速いと考えられている．腎移植後の悪性腫瘍は，①移植臓器に伴ってドナーから持ち込まれるもの，②レシピエントが移植前からもっていたものが顕在化するもの，③移植後に新しく発生するもの（de novo 悪性腫瘍）の3種類に分けられる．このうち，①，②は移植前のスクリーニングによって予防することができるが，③に対していかに早期に診断，治療を行っていくかが重要である．

腎移植レシピエントでの新規悪性腫瘍に関する欧米の報告では，一般住民に比して皮膚癌，Kaposi肉腫，悪性リンパ腫の発生率が高いことが指摘されている[41]．一方，わが国では，腎癌や消化器系や婦人科系の癌の発生率が高く，皮膚癌やリンパ系の悪性腫瘍の発生率はむしろ低いことが報告されている[42]．いずれにせよ，腫瘍の早期発見のため外来での定期的なスクリーニングが必要である．治療は一般の悪性腫瘍の治療に準ずるが，PTLDやKaposi肉腫などウイルス感染症に関連した特殊な悪性腫瘍の場合は，免疫抑制薬の減量を要することもある．

6 副甲状腺機能亢進症

　CKD患者や透析患者は，カルシウム・リン代謝異常，活性型ビタミンD欠乏，副甲状腺機能亢進症を介して，CKD-MBDを引き起こす．多くの移植患者では，透析療法を受けていた時代にCKD-MBDを合併しており，移植後もその痕跡を継続することがある．

　腎移植患者では低リン血症がよくみられる．低リン血症の原因は，近位尿細管における再吸収障害が原因といわれており，移植腎における尿細管障害，副甲状腺機能亢進症の遷延などがその原因として推測されている．また，副甲状腺機能亢進症については，軽度であれば，移植後に自然に軽快する可能性が高いが，結節性過形成にいたるような高度のものは移植後も副甲状腺機能亢進と高カルシウム血症が遷延する可能性が高く，移植腎機能を悪化させる可能性がある[43]．ビタミンDパルス療法は腎障害が懸念されるために禁忌であり，近年発売されたシナカルセト塩酸塩も，腎機能に悪影響を及ぼす可能性が懸念されているため，安易な使用は控えるべきである．結節性過形成が疑われる場合は，移植前に十分に評価を行い，副甲状腺機能摘出術や経皮的エタノール注入療法などの治療を行っておくことが望ましい．また，ステロイド性骨粗鬆症とそれに伴う骨折のリスクにも十分注意すべきである．ビスフォスフォネート製剤は移植レシピエントに対しても有効性が確認されている[44]が，歯科治療後の顎骨壊死の症例が報告されており，う歯を有する例や抜歯が必要とされる例では，治療後（3ヵ月後）に投与を開始することや，治療中であれば投与を中断するなどの配慮が必要である．

VIII 腎移植に関する今後の課題

　腎移植は末期腎不全到達後の腎代替療法の1つとして，手術手技や免疫抑制療法を中心とする管理など，既に確立した治療法といえる．国内においても，特に生体腎移植については既に日常診療に域に達したと考えてよい．今後は，本来の腎移植の姿である献腎移植を推進することが重要で，そのためには移植医療に対し広く国民が関心を持ち，情緒的な肯定・否定ではなく，医学的な問題，制度上の課題をより深く議論していく必要がある．また，CKDの診療に携わる者としては，増加する慢性期腎移植レシピエントの管理を含め，腎移植のさらなる質の向上を目指すとともに，移植成績の向上，血液型不適合移植，先行的腎移植など新しい情報を患者に提供し，透析療法と腎移植を組み合わせた「包括的腎代替療法」を実践することも求められる．

　わが国の移植医療は，移植医の献身的な努力の積み重ねによって確立し，今日まで支えられてきた．しかし，上記の課題を移植医の力だけで達成することは困難であり，CKDを広くカバーする腎臓内科医，透析医の関与が必要不可欠である．

文　献

1) Ullman E : Experimentelle Nierentransplantation. Wien Klin Wochenschr 15 : 281, 1902
2) Carrel A : The operative technique for vasucular anastomosis and transplantation of viscera. Lyon Medical 98 : 859, 1902
3) Murray JE, Harrison JH : Surgical management of fifty patients with kidney transplantation including eighteen pairs of twins. Am J Surg 15 : 205-218, 1963
4) 楠　隆光, 井上彦八郎 : 同種腎移植の臨床. 日本臨牀 14 : 1149-1157, 1956
5) 木本誠二, 稲生綱政, 吉村敬三, 他 : 腎臓移植に関する実験研究. 日外会誌 65 : 683-686, 1964
6) Schwartz R, Stack J, Dameshek W : Effect of 6-mercaptopurine on antibody production. Proc Soc Exp Biol Med 99 : 164-167, 1958
7) Calne RY, White DJ, Thiru S, et al. : Cyclosporin A in patients receiving renal allografts from cadaver donors. Lancet 2 : 1323-1327, 1978
8) 八木澤隆, 三重野牧子, 湯沢賢治, 他 : 腎臓. 移植 44 : s132-s138, 2009
9) Wolfe RA, Ashby VB, Milford EL, et al. : Comparison of mortality in all patients on dialysis, patients on dialysis awaiting transplantation, and recipients of a first cadaveric transplant. N Eng J Med 341 : 1725-1730, 1999
10) Kasiske BL, Maclean JR, Snyder JJ, et al. : Acute myocardial infarction and kidney transplantation. J Am Soc Nephrol 17 : 900-907, 2006
11) 齊藤和英, 高橋公太 : 腎移植 わが国と世界の趨勢を比較して. 腎移植の進歩 わが国の現状と今後の展望 第1版. 日本腎臓学会渉外・企画委員会／腎移植推進委員会（編集）, 東京医学社, 東京, pp13-25, 2006
12) 生体移植ガイドライン : http://www.asas.or.jp/jst/pdf/

文献

guideline_002jinishoku..pdf

13) Delmonico F : Council of the Transplantation Society : A Report of the Amsterdam Forum on the Care of the Live Kidney Donor : Data and Medical Guidelines. Transplantation 79(6 Suppl) : S53-S66, 2005

14) Landsteiner K : Ueber Agglutinations-erscheinungen normalen menschlichen Blutes. Wien Klin Wochenschr 14 : 1132-1134, 1901

15) Rydberg L, Breiner ME, Samuelsson BE, et al. : Blood group ABO-incompatible (A2 to O) kidney transplantation in human subjects : a clinical, serologic, and biochemical approach. Transplant Proc 19 : 4528-4537, 1987

16) Alexandre GP, Squifflet JP, De Bruyère M, et al. : Present experiences in a series of 26 ABO-incompatible living donor renal allografts. Transplant Proc 19 : 4538-4542, 1987

17) Takahashi K, Tanabe K, Ooba S, et al. : Prophylactic use of a new immunosuppressive agent, deoxyspergualin, in patients with kidney transplantation from ABO-incompatible or preformed antibody-positive donors. Transplant Proc 23 : 1078-1082, 1991

18) Takahashi K, Saito K, Takahara S, et al. : Excellent long-term outcome of ABO-incompatible living donor kidney transplantation in Japan. Am J Transplant 4 : 1089-1096, 2004

19) Sawada T, Fuchinoue S, Teraoka S, et al. : Successful A1-to-O ABO-incompatible kidney transplantation after a preconditioning regimen consisting of anti-CD20 monoclonal antibody infusions, splenectomy, and double-filtration plasmapheresis. Transplantation 74 : 1207-1210, 2002

20) Kasiske BL, Snyder JJ, Matas AJ, et al. : Preemptive kidney transplantation : the advantage and the advantaged. J Am Soc Nephrol 13 : 1358-1364, 2002

21) Mange KC, Joffe MM, Feldman HI : Effect of the use or nonuse of long-term dialysis on the subsequent survival of renal transplants from living donors. N Engl J Med 344 : 726-731, 2001

22) Kaul H, Girndt M, Sester U, et al. : Initiation of hemodialysis treatment leads to improvement of T-cell activation in patients with end-stage renal disease. Am J Kidney Dis 35 : 611-616, 2000

23) 日本腎臓学会（編集）：腎移植．エビデンスに基づく CKD 診療ガイドライン 2009．東京医学社，東京，pp234-238，2009

24) Akkina SK, Connaire JJ, Snyder JJ, et al. : Earlier is not necessarily better in preemptive kidney transplantation. Am J Transplant 8 : 2071-2076, 2008

25) Solez K, Colvin RB, Racusen LC, et al. : Banff '05 Meeting report : Differential diagnosis of chronic allograft injury and elimination of chronic allograft nephropathy ('CAN'). Am J Transplant 7 : 518-526, 2007

26) Sis B, Mengel M, Haas M, et al. : Banff '09 meeting report : Antibody mediated graft deterioration and implementation of Banff working groups. Am J Transplant 10 : 464-471, 2010

27) Weber S, Tönshoff B : Recurrence of focal-segmental glomerulosclerosis in children after renal transplantation : clinical and genetic aspects. Transplantation 80(1 Suppl) : S128-S134, 2005

28) Fine RN : Recurrence of nephrotic syndrome/focal segmental glomerulosclerosis following renal transplantation in children. Pediatr Nephrol 22 : 496-502, 2007

29) Choy BY, Chan TM, Lo SK, et al. : Renal transplantation in patients with primary immunoglobulin A nephropathy. Nephrol Dial Transplant 18 : 2399-2404, 2003

30) Battegay EJ, Mihatsch MJ, Mazzucchelli L, et al. : Cytomegalovirus and kidney. Clin Nephrol 30 : 239-247, 1988

31) Emovon OE, Chavin J, Rogers K, et al. : Adenovirus in kidney transplantation : an emerging pathogen? Transplantation 9 : 1474-1475, 2004

32) Gardner SD, Field AM, Coleman DV, et al. : New human papovavirus (B.K.) isolated from urine after renal transplantation. Lancet 1 : 1253-1257, 1971

33) Ramos E, Drachenberg CB, Papadimitriou JC, et al. : Clinical course of polyoma virus nephropathy in 67 renal transplant patients. J Am Soc Nephrol 13 : 2145-2151, 2002

34) Brenner BM, Cohen RA, Milford EL : In renal transplantation, one size may not fit all. J Am Soc Nephrol 3 : 162-169, 1992

35) Kasiske BL, Anjum S, Shah R, et al. : Hypertension after kidney transplantation. Am J Kidney dis 43 : 1071-1081, 2004

36) Hirschl MM, Derfler K, Heinz G, et al. : Long-term follow-up of renal transplantation in type 1 and type 2 diabetic patients. Clin Investig 70 : 917-921, 1992

37) Cosio FG, Kudva Y, van der Velde M, et al. : New onset hyperglycemia and diabetes are associated with increased cardiovascular risk after kidney transplantation. Kidney Int 67 : 2415-2421, 2005

38) Kasiske BL : Epidemiology of cardiovascular disease after renal transplantation. Transplantation 72 (6 Suppl) : S5-S8, 2001

39) Roodnat JI, Mulder PG, Zietse R, et al. : Cholesterol as an independent predictor of outcome after renal transplantation. Transplantation 69 : 1704-1710, 2000

40) Holdaas H, Fellström B, Cole E, et al. : Long-term cardiac outcome in renal transplant recipients receiving fluvastatin : the ALERT extension study. Am J transplant 5 : 2929-2936, 2005

41) Kasiske BL, Synder JJ, Gilbertson DT, et al. : Cancer after renal transplantation in the United States. Am J Transplant 4 : 905-913, 2004

42) 今西正昭，国方聖司，秋山隆弘，他：当科における腎移植後の悪性腫瘍 7 例の検討および本邦における腎移植後

の悪性腫瘍の統計. 移植 31：100-107, 1996
43) Roodnat JI, van Gurp EA, Mulder PG, et al.：High pretransplant parathyroid hormone levels increase the risk for graft failure after renal transplantation. Transplantation 82：362-367, 2006
44) Palmer SC, Strippoli GF, McGregor DO, et al.：Interventions for preventing bone disease in kidney transplant recipients：a systematic review of randomized controlled trials. Am J Kidney Dis 45：638-649, 2005

第5章

透析患者の栄養管理

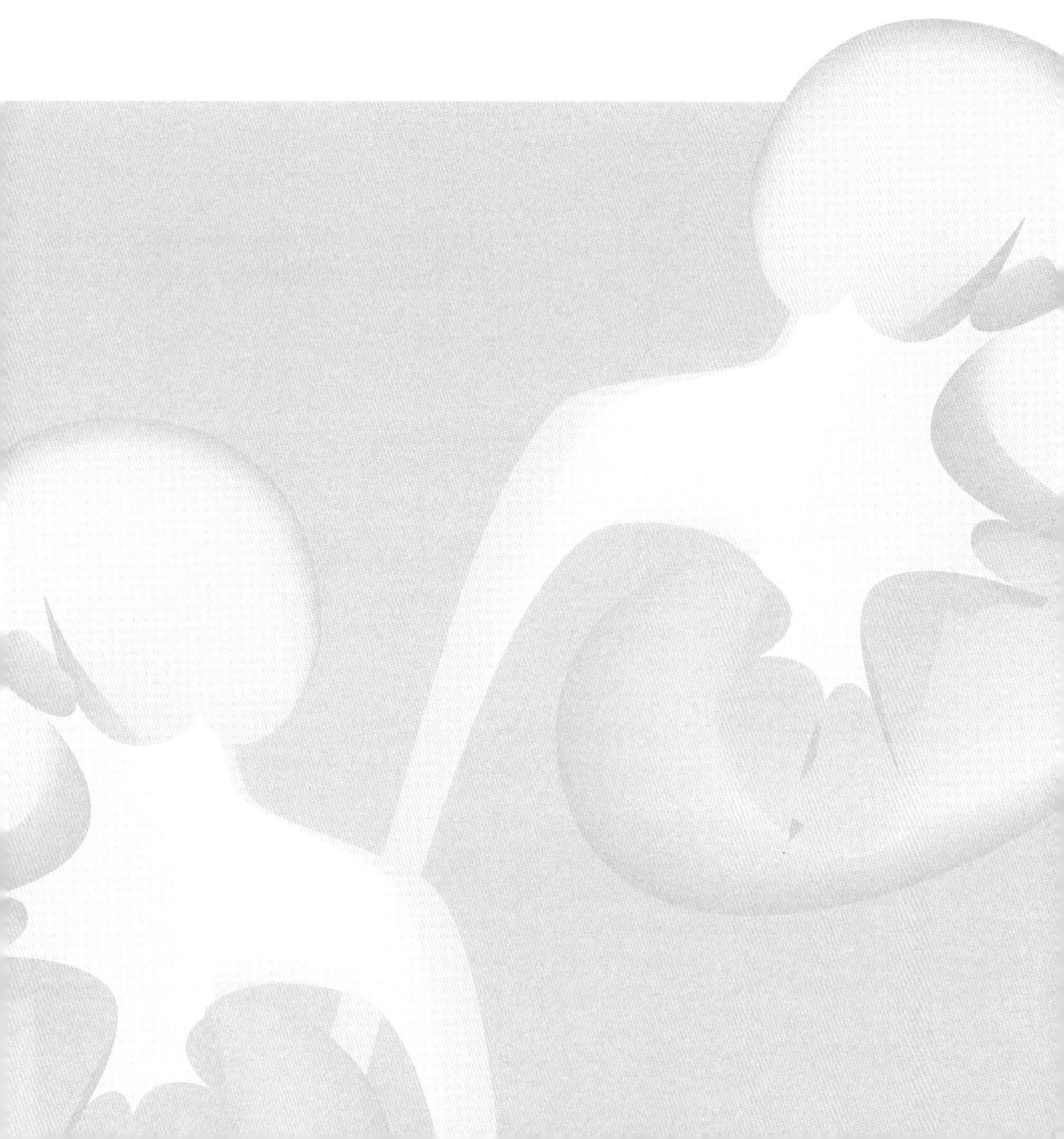

透析患者が長期間にわたって維持透析療法を受けていくうえで，栄養障害の合併が生命予後や生活の質（quality of life：QOL）に寄与する重要な因子であることが，最近，再認識されている．透析患者では，慢性炎症の有無，合併症の有無，透析歴など多くの病態が栄養状態にかかわり，体液過剰や尿毒素などで栄養評価指標が影響を受けるため，正確な栄養評価法を認知することが重要である．

I 透析患者の栄養障害

透析患者では，栄養障害（malnutrition）が高率に存在し，3人に1人は食事摂取量不足であることが報告されている[1]．そのため，これまでに栄養障害を定義するさまざまな用語が提唱されている．Stenvinkelら[2]は，透析患者には栄養障害と炎症（inflammation）の合併頻度が高く，動脈硬化（atherosclerosis）性の心血管系疾患による死亡に関与することから，MIA症候群（malnutrition-inflammation-atherosclerosis syndrome）という概念を提唱した．また，透析患者における栄養障害および炎症は，動脈硬化性疾患のみならず，エリスロポエチン抵抗性貧血，生命予後，入院，QOLの低下，体重減少，ホモシスティンやコレステロールの低下など多くの病態に関与する観点から，MICS（malnutrition-inflammation complex syndrome）とも表現されている[3]．さらに，栄養障害には，炎症以外にも一過性の異化亢進，透析液からの栄養素の喪失，代謝性アシドーシス，内分泌的異常などの因子も関与する．このような要因により惹起される体蛋白質の喪失やエネルギー源（筋肉量，脂肪量）の不足した状態は，"protein-energy wasting（PEW）"と呼ばれ，2006年の国際腎臓病栄養代謝学会（International Society of Renal Nutrition and Metabolism：ISRNM）で提唱され，2008年に報告された[4]．生化学的検査，体格検査，筋肉量，食事摂取量の4つのカテゴリーのうち，3つ以上のカテゴリーが該当する場合，PEWと診断される（表1）．

II 栄養評価法

一般的な透析患者の栄養評価法としては，食事摂取量調査，身体計測，生化学的検査，臨床所見評価があり，これらを組み合わせて評価を行う．

表1 腎不全患者におけるPEWの診断基準

カテゴリー	項目
生化学的検査	・血清アルブミン＜3.8 g/dL ・血清プレアルブミン＜30 mg/dL（維持透析患者のみ） ・総コレステロール＜100 mg/dL
体格検査	・BMI＜23 kg/m² ・意図しない体重減少：3ヵ月で5%以上，あるいは6ヵ月で10%以上 ・体脂肪率＜10%
筋肉量	・筋肉量の減少：3ヵ月で5%以上，あるいは6ヵ月で10%以上 ・上腕筋周囲面積の減少：10%以上の減少（基準値の50%範囲内における） ・クレアチニン出現速度
食事摂取量	・意図しない蛋白摂取量の低下 　透析患者：0.8 g/kg/日未満が少なくとも2ヵ月以上 　CKDステージ2〜5：0.6 g/kg/日未満 ・意図しないエネルギー摂取量の低下 　25 kcal/kg/日が少なくとも2ヵ月以上

上記4カテゴリーの内，1項目でも該当するカテゴリーが3つ以上ある場合はPEWと診断できる．
（Fouque D, et al. Kidney Int 73：391-398, 2008[4]より一部改変）

1 食事摂取量調査

食事記録用紙に，食事の内容や量を記載してもらう方法である．透析患者の栄養状態を評価するうえで，もっとも重要かつ基本的な方法である．食事記録用紙に，毎食の献立と材料，重量を記載することにより，患者自身の食事に対する意識・関心が高まる効果がある．

2 身体計測

身体計測値は組織レベルでの栄養素（蛋白質，脂質，水分）の貯蔵状態をみたものであり，栄養障害の結果として蛋白質（筋肉）や脂質（脂肪）の減少が生じることから，栄養障害が評価できる．血液透析患者は体液貯留の影響を除外するために，透析後に評価する必要がある．

1 体重，ボディマス指数（body mass index：BMI）

BMIは体格の評価としてのみでなく，簡便に栄養状態を把握する項目として用いられる．透析患者のBMIと生命予後との関係については，日本透析医学会の2001年末の統計調査[5]で報告されている．透析患者54,287名のBMIと1年生存率の関係は，$18\,kg/m^2 \leq BMI < 20\,kg/m^2$の群と比べ，$16\,kg/m^2 \leq BMI < 18\,kg/m^2$の群では死亡リスクが1.502と有意に高く，$24\,kg/m^2 \leq BMI < 26\,kg/m^2$の群では0.668ともっとも低かった．すなわち，透析患者では，やせている患者の死亡リスクは増加し，肥満患者のリスクは必ずしも増加しないことが示されている．

体重やBMIが変化した場合，それが筋肉量や体脂肪量を反映したものか，細胞外液量過剰の影響かを鑑別する必要がある．

2 筋肉量，体脂肪量

① DEXA（dual-energy X-ray absorptiometry）法

DEXA法は複数のエネルギーレベルのX線を照射することにより，体脂肪量，骨組織量，筋肉量を測定することができる[6]．特殊な装置を必要とするため，日常の臨床では使用しにくい．

② BIA（bioelectrical impedance analysis）法

BIA法は，周波数の異なる電流を体内に流すことで，その抵抗の違いから体内水分量（total body water：TBW）を測定し，筋肉量，骨組織量を推定式により算出する方法である[7]．体脂肪量は実測体重から筋肉量，骨組織量を差し引くことで求められる．専用の装置を必要とする．腹膜透析患者においては，排液を行った状態で計測する[8]．

③ 上腕三頭筋皮下脂肪厚（triceps skinfold thickness：TSF），上腕筋囲（mid arm muscle circumference：AMC），上腕筋面積（mid arm muscle area：AMA）

もっとも容易に筋肉量，体脂肪量を評価する方法としては，上腕の皮下脂肪の厚さ，周囲長，およびこれらから算出される筋面積であるTSF，AMC，AMAを測定する方法がある[9]．透析患者でも過剰体液量を考えずに測定できるが，内臓脂肪を反映しない．

3 生化学的検査

1 血清アルブミン

血清アルブミンの低下は，透析患者の動脈硬化や心血管事故，生命予後と相関することが示されている[10,11]．日本透析医学会の統計調査[5]でも，4.0 g/dL未満では，低値であるほど死亡のリスクが高いことが示されている．目標値は3.5～4.0 g/dLであり，それ以下では栄養障害の可能性がある．ただし，透析患者においては体液量過剰の場合に見かけ上低値となることがあり，注意が必要である．肝疾患がある場合にも低値となる．

腹膜透析患者においては，血清アルブミン値に影響を与える因子は炎症，透析液への喪失，体液管理状況など多岐にわたり，血清アルブミン値が体蛋白量や栄養状態の指標とはいえないと認識されている[12,13]．

2 血清プレアルブミン

血清プレアルブミンは，アルブミンと異なり半減期が2～3日と短く，栄養状態を敏感に反応し，

3 血清総コレステロール，血清LDLコレステロール

健常人では高コレステロール血症は生命予後の危険因子であるが，低アルブミン血症や高CRP血症を伴う透析患者では，逆にコレステロール値が高いほど生命予後が良いとされる[15]．近年，LDLコレステロールの測定が簡便に行われるようになり，総コレステロールよりもLDLコレステロールのほうが生命予後とよく相関するという報告がある[16]．

4 血清クレアチニン，%クレアチニン産生速度（% creatinine generation rate：% CGR）

透析患者の血清クレアチニンは，腎機能よりもむしろ全身の筋肉量を反映する．血清クレアチニンは急性炎症反応の影響を受けず，透析患者の栄養状態および予後の指標になることが報告されている[17]．透析前後のクレアチニン値から算出される% CGRも筋肉量を反映し，透析患者の生命予後の指標になる[18]．% CGRの計算式は複雑であるが，日本透析医学会の透析調査のシートを利用して計算できる．2005年度末の日本透析学会の調査[19]では，生命予後不良とされている% CGR<90%の患者は全体の48.3%であった．透析歴別にみると，透析歴2年以上5年未満で全体の59.9%，25年以上で全体の61.6%で，透析導入期の患者と長期透析患者の栄養状態が悪く，生命予後不良が予測される．

5 血中尿素窒素（blood urea nitrogen：BUN），TAC urea（time averaged concentration of urea），蛋白異化率（normalized protein catabolic rate：nPCR）

透析前のBUN値や，週初めの透析後値と中日の透析前値から求めるTAC urea，透析前後の値から算出されるnPCRは，蛋白質摂取量の指標となる．nPCRは尿素産生率に基づいた公式で算出されるものであるが，患者の代謝状況が異化にも同化にも傾いていない安定した状態下で蛋白質摂取量を示す指標として用いられる[20]．nPCRの目標値は，0.9 g/kg/日以上である．

6 その他

血清フェリチンや血清トランスフェリンも栄養指標となり得るが，血液透析患者では鉄欠乏状態となりやすく，これらの指標の評価は難しい．このほか，炎症反応を反映する高感度CRP，インターロイキン-6（interleukin-6：IL-6）なども栄養状態や予後に関係することが報告されている[21]．

4 包括的な栄養スクリーニング

食事摂取量調査，身体計測，生化学的検査に加えて，消化器疾患や糖尿病の有無などの病歴，合併症，栄養障害に伴う自他覚症状を総合的に評価する方法がある．

1 主観的包括的アセスメント（subjective global assessment：SGA）

患者の主観的な観点から，問診・身体計測・病歴を組み合わせて行う栄養状態のスクリーニング法で，広く使われている[22]．簡便で誰でも比較的容易にスクリーニングを行うことができる．透析患者で有用性が高いことが報告されている．

2 MIS（malnutrition-inflammation score）

栄養障害と炎症を同時に持つ状態をMICSと呼ぶが，透析患者の多くにMICSが存在すると考えられる．MISは，SGAの項目に加え，アルブミン，総鉄結合能（total iron-binding capacity：TIBC）などの炎症による栄養障害の指標も加味されており，透析患者の栄養評価に優れた指標である[23]．

3 GNRI（Geriatric nutritional risk index）

高齢者の栄養障害を評価するために考案された指標である（**表2**）[24]．身長を測定できない場合

表2 GNRI（geriatric nutritional risk index）の評価方法

GNRI＝[1.489×血清アルブミン（g/L）]＋[41.7×（現体重/理想体重）]

理想体重は Lorentz equations（WLo）の式（下記）もしくは BMI＝22 となる体重とする．
　男性：理想体重＝身長－100－[（身長－150）/4]
　女性：理想体重＝身長－100－[（身長－150）/2.5]
身長が測定できない場合は下記で計算する．
　男性：身長（cm）＝[2.02×膝高（cm）]－[0.04×年齢]＋64.19
　女性：身長（cm）＝[1.83×膝高（cm）]－[0.24×年齢]＋84.88
ただし，現体重が理想体重より多いときには，現体重/理想体重＝1 とする．

評価方法	GNRI＜82：重度栄養リスク 82≦GNRI＜92：中等度栄養リスク 92≦GNRI＜98：軽度栄養リスク 98≦GNRI：リスクなし

(Bouillanne O, et al. Am J Clin Nutr 82：777-783, 2005[24] より一部改変して引用)

表3 透析患者に対する食事療法基準

A：血液透析（週3日）

エネルギー (kcal/kg/日)	蛋白質 (g/kg/日)	食塩 (g/日)	水分 (mL/日)	カリウム (mg/日)	リン (mg/日)
27～39 (注1)	1.0～1.2	6 未満	できるだけ少なく (15 mL/kgDW/日以下)	2,000 以下	蛋白質 (g) ×15 以下

B：腹膜透析

エネルギー (kcal/kg/日)	蛋白質 (g/kg/日)	食塩 (g/日)	水分 (mL/日)	カリウム (mg/日)	リン (mg/日)
27～39 (注1, 2)	1.1～1.3	尿量 (L)×5 ＋ PD 除水 (L)×7.5	尿量＋除水量	制限なし (注3)	蛋白質 (g) ×15 以下

注1：エネルギー必要量は，性別，年齢，身体活動レベルにより異なる．
注2：透析液からの吸収エネルギー分を差し引く．
注3：高カリウム血症では血液透析と同様に制限．
(日本腎臓学会企画委員会小委員会：慢性腎臓病に対する食事療法基準 2007 年版．日本腎臓学会誌 49：871-878, 2007[26] より一部改変)

でも，膝高と体重，アルブミン値を用いて計算式で算出できる．日本の透析患者において，GNRI＜91.2 の場合は MIS による栄養不良とよく相関し，予後規定因子となることが示されている[25]．計算の際にアルブミンの単位が g/L であることに注意する．評価項目が少なく，簡便で優れた指標である．

III 栄養摂取の目標値

透析患者の食事療法では，水分と塩分，およびカリウムの制限がきわめて重要である．日本腎臓学会のガイドライン[26]の推奨値を表3に示す．

エネルギーは，炭水化物，脂質，蛋白質の三大栄養素の摂取により補充される．腎不全患者では，蛋白質を過剰摂取すると終末代謝産物が貯留する結果となり，脂質の摂取量が多いと動脈硬化性疾患の原因となる．したがって，食事の総摂取エネルギーの大半（60～65％程度）を炭水化物から摂取する．

1 エネルギー

エネルギー摂取量は 2005 年版日本人の食事摂

表4 年齢，性別，生活強度別にみた標準体重当たりの推定エネルギー必要量

年齢	男性 身体活動レベル Ⅰ	Ⅱ	女性 身体活動レベル Ⅰ	Ⅱ
70歳以上	28	32	27	31
50歳〜69歳	32	37	31	36
30歳〜49歳	33	39	32	38
18歳〜29歳	36	42	35	41

・推定エネルギー必要量＝標準体重×表中に示すエネルギー量
・標準体重＝身長（m）^{2}×22
・身体活動レベル
　Ⅰ（低い）：生活の大部分が坐位で，静的な活動が中心の場合．基礎代謝×1.5
　Ⅱ（普通）：座位中心の仕事だが，職場内での移動や立位での作業・接客など，あるいは通勤・買物・家事，軽いスポーツなどのいずれかを含む場合．基礎代謝×1.75

（日本腎臓学会企画委員会小委員会：慢性腎臓病に対する食事療法基準2007年版．日本腎臓学会誌 49：871-878，2007[26]より一部改変）

取基準[27]に準拠して設定されている．腹膜透析患者では透析液からの吸収エネルギー分を考慮する必要がある．腹膜からのブドウ糖吸収エネルギー量は，使用透析液濃度，総使用液量，貯留時間，腹膜機能などの影響を受けるが，1.5%ブドウ糖液2Lを4時間貯留すると約70kcal，2.5%ブドウ糖液では約120kcal，4.25%ブドウ糖液では約220kcalと考え，総エネルギー量から腹膜吸収エネルギー量を減じる必要がある[28]．

糖尿病腎症患者では35kcal/kg/日の摂取エネルギー量では肥満傾向が生じる場合があり，30〜32kcal/kg/日が適当[29]とされている．

2 蛋白質

血液透析患者に対する蛋白質摂取推奨量は，米国のK/DOQIガイドラインでは1.2g/kg/日[30]，日本腎臓学会ガイドラインでは1.0〜1.2g/kg/日[26]が提唱されている．一方，日本人の食事摂取基準（2005年版）による一般成人に対する蛋白質摂取推奨量は0.93g/kg/日，高齢者では1.03g/kg/日とされている[27]．日本透析医学会の2005年度末の調査によると[19]，ガイドラインの数値（蛋白質1.0〜1.2g/kg/日）を満たすのは血液透析患者の約3分の1である34.1%にとどまる．また，0.8g/kg/日未満の患者も23.3%おり，約4分の1の患者は明らかに蛋白質摂取量が不足していると考えられる．

nPCRと生命予後については，DOPPS研究（Dialysis Outcomes and Practice Patterns Study）では直接の関連はみられなかったものの[31]，1999年度における透析医学会の統計調査[32]では，0.9g/kg/日未満の患者群で6年生存率が低下することが報告されている．Shinabergerら[33]は，維持血液透析患者53,933人を対象に，nPCRで推定した蛋白質摂取量が死亡リスクに及ぼす影響を検討し，nPCRが0.8〜1.4g/kg/日の間では0.1g/kg/日ごとの区間の死亡リスクに有意差が認められなかったことを報告した．すなわち，血液透析患者の蛋白質摂取量は0.8〜0.9g/kg/日でもよいとも考えられる．しかし，ガイドラインで透析患者の蛋白質摂取量が高めに設定されているのは，いかに安全な摂取量を確保するかに関心が寄せられてきた結果といえる．

腹膜透析患者の場合には透析液への蛋白喪失が考慮され，1.1〜1.3g/kg/日の蛋白質摂取が推奨されている[26]．一方，蛋白質摂取量が0.8g/kg未満でも栄養障害は必ずしも惹起されず，むしろ併存する体液過剰状態が問題視されること[34]，わが国の腹膜透析患者100例の蛋白質摂取量に関するデータでは標準化蛋白窒素出現量（normalized protein nitrogen appearance：nPNA）と%

CGRとの回帰直線において，nPNA 0.9g/kg/日と％CGR 100％に交点があり，わが国で，栄養状態が良好に維持されている腹膜透析患者の蛋白質摂取量は0.9g/kg/日であることを示されていた[35]ことから，2009年に発表された腹膜透析ガイドライン[8]では，0.9～1.2g/kg/日が推奨されている．

3 食塩

食塩制限は水分制限につながり，食塩摂取量6g/日未満であれば，透析間体重増加は5％以内に抑えられる．血液透析に関しては，高血圧治療ガイドライン[36]に準拠して6g/日未満が提唱されている．

腹膜透析患者は，30％以上の症例において体液過剰状態にあることが知られており[37]，食塩摂取量指導の重要性は認識されている[38]．腹膜透析患者の食塩摂取量は，個々の尿量，除水量により決定され，日本腎臓学会のガイドラインでは，除水量（L）×7.5g+残存腎尿量100mLにつき0.5gとされている[39]．これは，除去量とのバランスを基に推奨しているものであり，腹膜透析ガイドライン[8]でもこの基準が推奨されている．

4 脂質

脂質の摂取に関しては，動脈硬化性疾患予防の観点から，脂質のエネルギー摂取比率は20～25％とされている．飽和脂肪酸の％エネルギー比率は4.5～7.0％とし，n-6系脂肪酸（リノール酸，アラキドン酸など）の％エネルギー比率は10％未満，n-3系脂肪酸（α-リノレン酸，イコサペンタエン酸，ドコサヘキサエン酸など）の摂取量は50～65歳男性では2.9g/日以上，同女性2.5g/日以上とすることが提唱されている[27]．

5 ビタミン

ビタミンに関しては，脂溶性のビタミンA，D，E，Kは透析により除去されない．水溶性のビタミンB$_1$，B$_2$，B$_6$，Cは透析により除去され喪失するが，食事療法により補充されるので絶対的な欠乏は生じない．

文献

1) Bossola M, Tazza L, Giungi S, et al.: Anorexia in hemodialysis patients: An update. Kidney Int 70: 417-422, 2006
2) Stenvinkel P, Heimbürger O, Paultre F, et al.: Strong association between malnutrition, inflammation, and atherosclerosis in chronic renal failure. Kidney Int 55: 1899-1911, 1999
3) Kalantar-Zadeh K, Ikizler TA, Block G, et al.: Malnutrition-inflammation complex syndrome in dialysis patients: causes and consequences. Am J Kidney Dis 42: 864-881, 2003
4) Fouque D, Kalantar-Zadeh K, Kioole J, et al.: A proposed nomenclature and diagnostic criteria for protein-energy wasting in acute and chronic kidney disease. Kidney Int 73: 391-398, 2008
5) 日本透析医学会統計調査委員会：図説わが国の慢性透析療法の現況（2001年12月31日現在），2002
6) 藤野陽子，石村栄治，山川健二郎，他：DEXAによる透析患者の栄養評価．臨床透析 20: 1513-1519, 2004
7) 瀬戸由美：特殊装置（2）生体インピーダンスモニタ．臨床透析 18: 1319-1323, 2002
8) 日本透析医学会腹膜透析療法ガイドライン作成ワーキンググループ委員会：2009年版日本透析医学会「腹膜透析ガイドライン」．透析会誌 42: 285-315, 2009
9) 足立香代子：身体計測．臨床栄養 99: 522-527, 2001
10) Iseki K, Kawazoe N, Fukiyama K: Serum albumin is a strong predictor of death in chronic dialysis patients. Kidney Int 44: 115-119, 1993
11) Foley RN, Parfrey PS, Harnett JD, et al.: Hypoalbuminemia, cardiac morbidity, and mortality in end-stage renal disease. J Am Soc Nephrol 7: 728-736, 1996
12) Heimburger O, Qureshi AR, Blaner WS, et al.: Hand-grip muscle strength, lean body mass, and plasma proteins as markers of nutritional status in patients with chronic renal failure close to start of dialysis therapy. Am J Kidney Dis 36: 1213-1225, 2000
13) Han DS, Lee SW, Kang SW, et al.: Factors affecting low values of serum albumin in CAPD patients. Adv Perit Dial 12: 288-292, 1996
14) Sreedhara R, Avram MM, Blanco M, et al.: Prealbumin is the best nutritional predictor of survival in hemodialysis and peritoneal dialysis. Am J Kidney Dis 28: 937-942, 1996
15) Liu Y, Coresh J, Eustace JA, et al.: Association between cholesterol level and mortality in dialysis patients: role of inflammation and malnutrition. JAMA 291: 451-459, 2004
16) Chiang CK, Ho TI, Hsu SP, et al.: Low-density lipoprotein cholesterol: association with mortality and hospital-

文 献

ization in hemodialysis patients. Blood Purif 23：134-140, 2005
17) Vernaglione L, Marangi AL, Cristofano C, et al.：Predictors of serum creatinine in haemodialysis patients；a cross-sectional analysis. Nephrol Dial Transplant 18：1209-1213, 2003
18) 日本透析医学会統計調査委員会：図説わが国の慢性透析療法の現況（1998年12月31日現在）. 1999
19) 日本透析医学会統計調査委員会：図説わが国の慢性透析療法の現況（2005年12月31日現在）. 2006
20) Shinzato T, Nakai S, Fujita Y, et al.：Determination of Kt/V and protein catabolic rate using pre- and postdialysis blood urea nitrogen concentrations. Nephron 67：280-290, 1994
21) Honda H, Qureshi AR, Heimbürger O, et al.：Serum albumin, C-reactive protein, interleukin 6, and fetuin a as predictors of malnutrition, cardiovascular disease, and mortality in patients with ESRD. Am J Kid Dis 47：139-148, 2006
22) Detsky AS, McLaughlin JR, Baker JP, et al.：What is subjective global assessment of nutritional status？ J Parenter Enteral Nutr 11：8-13, 1987
23) Kalantar-Zadeh K, Kopple JD, Block G, et al.：A malnutrition-inflammation score is correlated with morbidity and mortality in maintenance hemodialysis patients. Am J Kid Dis 38：1251-1263, 2001
24) Bouillanne O, Morineau G, Dupont C, et al.：Geriatric Nutritional Risk Index：a new index for evaluating at risk elderly medical patients. Am J Clin Nutr 82：777-783, 2005
25) Yamada K, Furuya R, Takita T, et al.：Simplified nutritional screening tools for patients on maintenance hemodialysis. Am J Clin Nutr 87：106-113, 2008
26) 日本腎臓学会企画委員会小委員会：慢性腎臓病に対する食事療法基準2007年版. 日本腎臓学会誌 49：871-878, 2007
27) 厚生労働省：日本人の食事摂取基準（2005年版）. 第一出版, 東京, 2005
28) 中尾俊之, 松本 博, 岡田知也, 他：CAPDおよびAPDにおける腹膜ブドウ糖吸収量の検討. 腹膜透析 98：196-198, 1999
29) 金澤良枝, 中尾俊之：糖尿病性腎不全による透析患者の食事療法に関する研究—適正なエネルギー, タンパク質摂取量について—. 透析会誌 21：825-830, 1988
30) National Kidney Foundation：K/DOQI clinical practice guidelines for nutrition in chronic renal failure. Am J Kidney Dis 35(Suppl 2)：S1-S103, 2000
31) Pifer TB, McCullough KP, Port FK, et al.：Mortality risk in hemodialysis patients and changes in nutritional indicators：DOPPS. Kidney Int 62：2238-2245, 2002
32) 日本透析医学会統計調査委員会：図説わが国の慢性透析療法の現況（1999年12月31日現在）. 2000
33) Shinaberger CS, Kilpatrick RD, Regidor DL, et al.：Longitudinal associations between dietary protein intake and survival in hemodialysis patients. Am J Kidney Dis 48：37-49, 2006
34) Tian XK, Wang T：A low-protein diet does not necessarily lead to malnutrition in peritoneal dialysis patients. J Ren Nutr 15：298-303, 2005
35) Ishizaki M, Yamashita AC, Kawanishi H, et al.：Dialysis dose and nutrition in Japanese peritoneal dialysis patients. Adv Pertit Dial 20：141-143, 2004
36) 日本高血圧学会高血圧治療ガイドライン作成委員会：高血圧治療ガイドライン. ライフサイエンス出版, 東京, 2009
37) Nakayama M, Kawaguchi Y：Multicenter survey on hydration status and control of blood pressure in Japanese CAPD patients. Perit Dial Int 22：411-414, 2002
38) Chen W, Cheng LT, Wang T：Salt and fluid intake in the development of hypertension in peritoneal dialysis patients. Ren Fail 29：427-432, 2007
39) 長澤俊彦（編集）：食事療法腎疾患者の生活指導・食事療法に関するガイドライン. 日腎会誌 39：18-28, 1997

第6章

慢性腎臓病に伴うミネラル骨代謝異常
Chronic Kidney Disease-Mineral and Bone Disorder：CKD-MBD

I CKD-MBDの概念

慢性腎臓病（chronic kidney disease：CKD）に合併する二次性副甲状腺機能亢進症（secondary hyperparathyroidism：2HPT）では，カルシウム（calcium：Ca），リン（phosphorus：P）の代謝異常とともに，線維性骨炎，無形成骨症，骨軟化症など特異的な骨病変を発症する．これらの骨病変は腎性骨異栄養症（renal osteodystrophy：ROD）と総称され，これまで，副甲状腺ホルモン（parathyroid hormone：PTH）を中心に検討され，活性型ビタミンDを主体とする治療が推進されてきた．しかしながら，近年，CKDにおける骨ミネラル代謝異常の主座は骨だけではなく，血管や軟部組織の石灰化など全身にわたっており，生命予後に影響する病態と認識されるようになった．

2003年，腎臓病診療ガイドラインを作成する国際機構 Kidney Disease：Improving Global Outcomes（KDIGO）が新たに組織された．その中で，2005年に国際的な腎性骨症ガイドライン作成のため，わが国からの代表を交えたGlobal Bone and Mineral Initiativeが形成され，RODの定義，評価および分類に関する見解声明を発表した．すなわち，CKDに伴う骨・ミネラル代謝異常を体系づけて適切な共通の管理指針を提示する目的で，「CKD-Mineral and Bone Disorder：CKD-MBD（慢性腎臓病に伴う骨ミネラル代謝異常）」という概念を提唱した[1]．従来のRODの臨床では，Sherrardら[2]の報告にあるように骨生検の結果をもとにした分類が用いられ，正常に近い「軽度変化型（mild）」，2HPTでみられる「線維性骨炎型（osteitis fibrosa）」，活性型ビタミンD不足やアルミニウム沈着が原因となる「骨軟化症型（osteomalacia）」，それらの「混在型（mixed）」，さらに骨回転が低下する「無形成骨症型（aplastic/adynamic bone）」の5つに分類されていた（表1）．これに対して，CKD-MBDでは，検査データの異常（laboratory abnormalities：L），骨代謝異常（bone disease：B），血管もしくは軟部組織の石灰化（calcification of extraskeletal tissue：C）の有無によって，L，LB，LC，LBCの4つのタイプに分類することになった（表2）．さらに，CKD-MBDの管理の目的を，これらの指標を用いて生命予後（mortality）を改善させることを最優先事項とすることとし，そこにいたる代替指標（surrogate marker）として，心血管合併症（cardiovascular disease：CVD）および骨折があげられた（図1）．

2009年にKDIGOは，"CKD-MBDの診断，検査法，予防および診療に関する治療ガイドライ

表2　CKD-MBD 分類

	検査値異常（L）	骨疾患（B）	血管もしくは軟部組織の石灰化（C）
L	+	−	−
LB	+	+	−
LC	+	−	+
LBC	+	+	+

L：検査値異常（Ca，P，PTH，アルカリフォスファターゼ，ビタミンD代謝），B：骨疾患（骨回転，石灰化，骨量，一次成長，強度の異常），C：血管もしくは軟部組織の石灰化．
(Moe S, et al. Kidney Int 69：1945-1953, 2006[1] より一部改変)

表1　RODの組織学的分類

	単位類骨量	単位線維組織量	骨形成速度
軽度変化型	<15%	<0.5%	正常
線維性骨炎型	<15%	>0.5%	
骨軟化症型	>15%	<0.5%	
混在型	>15%	>0.5%	
無形成骨症型	<15%	<0.5%	低下

(Sherrard DJ, et al. Kidney Int 43：436-442, 1993[2] より一部改変)

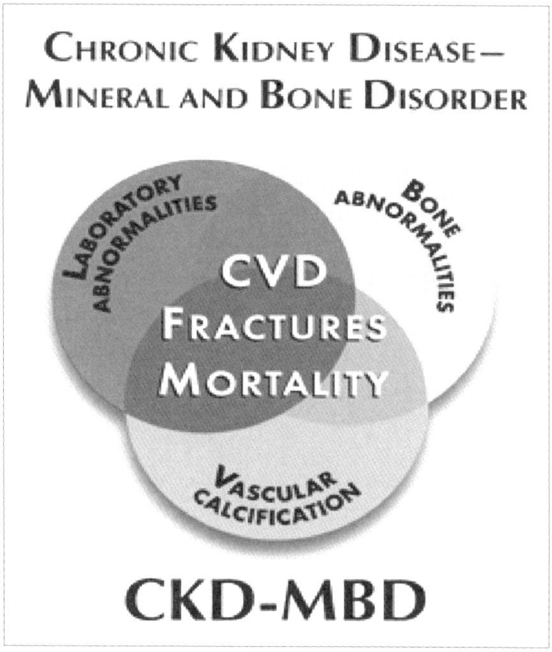

Ⅱ．二次性副甲状腺機能亢進症

図1 CKD-MBDの疾患概念
CKD-MBDの目的は，検査データの異常，骨代謝異常，血管もしくは軟部組織の石灰化などを指標として，生命予後を改善することを最優先事項とし，そこにいたる代替指標として心血管病および骨折をあげている．
(Moe S, et al. Kidney Int 69：1945-1953, 2006[1]より一部改変)

ン"を発表した[3]．CKD-MBDの診断について，検査値異常（Ca, P, PTH），骨，血管石灰化の評価法，適応，測定の意義，測定間隔などが明記され，その管理目標値，CKD-MBD関連薬剤が，これまでのエビデンスをもとにまとめられている．本章では，CKD-MBDの重要な構成要素である「2HPT」「骨病変（ROD）」「血管石灰化」に焦点を当て，これまでの臨床エビデンスを中心にCKD-MBDガイドラインについて概説する．

Ⅱ 二次性副甲状腺機能亢進症

1 副甲状腺の主な機能

Caは，筋肉や神経の興奮性の制御，細胞膜機能の維持，細胞内のsecond messengerとしての機能，血液凝固能への関与など，多くの生理機能を有する．したがって，血中Ca濃度を一定に保つことは，生命を維持するうえで必要不可欠である．水中からCaを得ることができる魚類と違って，ヒトを含めた陸生脊椎動物は食餌中からしかCaを得られないため，骨中にCaを蓄積させ，必要時に骨からCaを取り出すという新しいシステムを獲得した．それが副甲状腺であり，わずか数％の細胞外Caイオン（$[Ca^{2+}]_o$）濃度の変動も鋭敏に感知し，PTHを瞬時に調節する[4]．副甲状腺の発生は副甲状腺に特異的に発現するGcm-2遺伝子によって制御されており，この遺伝子は魚類のエラにも存在することが分かっている[5]．魚類のエラはCa濃度をモニターするためのCa感受受容体（calcium sensing receptor：CaSR）を発現しており，水中からのCa流入をコントロールし，血中Ca濃度を一定に保つための器官でもある．このことは，進化の過程で陸生脊椎動物が独自に獲得したと考えられていた副甲状腺が，実はエラをCaの制御に特化させて再利用した臓器であることを示唆する．

副甲状腺から分泌されるPTHは，84個のアミノ酸残基で構成される分子量約9,300のペプチドホルモンであり，標的臓器の細胞膜上に存在するPTH受容体に結合して作用する．主な標的臓器は骨と腎である（**図2**）．骨において，PTH受容体は一定の分化段階にある骨芽細胞や破骨細胞の前駆細胞に発現しているが，破骨細胞には発現していない．PTHは骨芽細胞に作用して，NFκB活性化受容体リガンド（receptor activator of NFκB ligand：RANKL）やマクロファージコロニー刺激因子（macrophage colony-stimulating factor：M-CSF）の発現を促進し，破骨細胞の形成と成熟を刺激する[6]．一方，PTHはRANKLのデコイ受容体であるオステオプロテジェリン（osteoprotegerin：OPG）の発現を抑制する．OPGはRANKL作用を阻害する分子であり，OPGが減少することにより，破骨細胞の分化はさらに促される．これらの刺激によって，PTHは骨から血中へのCa動員を促し，血中Ca濃度を上昇させる．

腎において，PTHは遠位尿細管におけるCaの再吸収促進，近位尿細管における活性型ビタミンD（$1,25(OH)_2D_3$）の誘導やP，重炭酸イオ

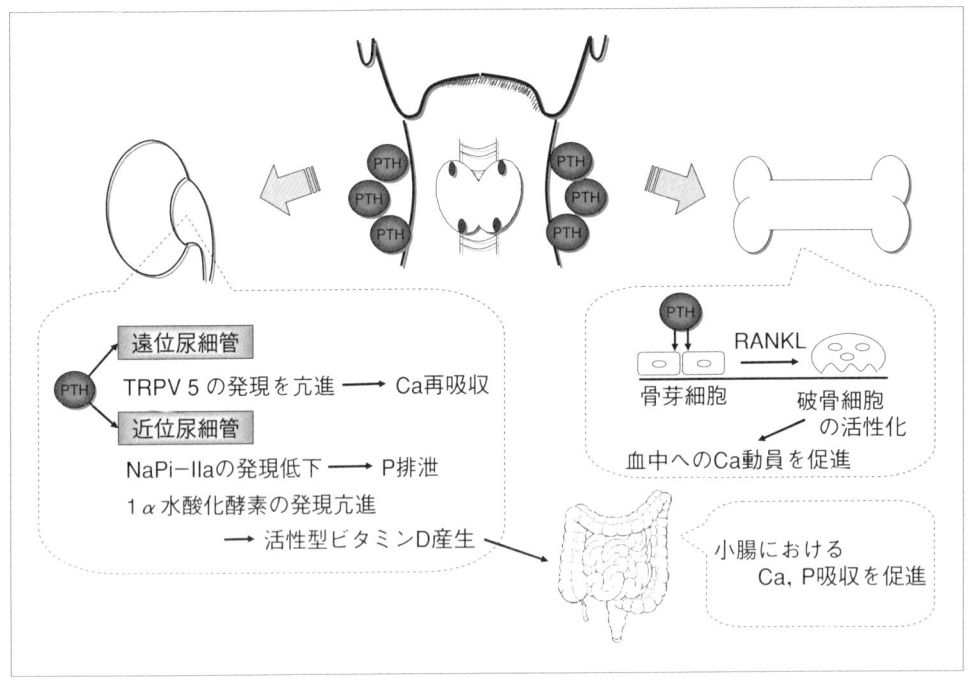

第6章 慢性腎臓病に伴うミネラル骨代謝異常

図2　PTHの主なはたらき

PTHは腎においてCa再吸収，P排泄，活性型ビタミンD産生を促し，また骨に対しては骨吸収を亢進させ，血中へのCa動員を促進することにより血中Ca濃度を上昇させる．
活性型ビタミンDはまた腸におけるCa，P吸収を促進する．

ンの排泄促進をもたらす．遠位尿細管管腔側に局在する一過性受容体電位チャネル（transient receptor potential channel：TRPV）5および6（TRPV 5および6）はともにCa輸送体であるが，PTHはこのうちTRPV 5の遺伝子発現を増強させ，腎におけるCa再吸収を亢進させることが報告されている[7]．一方で，PTHは近位尿細管における1α水酸化酵素の発現を亢進することにより，活性型ビタミンDの産生を促す．この活性型ビタミンDは，小腸におけるCa，P吸収を促進する．通常，Pは近位尿細管上皮細胞の刷子縁膜に局在するIIa型Na-Pi共輸送体（type IIa sodium-dependent phosphate transporter：Na-Pi-IIa）により再吸収される．PTHはこのNa-Pi-IIaを，エンドサイトーシスを介して分解し，その結果としてP排泄を促進する．PTH過剰状態では，総じて，腎におけるP排泄亢進により血中P濃度は低下する．

2　CaによるPTH調節機構

PTHを主に調節するのは$[Ca^{2+}]_e$（細胞外Caイオン）である．$[Ca^{2+}]_e$とPTH分泌の関係は，図3に示すような逆S字状曲線にて表される[8-10]．この曲線は4つのパラメータから構成され，その中でもセットポイント（最大分泌の50％に抑制するときの$[Ca^{2+}]_e$濃度）がこの逆S字状曲線を規定するもっとも重要な因子と考えられている．特に，結節性過形成を有するような2HPTの状態下では，このセットポイントが右上方にシフトする．

$[Ca^{2+}]_e$によるPTH合成・分泌の調節は，副甲状腺細胞膜に存在する7回膜貫通型G蛋白共役型受容体であるCaSRを介して行われ，以下の機序が想定されている（図4）．CaSRが$[Ca^{2+}]_e$を感知すると，共役した$G_{q/11}$を介してホスホリパーゼC（phospholipase C：PLC）によりホスファチジルイノシトール（phosphatidylinositol：PIP$_2$）がジアシルグリセロール（diacyl-

II. 二次性副甲状腺機能亢進症

glycerol：DAG）とイノシトール1, 4, 5-三リン酸（inositol trisphosphate：IP₃）に分解される．DAG がプロテインキナーゼC（protein kinase C：PKC）をリン酸化し，分裂促進因子活性化蛋白質キナーゼ（mitogen-activated protein kinase：MAPK）カスケードにシグナル伝達されると，下流にある細胞質型ホスホリパーゼA2（cytosolic phospholipase A2：cPLA2）がリン酸化され，アラキドン酸（arachidonic acid：AA）が誘導される．AA やその代謝産物であるヒドロキシエイコサテトラエン酸（hydroxyeicosatetraenoic acid：HETE）は PTH 分泌を阻害する[11]．Gi を介したチロシンキナーゼ（tyrosine kinase：TK）の上昇もまた AA を誘導する．一方では，IP₃ が細胞内小胞体からの Ca^{2+} 放出を促すことにより，細胞内 Ca イオン（$[Ca^{2+}]_i$）濃度が上昇し，これに続き，非選択的カチオンチャネルが開口して，細胞外から Ca^{2+} が流入する．$[Ca^{2+}]_i$（細胞内 Ca イオン）も PKC を介して，AA を誘導する[12]．

この機序以外にも，PTH 分泌抑制には転写レベルでの調節，細胞内での PTH 断片化（fragmentation）による調節が報告されている．PTH

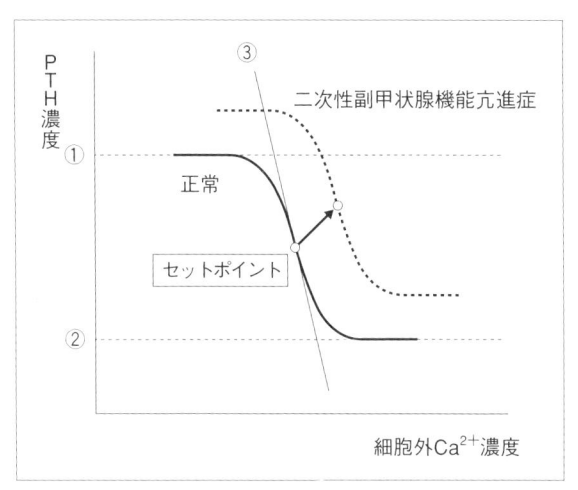

図3 Ca-PTH 相関曲線

Ca-PTH 相関曲線は，セットポイント，PTH 分泌最大速度（①），PTH 分泌最低速度（②），セットポイントにおける傾き（③）の4つのパラメータから構成される．

二次性副甲状腺機能亢進症では，セットポイントが右上方にシフトする．

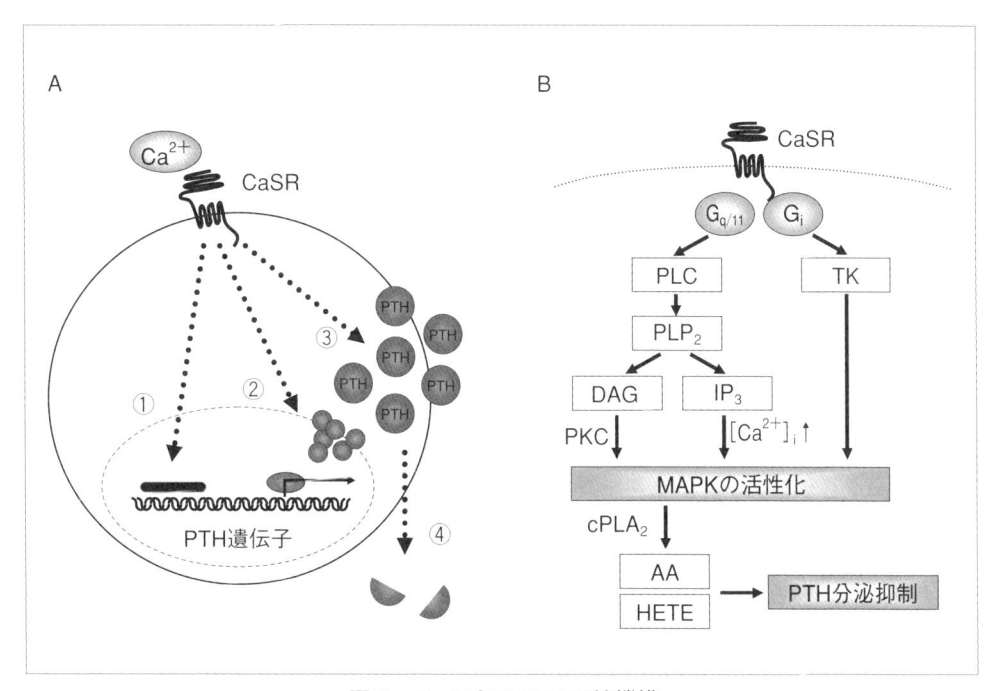

図4 Ca による PTH 調節機構

A：Ca による PTH 調節には，転写レベルでの調節（①），PTH mRNA の安定性（②），MAPK の活性化（③），PTH 断片化（④）などが関与している．

B：CaSR を介した MAPK 活性化の機序．

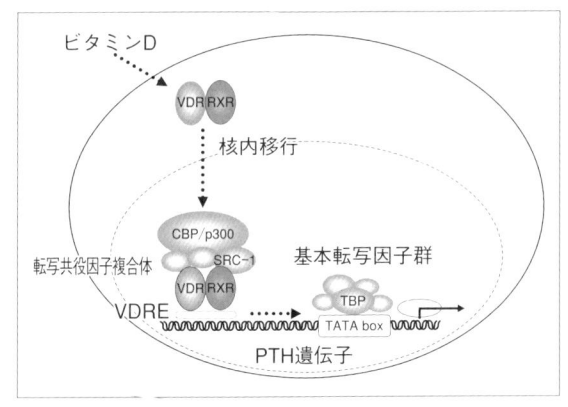

図5 ビタミンDによるPTH調節機構
ビタミンDはVDRに結合すると，RXRと安定なヘテロ二量体を形成して核内に移行し，CBP/p300やSRC-1などの転写共役因子群と巨大な複合体を形成したうえで，PTH遺伝子のVDREに結合し，転写を制御する．

遺伝子5′上流のプロモーター領域にはCa応答配列が見出されており，$[Ca^{2+}]_i$がこの部分に結合することでPTHの転写・合成を負に調節していると考えられる[13]．一方，ヒトの体内では，活性型である1-84PTH以外にも，N端の一部が切断された不活性型の7-84PTH，39-84PTH，53-84PTHなど多数のPTHフラグメントが存在することが分かっている．Kawataら[14]はヒト副甲状腺培養細胞を用いた実験で，$[Ca^{2+}]_e$の上昇が細胞内での1-84 PTHの断片化を促進することにより，活性型PTHの分泌を調節している可能性を示唆した．

逆に，$[Ca^{2+}]_e$濃度が低下すると即座にPTH分泌は増加し，15〜30分以内に最大分泌速度に達し，低Ca血症が持続すると数時間の単位でPTH合成が促進される．この機序について，詳細は明らかでない．Moallemら[15]は，PTH mRNAの安定性による機序を報告している．すなわち，低Ca状態では，PTH mRNAの3′非翻訳領域にある特定配列にAU-rich binding factor 1（AUF1）が結合することによりリボヌクレアーゼによる分解を阻止し，PTH mRNAの安定性が増すという機序である．しかし，少なくともこの機序には数時間を要すると考えられ，$[Ca^{2+}]_e$濃度の低下で即座にPTH分泌が亢進する機序の説明は困難であり，前述した細胞内での

PTH断片化の機序が関与している可能性も考えられている．

3 ビタミンDによるPTH調節機構

ビタミンDの活性本体は1,25 (OH)$_2$D$_3$であり，ビタミンD受容体（vitamin D receptor：VDR）を介して，PTH合成を制御する．VDRは核内ステロイドホルモン受容体の1つで，さまざまな臓器，細胞に存在し，その作用メカニズムはおおよそ共通している．VDRを介して標的遺伝子の発現を転写レベルで制御する際には，基本転写因子群と転写共役因子複合体を必須とする．すなわち，ビタミンDがVDRに結合すると，レチノイド受容体（retinoid X receptor：RXR）と安定なヘテロ二量体を形成して核内に移行し，転写共役因子群と巨大な複合体を形成したうえで，標的遺伝子のプロモーター領域に結合し，転写を制御する（**図5**）．副甲状腺細胞では，VDRとRXRのヘテロ二量体が核内に移行し，PTH遺伝子のプロモーター領域（PTH遺伝子の転写開始点から125 bp上流）に存在するビタミンD応答配列（vitamin D response element：VDRE）に結合する．その結果として，PTH転写，合成が抑制されると考えられている[16]．しかし，このメカニズムにはまだ不明な点が多く，既知のVDREや転写因子ではビタミンDによるPTH転写抑制を完全に説明しえない可能性がある．1α水酸化酵素遺伝子上に同定されたVDREは，bHLHファミリー転写因子を介した新たなVDR依存性転写抑制機構であり[17]，PTH遺伝子でも類似の機序が作用している可能性がある．

4 PによるPTH調節機構

1990年代より腎不全モデルを用いた実験で，P制限が2HPTにおけるPTH分泌を抑制することが示されてきた[18-20]．これまでの報告では，CaやビタミンDを介さずにPがPTH分泌を制御することを示唆していたが，Pによる直接作用かどうかの証明にはいたっていなかった．そもそも副甲状腺細胞は，初代培養であっても，CaSRの

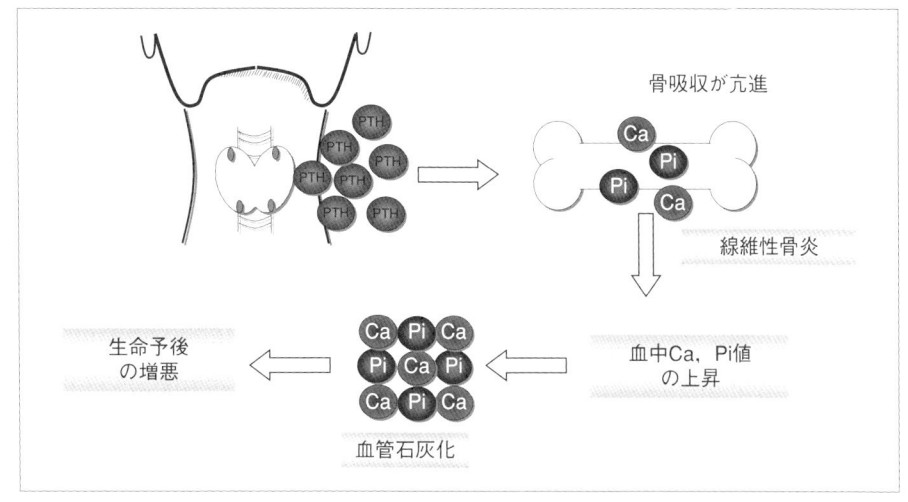

図6 二次性副甲状腺機能亢進症の病態

腎不全になると甲状腺背側に存在する副甲状腺からPTHが過剰に分泌され，骨における骨吸収を促進させる．その結果，骨では線維性骨炎を呈すると同時に，骨中に含まれるCa，Pが血中に遊離する．さらにそのCa，Pは，骨以外の場所でハイドロキシアパタイトを形成し（異所性石灰化），その中でも血管石灰化は重篤な合併症であり，透析患者の生命予後を左右する重要な問題になる．

発現が低下するなどの形質転換がごく短期間で起こるため，培養細胞としては向かないと考えられてきた．そこでAlmadenら[21]は，副甲状腺をそのまま培養し，培養液中のCa濃度を一定にしてP濃度を1mMから2，3，4mMへ変化させ，用量依存性にPTH分泌が亢進することを明らかにした．すなわち，Pが直接，副甲状腺細胞からのPTH分泌を促していることを示唆する．また，Slatopolskyら[22]も，ラット副甲状腺細胞を用いたin vitroの検討で同様の結果を報告した．これらの報告から，PによるPTH調節系にもセンサーがあることが想定された．

これに対しTatsumiら[23]は，副甲状腺細胞におけるナトリウム依存性P輸送体のtype IIIに属するPit-1をクローニングした．高P食負荷ラットにおいて，副甲状腺のPit-1の発現は著明に低下し，細胞内へのP流入低下が認められた．また，副甲状腺細胞をNa/Pi輸送担体阻害剤で処理すると，PTH分泌の抑制が認められている．これらのことから，Pit-1がPTH分泌調節に関与している可能性が示唆されるが，P感受機構に関与しているかは不明である．

もう1つのPによる調節機構は，前述のAUF1を介したPTH mRNAの安定性によるものである[15]．PTH mRNAを保護するAUF1が，低P食で減少することが明らかにされており，PTHの転写・合成を抑制する1つの機序であると考えられる．

5 二次性副甲状腺機能亢進症の病態およびその機序

腎不全に伴う低Ca血症，高P血症，活性型ビタミンDの欠乏は，いずれも前述した機序で，副甲状腺からのPTH分泌促進を促す．一般的に過剰なPTH分泌は骨回転を亢進し，骨からのCa，P遊離を促進し，結果として線維性骨炎を引き起こす．さらに骨から遊離したCa，Pは骨以外の臓器でハイドロキシアパタイトを形成し，異所性石灰化の原因となる（図6）．このような一連の病態を2HPTと総称するが，これらの変化はすでに保存期CKDの時期から始まっていると考えられている．

Brickerら[24]が提唱したいわゆるtrade-off仮説は，腎不全の進行にしたがって腎からのP排泄が低下し，その結果P貯留をきたすとともに，

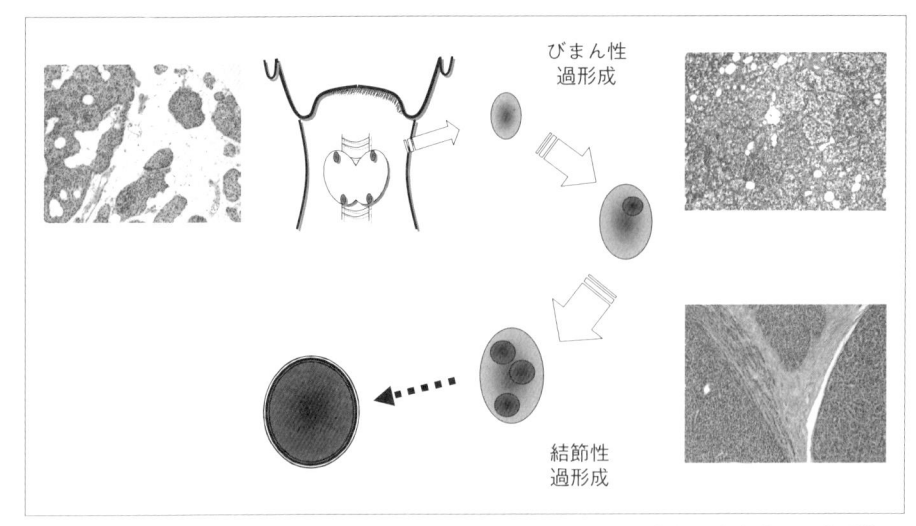

第6章 慢性腎臓病に伴うミネラル骨代謝異常

図7 副甲状腺過形成の進展様式（HE染色，福岡歯科大学 徳本正憲先生より提供）
腎不全状態において，副甲状腺はびまん性過形成，結節性過形成へと進展する．

血清Ca値を低下させ，このいずれも直接的にPTH分泌を刺激するという説である[25]．後にPortaleら[26]によって修正trade-off仮説が唱えられ，この機序に活性型ビタミンDの低下を介してPTH分泌を促すことが想定された．いずれにせよ，P負荷という生体にとって有害な事象を回避するために，PTHが過剰に分泌されP利尿ホルモンとして働いているとも考えられる．

近年同定されたfibroblast growth factor 23（FGF 23）も重要なP利尿ホルモンの1つと考えられ，2HPTの発症機序に大きくかかわっている可能性がある[27]．FGF 23は，腎近位尿細管に存在するNaPi-IIaの発現を低下させることにより，P利尿と低P血症を惹起する[28]．また，FGF 23は近位尿細管での1α水酸化酵素の発現を低下させることから，活性化ビタミンD濃度の低下にも一役を担っていると考えられる[29]．

6 副甲状腺過形成と治療抵抗性

前述のように，2HPTでは，腎不全に伴うP貯留や低Ca血症，ビタミンDの欠乏などが相まって，高PTH血症を呈する．これに対し，PやCaの補正，ビタミンDの補充を行うが，徐々にこれらの治療に抵抗性を示すようになる．その主な原因は副甲状腺過形成で，副甲状腺がびまん性過形成，結節性過形成へと進展する（図7）．それに伴い，段階的にCaSRやVDRの発現が低下すると，$[Ca^{2+}]_e$やビタミンDを感知できなくなり（質的変化），さらに細胞数が増加しているために基礎分泌量が増加する（量的変化）．一般的に結節性過形成にいたると，これらの質的変化，量的変化が顕著となり内科的治療に抵抗性を示すようになる．そうなると，副甲状腺摘出術（parathyroidectomy）や経皮的エタノール注入療法（percutaneous ethanol injection therapy：PEIT）が必要になると考えられる．

図8に2HPTの過形成副甲状腺におけるCaSRおよびVDRの免疫組織染色像を示す[30]．びまん性過形成，結節性過形成になるにしたがい，これら受容体の発現が低下しているのがわかる．これらCaSRやVDRの発現低下の機序は明らかではないが，増殖した副甲状腺細胞は幼若で分化度が低いため，これら受容体の発現が低下していると考えられる．また，ビタミンDがこれらの発現を遺伝子レベルで制御することがわかっており[31,32]，腎不全に伴うビタミンD欠乏状態がこれら受容体発現の低下に関与している可能性が高い．

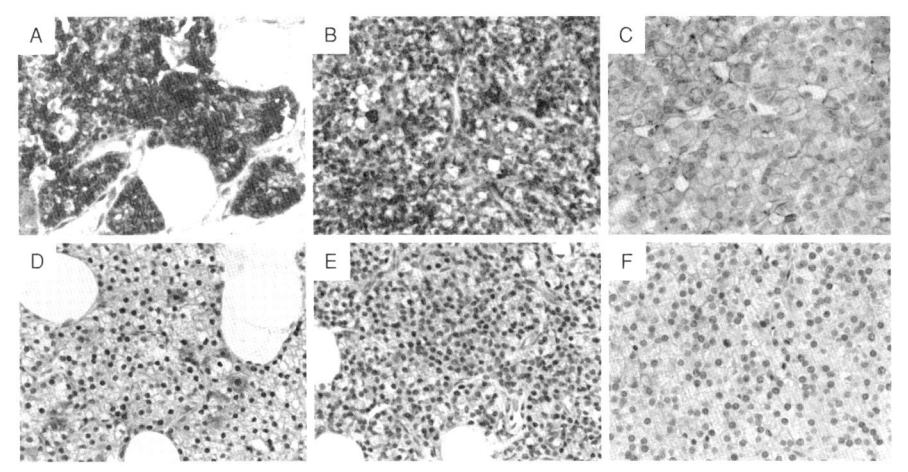

図8 過形成副甲状腺における CaSR および VDR の発現（免疫組織染色，福岡歯科大学 徳本正憲先生より提供）

CaSR（A, B, C）は細胞膜および細胞質に，VDR（D, E, F）は核に染色される．正常の副甲状腺（A, D）では CaSR および VDR は高発現しているのに対し，びまん性過形成（B, E），結節性過形成（C, F）と進展するにしたがって，段階的にこれらの発現は低下する．

表3 主な P 吸着薬

リン吸着薬	特徴	わが国における使用
水酸化アルミニウム	腎排泄であるため，その蓄積性が問題である． アルミニウム脳症，骨軟化症，貧血を惹起する．	×
炭酸カルシウム	服用しやすく，内服に伴う副作用が少ない． 廉価であり，透析患者でもっとも多く用いられている． Ca を含むため，高 Ca 血症や血管石灰化の原因となる． 胃内 pH に効能が左右される．	○
酢酸カルシウム	Ca 含量が炭酸カルシウムの約半分である． P 吸着能に優れる． 保険収載されていないため，健康食品として購入する必要あり．	△
セベラマー塩酸塩	便秘，腹部膨満感などの副作用が強い． カルシウムを含まず，血管石灰化を起こしにくい． 炭酸カルシウムに比べて，生命予後や腎予後の点で優れる．	○
炭酸ランタン	塩酸セベラマーと同様，カルシウムを含まない． 胆汁排泄であり，腎不全患者に有利である． 蓄積性や毒性に関する情報がまだ少ない．	○

7 二次性副甲状腺機能亢進症に対する治療

1 P 制限および P 吸着薬

腎不全の存在下で，血清 P 濃度を正常に保つための基本は食事療法であることはいうまでもない．P はほとんどの食品に含まれており，蛋白質に多く含まれている．そのため，理論上は保存期 CKD で行われる蛋白制限（0.7〜0.8 g/kg/日以下）を行うことにより，血清 P 値はある程度正常に保たれるはずである．具体的には，蛋白質 60 g 中に 650〜800 mg の P が含まれている．だが，実際には腎不全の進行とともに高 P 血症が顕著になるため，P 吸着薬の投与が必要となる．

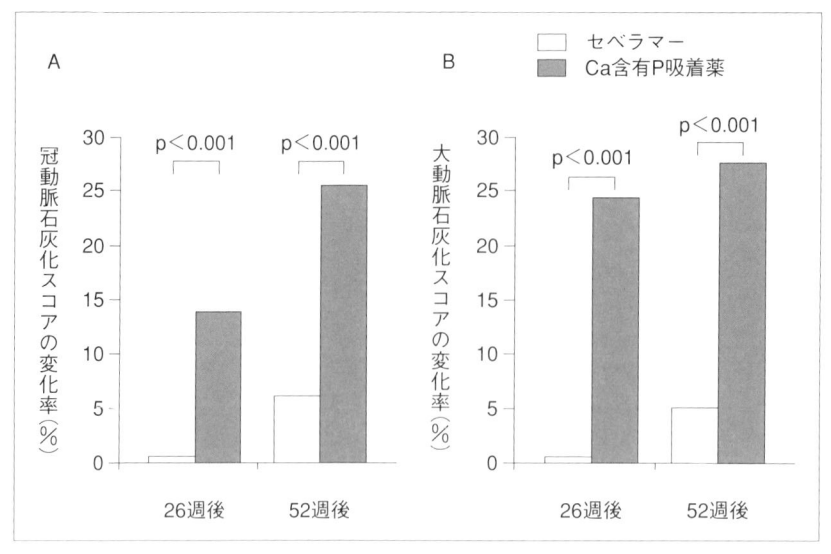

第6章 慢性腎臓病に伴うミネラル骨代謝異常

図9 Ca含有P吸着薬およびセベラマー投与群における冠動脈（A）および大動脈（B）石灰化スコアの変化率
冠動脈もしくは大動脈のいずれの評価においても，セベラマー群において有意に石灰化の進行を抑制しているのは明らかである．
(Chertow GM, et al. Kidney Int 62：245-252, 2002[34]より引用)

　現在，わが国で用いられていれる主なP吸着薬を**表3**に示す．以前は水酸化アルミニウムが用いられてきたが，腎排泄性であるためその蓄積によりアルミニウム脳症，骨軟化症，貧血などを惹起することが明らかになり，1992年より透析患者への使用は禁忌となった．現在，主に用いられているP吸着薬は炭酸カルシウム（カルタン®，炭カル錠®，沈降炭酸カルシウム®）である．炭酸カルシウムは服用しやすく，内服に伴う副作用がほとんどみられないという特徴を有し，廉価であるという点からも透析患者で広く用いられている薬剤である．しかし，Caを構成成分としているために高Ca血症をきたし，血管石灰化を引き起こすことが問題となっている．また，血清Ca濃度は正常でもCa負荷自体が血管石灰化の有意なリスクとなることも明らかになった[33]．同じCa製剤である酢酸カルシウム（Phos-Ex®）は，Ca含量が炭酸カルシウムの約半分で，P吸着能も優れる薬剤であるが，わが国では保険収載されていない．いずれのCa製剤も胃酸の働きにより分解され，その効能を発揮するために，H_2ブロッカーやプロトンポンプ阻害薬などの服用下で胃酸分泌が抑えられた状態では，胃内pHが高いためにCa製剤の効果が低下することに注意する必要がある．

　2003年よりわが国でも使用可能となったセベラマー塩酸塩（フォスブロック®，レナジェル®）は，Caもアルミニウムも含まない陽イオンポリマーで，腸管から吸収されずに水素との化学結合によりPを吸着する．この薬剤の長所はCaを含まないことから，Ca含有P吸着薬よりも石灰化進行を抑制し，生命予後を改善することが期待できる[34-36]．Chertowら[34]は，200名の血液透析患者を対象としてセベラマー塩酸塩投与群とCa含有P吸着薬群にランダムに分け，電子ビームCT（electron beam computed tomography：EBCT）にて冠動脈および大動脈石灰化を評価した．その結果，セベラマー塩酸塩投与群において有意に石灰化の進行を抑制できたことを報告した（**図9**）．セベラマー塩酸塩にはこの他にも，ポリマーという性質上，LDLコレステロールを低下させる作用があり，動脈硬化抑制作用が期待される．また，保存期CKDに関しても，最近興味深い検討が報告された．Russoら[37]は，保存期CKD患者を低P食（n＝30），低P食＋炭酸カルシウム投与（n＝30），低P食＋セベラマー塩酸塩投与（n＝30）

II. 二次性副甲状腺機能亢進症

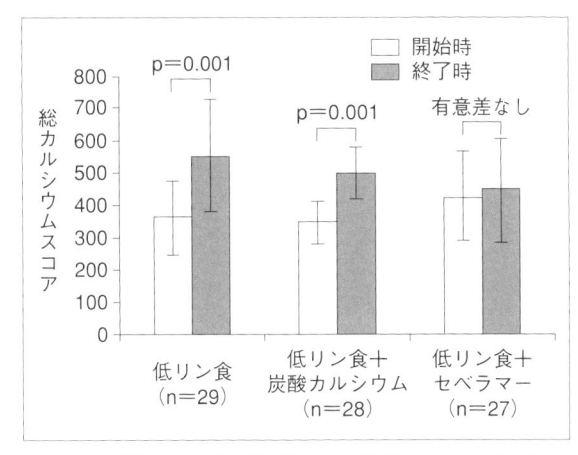

図10 低リン食群，低リン食＋炭酸カルシウム群，低リン食＋セベラマー群における試験開始時および終了時の総カルシウムスコア
前者2群では有意に石灰化が進行したのに対して，低リン食＋セベラマー群では石灰化の進行を抑制できた．
(Russo D, et al. Kidney Int 72：1255-1261, 2007[37]より一部改変)

の3群にランダムに割付し，スパイラルCTにて冠動脈石灰化係数（coronary artery calcification score：CACS）の進行を2年間観察したところ，前者2群では有意に石灰化が進行したのに対して，セベラマー塩酸塩投与群では石灰化の進行を抑制できたことを報告した（図10）．2003年にわが国でも使用可能となったが，便秘，腹部膨満などの消化器症状が比較的多いことから，Ca製剤にとって代わるほどシェアを伸ばせていない．また，P吸着作用が弱く，炭酸カルシウムの1/3〜1/4程度の吸着能しか有さず，大量の服用を要することも需要が伸びない一因と考えられる．

セベラマー塩酸塩と同様に，Caを含まないP吸着薬として炭酸ランタン（ホスレノール®）が，2004年5月にヨーロッパで，2005年4月に米国で臨床応用が可能となり，その有効性が報告されている[38,39]．一部に嘔気や食思不振などの副作用で継続内服が困難な症例もいるが，P吸着力が優れ，Caを含有していないうえに，主排泄経路が胆汁排泄で消化管からの吸収もわずかであるため蓄積性が少なく，有用なリン吸着薬である[40]．わが国でも2008年12月に保険収載され，現在では多くの症例に使用されている．ただし，過去にP吸着薬としてのアルミニウム製剤が骨症や脳症な

どの問題を引き起こしたことから，希土類元素で組成される炭酸ランタンについてもその蓄積性が疑問視されている[41,42]．一方，保存期CKD患者に炭酸ランタンを投与した症例が，2008年の米国腎臓学会にてFinnらによって報告された[43]．彼らは，保存期CKDからのP負荷の軽減が重要であるとしたうえで，CKDステージ3，4の患者に炭酸ランタンを投与し，尿中P排泄を抑制したことを示した．この際の副作用として，嘔気，頭痛，めまいをあげた．この炭酸ランタンについても，今後，生命予後，石灰化予防，腎保護作用，蓄積性などの観点から詳細な検討が必要であると考える．

2 ビタミンD製剤

2HPT治療の主体はビタミンDである．ビタミンDの活性本体は1,25 $(OH)_2D_3$であり，VDRを介して，PTH合成を制御する．この制御機構については前項（「ビタミンDによるPTH調節機構」）を参照いただきたい．わが国では一般的に，保存期CKDや透析導入期における2HPTに対して，経口ビタミンD製剤が用いられる．それぞれの経口製剤の特徴を表4に示す．活性型ビタミンD本体であるcalcitriol（ロカルトロール®）は強力な生物活性を示す半面，腸管のVDRにも作用しやすいため，血中Ca値上昇作用は比較的に強い．ただし，半減期が短いため，経口パルス療法としてかつてわが国では頻繁に用いられていた．ビタミンD前駆体であるalfacalcidol（アルファロール®，ワンアルファ®）は肝臓で25位の水酸化を受けないと生物活性を有しない．力価はcalcitriolの約1/2で，calcitriol 0.25 μg とalfacalcidol 0.5 μg は概ね同価である．持続時間の長いfalecalcitriol（ホーネル®，フルスタン®）は当初，その持続時間による強力なPTH抑制作用を期待されたが，血中Ca値上昇という副作用が強く，臨床的にやや使いにくいのが欠点である．

一般的に透析歴が長くなると，経口ビタミンD製剤ではPTHを十分にコントロールできなくなる．これには前述した副甲状腺過形成が関与していると考えられ，副甲状腺の質的変化（VDR

表4　主な経口ビタミンD製剤

経口ビタミンD製剤	特　徴	わが国における使用
カルシトリオール （calcitriol） $1\alpha, 25(OH)_2D_3$	・活性型ビタミンDで，強力な生物活性を示す． ・Alfacalcidolに比べると半減期が短い． ・経口パルス療法として用いられる．	○
アルファカルシドール （alfacalcidol） $1\alpha(OH)D_3$	・活性型ビタミンDの前駆体で，肝臓で25位の水酸化を受ける． ・Calcitriolに比べると，力価は約1/2である．	○
ファレカルシトリオール （falecalcitriol） 26,27-hexafluoro- $1\alpha25(OH)_2D_3$	・活性型ビタミンDの26,27位の水素をフッ素に置換した誘導体． ・血中半減期は約61時間と長いのが特徴である． ・血清Ca値上昇が臨床的に問題となる．	○
ドキサカルシフェロール （doxercalciferol） $1\alpha(OH)D_2$	・ビタミンD_2の前駆体である． ・ビタミンD_3に比べると，毒性が低い，Ca上昇作用が少ないとされているが，同等との報告もある．	×

表5　主な静注ビタミンD製剤

静注ビタミンD製剤	特　徴	わが国における使用
カルシトリオール （calcitriol） $1\alpha, 25(OH)_2D_3$	・1984年，Slatopolskyらが治療抵抗性の2HPTに対して初めて投与し，著明なPTH低下作用を認めた． ・基礎的，臨床的にも副甲状腺細胞増殖を抑制することが確認されている．	○
マキサカルシトール （maxacalcitol） $1\alpha, 25(OH)_2$- 22-oxa-D_3	・わが国で初めて合成に成功したビタミンD誘導体． ・ビタミンD結合蛋白との親和性が低いこともあり，calcitriolに比べて半減期が短い（約100分）． ・Calcitriolと同様に，副甲状腺過形成を抑制する．	○
パリカルシトール （paricalcitol） 19-Nor- $1\alpha25(OH)_2D_2$	・Ca，P値が上昇しにくいという特徴を持つ． ・その機序として，腸管や骨からのCa，P動員が軽微であることが考えられている． ・大規模観察研究において，calcitriolより生命予後改善効果に優れることが報告されている．	×
ドキサカルシフェロール （doxercalciferol） $1\alpha(OH)D_2$	・表4を参照． ・静注製剤と経口製剤がある．	×

やCaSRの発現低下）や量的変化（副甲状腺細胞数の増加）が起因する．このような治療抵抗性の病態に対しては，ビタミンD静注療法が有効である．かつてわが国ではビタミンD静注製剤が入手不可能であったことから，これに代わる治療法としてcalcitriol（ロカルトロール®）による経口パルス療法が行われてきたが，2000年ビタミンD静注製剤が販売開始されて以降，徐々にビタミンD静注療法が浸透し，今では治療の主体となっている．わが国ではビタミンD静注製剤として，maxacalcitol（オキサロール注®）およびcalcitriol（ロカルトロール注®）が使用可能である．それぞれの製剤の特徴を表5に示す．
ビタミンDの歴史は1924年にまでさかのぼる．この年Steenbockらにより，紫外線による抗くる病因子を生成したことに端を発し，1930年代にはWindausやAskewらにより，ビタミンD_2およびビタミンD_3の構造式が決定された．1970

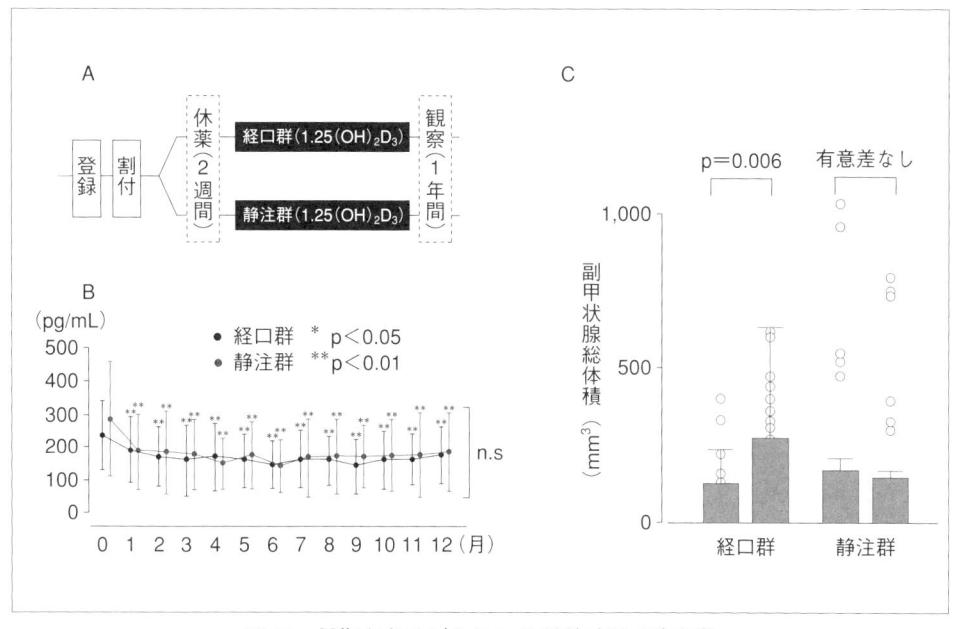

図11 早期からのビタミンD静注療法の有用性

Intact PTH 100～300 pg/mL程度の2HPTを呈する透析患者58例を対象として，2週間のwash-out期間の後，活性型ビタミンDの連日経口投与群と静注投与群の2群にランダムに割り付け，1年間の副甲状腺体積の変化を観察した（A）．2群間でPTH低下作用は同等であった（B）．経口群では副甲状腺総体積は有意に増大したのに対し，静注群ではその変化を抑制できた（C）．
(Taniguchi M, et al. Nephrol Dial Transplant 23：3662-3669, 2008[19]より一部改変)

年になるとFraser, Kodeicekらによって腎における$1,25\alpha(OH)_2D_3$の生成（すなわち1α水酸化酵素の存在）およびその構造式が報告された．1984年，Slatopolskyらは治療抵抗性の2HPT患者に対するcalcitriol静注投与が有効であることを，偶然発見した．わが国では2001年からcalcitriol静注製剤が使用可能になったが，それより前の2000年にはいち早く，わが国初のビタミンD静注製剤としてmaxacalcitolが臨床応用された．この薬剤の特徴は，ビタミンD結合蛋白との親和性はcalcitriolの1/500と低く，半減期が約100分と短いことから，血中Ca上昇作用が弱いのではないかと期待されたが，臨床的には両者において明らかな差は認められない．

欧米では19位の炭素の欠落とcalcitriolのD₃側鎖がD₂で置換されたparicalcitol（Zempler®）が臨床応用されている．この薬剤の最大の特徴は，Ca, Pが上昇しにくいことで，その機序としては腸管や骨におけるVDRとの親和性が低く，これら臓器からのCa, P動員が軽微であることが想定されている．このCa, P上昇作用が弱いという点で，calcitriolに比べて生命予後改善効果に優れることが大規模な疫学研究で報告されている．Tengら[44]は，後向き観察研究で，paricalcitolが投与された29,021例とcalcitriol投与例38,378例の2年間の生命予後を比較し，前者において約16%の予後改善効果を認めたと報告した．この結果は，後向き観察研究というlimitationはあるものの，paricalcitolの有用性を示唆する貴重な報告である．同様に，ビタミンD₂の前駆体としてdoxercalciferol（Hectorol®）が欧米で使用され，経口製剤，静注製剤の両方が発売されている．ビタミンD₂はビタミンD₃に比べて毒性が低く，Ca上昇作用が低いことが動物実験で示されている[45,46]が，差がないという報告もある[47]．2010年現在，わが国ではまだ臨床応用されていない．

2HPTの治療において，副甲状腺過形成の進展を抑制することの臨床的意義は大きい．副甲状腺の結節性過形成における質的変化や量的変化は不

可逆性である可能性が高く，内科的治療抵抗性の主たる原因となる．したがって，結節性過形成への進展を抑えることが非常に重要となってくる．Dendaら[48]は，腎不全ラットモデルを用いた検討で，腎不全早期からのビタミンD投与が副甲状腺過形成を抑制できることを報告した．すなわち，腎不全早期からビタミンDを投与することにより，副甲状腺過形成の進展過程を抑制できる可能性が高い．筆者ら[49]は，intact PTH 100～300 pg/mL 程度の2HPTを呈する透析患者58例を対象として，2週間のwash-out期間の後，活性型ビタミンDの連日経口投与群と静注投与群の2群にランダムに割り付け，1年間の副甲状腺体積の変化を観察した（**図11**）．その結果，血中のPTH，Ca，P濃度の推移は両群間で変わらないにもかかわらず，静注投与群では有意に副甲状腺総体積の増大を抑制できた．このことは2HPTの早期からビタミンD静注療法を開始することにより，副甲状腺過形成の進展を阻止できることを示唆している．この詳細な機序は不明であるが，パルス的に血中ビタミンD濃度を上昇させることが，副甲状腺細胞の増殖を抑制するのではないかと考えられる．動物実験でこの仮説を示唆する結果が得られている．Reichelら[50]は，5/6腎摘ラットに対してビタミンDをパルス的投与および持続的投与に分けて，副甲状腺重量を観察したところ，前者では変化がなかったのに対し，後者において有意に増大したことを報告した．

3 シナカルセト塩酸塩

わが国で2008年に投与可能になったシナカルセト塩酸塩は，強力なPTH低下作用を持つ．わが国での第2相臨床試験の結果でも，対象の約5割がintact PTH＜250 pg/mL以下を達成でき，約9割が前値より30%低下させることが示されている[51]．シナカルセト塩酸塩はCaSRに作用するallosteric modulatorであるが，CaSRが低下した結節性過形成に対しても有効にPTH合成分泌を抑制するかどうかは明らかでない．**図12**に自験例を示す．われわれはシナカルセト塩酸塩を新たに投与した38症例のうち，エコーで同定できた副甲状腺96腺を対象として，前向きに観察

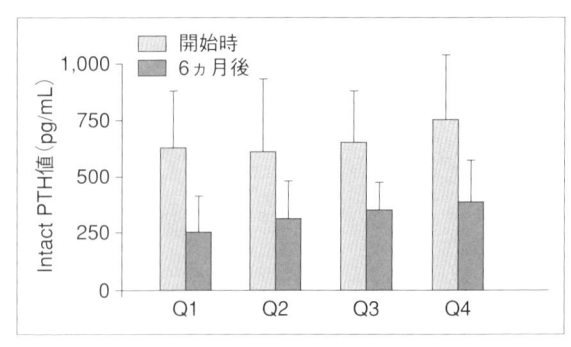

図12 副甲状腺体積別にみたシナカルセト塩酸塩投与によるPTH値の変化

二次性副甲状腺機能亢進症を呈する38症例の中で，エコーで同定できた副甲状腺96腺を対象とした．対象を副甲状腺体積で四分位に分け（Q1：0-110，Q2：115-263，Q3：271-451，Q4：460-2230 mm^3），それぞれの開始時および6ヵ月後のintact PTH値を調べたところ，Q1～Q4のいずれの群においても有意にPTH値の低下を認めた．

した．対象を開始時の副甲状腺体積をもとに四分位に分け（Q1：0～110，Q2：115～263，Q3：271～451，Q4：460～2,230 mm^3），それぞれの開始時および6ヵ月後のintact PTH値を調べたところ，いずれの群においても有意にPTH値の低下が認められた．このことはすなわち，どのような大きさの腺でも，CaSRの低下している結節性過形成に対しても，シナカルセト塩酸塩は有効であることを示唆する．腎移植後の遷延性副甲状腺機能亢進症患者に対しても，シナカルセト塩酸塩の効果がみられるという報告[52,53]も，CaSRが低下した副甲状腺に対してシナカルセト塩酸塩が有効であることを示唆するものである[54]．シナカルセト塩酸塩の最大の効能は，血清P値，Ca値を低下させることであると筆者は考えている．2006年に日本透析医学会（Japanese Society for Dialysis Therapy：JSDT）から発表された「透析患者における二次性副甲状腺機能亢進症ガイドライン」[55]の最大の特徴は生命予後を最重要視したことであり，そのためP，Ca，PTHの順にコントロールを優先させたことである．シナカルセト塩酸塩が登場する前には，血清Ca，P値が高いため，十分なビタミンD治療ができずにPTH値がさらに上昇する．PTH値の上昇により骨吸収が亢進し，さらに血清Ca，P値のコントロール

Ⅱ．二次性副甲状腺機能亢進症

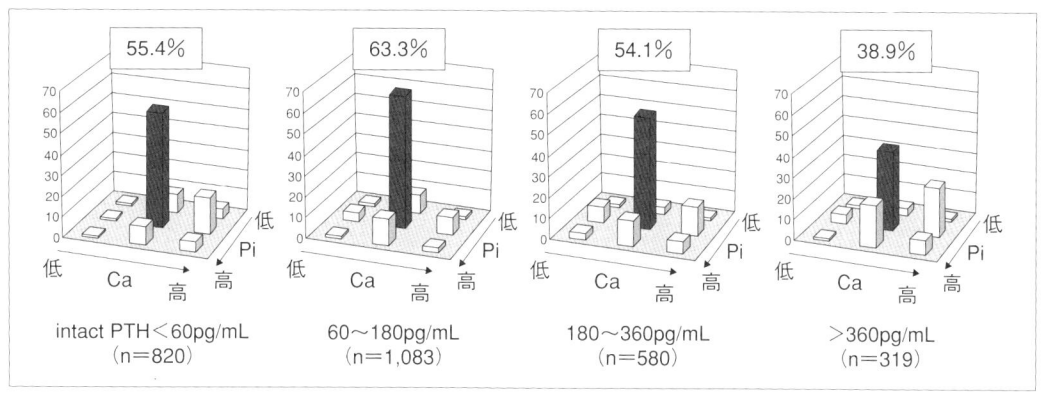

図13 PTH値別にみたCa, P同時達成率

われわれの前向きコホート研究（Qコホート研究）における横断データでは，intact PTH 60～180 pg/mLにおいてCa, P同時達成率はもっとも高い．一方，PTH値が高くなるにしたがってCa, Pのコントロールは増悪する．

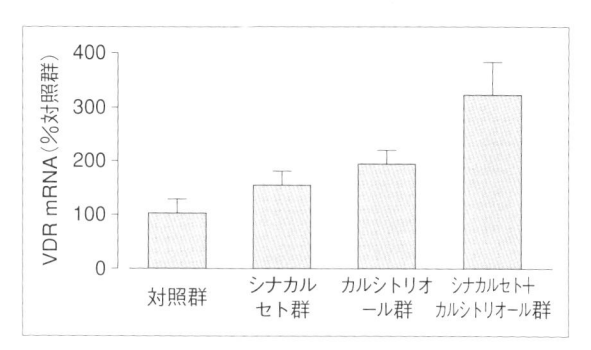

図14 シナカルセト塩酸塩およびカルシトリオール投与とVDRの発現

ラット副甲状腺を用いた培養実験では，シナカルセトによりVDR mRNAを亢進することが示されている．この効果はカルシトリオールとの併用により増強される．
(Rodriguez ME, et al.: Am J Physiol Renal Physiol 292 : F1390-1395, 2007[57]より一部改変)

が増悪するという悪循環を示す症例が多く存在した．われわれのコホート研究（Qコホート研究）でも，PTH値が上昇するのにしたがって，血清Ca, P値のコントロールが増悪することが示されている（**図13**）．シナカルセト塩酸塩の登場によりCa, Pのコントロールが改善することは，これらの悪循環を断ち切り，透析患者の生命予後の改善につながることが期待される．この点については臨床における検証が必要不可欠であるが，米国ですでにEVOLVE Study[56]が開始されており，その結果が待たれる．

シナカルセト塩酸塩は，副甲状腺過形成の観点から，2HPTの早期の段階から投与したほうがよいと考えられる．最近，シナカルセト塩酸塩は副甲状腺細胞におけるVDRの発現を亢進することが報告された（**図14**）[57]．つまり，シナカルセト塩酸塩を早期から投与することにより副甲状腺細胞のVDRの発現は保持され，ビタミンD治療への反応性も保たれると考えられる．シナカルセト塩酸塩を投与することにより，血清Ca, P値が良好にコントロールされ，ビタミンDを十分投与できる．さらにはビタミンDの効きもよくなるなど，シナカルセト塩酸塩はビタミンDの効果を十分に引き出すことができる名脇役と考える．さらに動物実験ではあるが，シナカルセトは単独でも副甲状腺細胞増殖を抑制することが報告されている[58]．2HPT早期の治療において，ビタミンD，シナカルセト塩酸塩，いずれが優先されるべきかは明らかでないが，血清Ca, P値を考慮した両薬の使い分けや併用が必要であろう．JSDTガイドラインでは，intact PTH>500 pg/mLの場合，少なくとも1腺以上の結節性過形成が存在する可能性が高く，副甲状腺インターベンション療法の施行を推奨している[55]．このような高度の2HPTに対してもシナカルセト塩酸塩が有効であることが，さまざまな報告で示されている．前述の自験例（シナカルセト塩酸塩投与の38症例）について，開始時intact PTH値で四分位に分けて解析した（**図15**）．Q1～Q4（Q1:

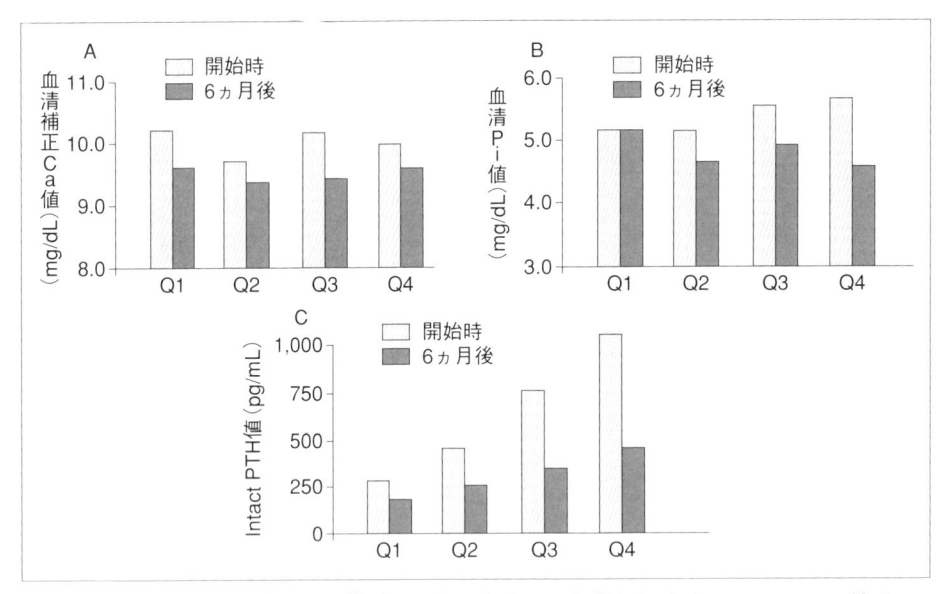

図15 開始時PTH値の四分位別にみたシナカルセト投与によるCa, P, PTH値の変化（A, B, C）
　二次性副甲状腺機能亢進症を呈する38症例を, 開始時intact PTH値で四分位に分け（Q1：92-321, Q2：341-614, Q3：631-843, Q4：874-1309 pg/mL）, 開始時および6ヵ月後で比較した. 開始時PTH値が比較的高いQ3およびQ4群においても, Q1, Q2群と同様に, Ca, P, PTH値を低下させた.

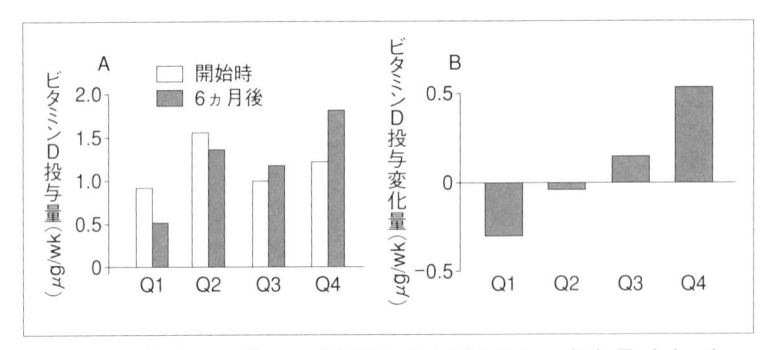

図16 開始時PTH値の四分位別にみたビタミンD投与量（A）, および6ヵ月間の投与変化量（B）
　シナカルセトの投与を開始することにより, Q1, Q2では6ヵ月後のビタミンD投与量を減量でき, Q3, Q4ではビタミンD投与量が増量した.

92～321, Q2：341～614, Q3：631～843, Q4：874～1,309 pg/mL）のいずれにおいても, 概ねCa, P, PTH値は低下した. 言い換えれば, 高度の2HPTと考えられるQ3およびQ4においても, Ca, P, PTH値の低下作用がみられた. 単純に考えると, 副甲状腺インターベンション療法の適応である2HPTに対してもシナカルセト塩酸塩が有効である可能性があり, 内科的治療を継続できると考えられる.

はたして, この考え方は正しいのであろうか？ここで, Q1～Q4におけるビタミンDおよびシナカルセト投与量の変化を図16に示す. Q1, Q2ではビタミンD投与量が減量できるのに対して, Q3およびQ4ではビタミンD投与量が増加している. 軽度の2HPTでは, シナカルセト投与により十分なPTH低下が得られるため, ビタミンDの減量が可能になる. このような臨床経過は, 欧米からも報告されている[59]. 一方, 高度

Ⅲ. 血管石灰化

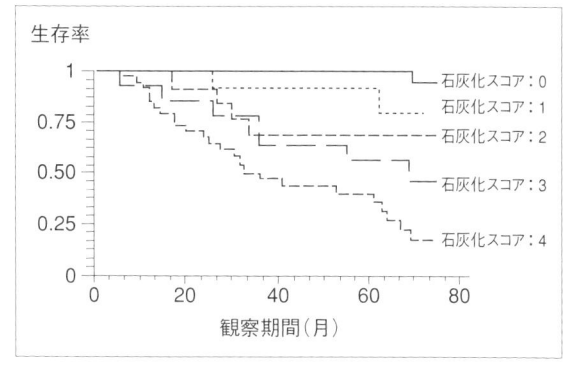

図17 血管石灰化の程度と生存率の関係
単純X線写真で全身の石灰化の有無を調べ，石灰化の部位の程度を0から4までの5段階で評価．石灰化スコアが高い患者で生存率が低いことが示された．
（Blacher J, et al. Hypertension 38：938-942, 2003[65]より一部改変）

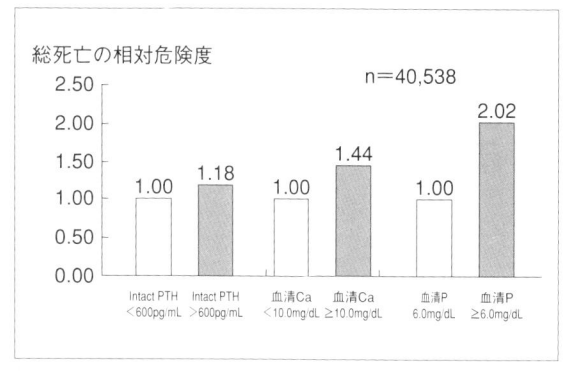

図18 ミネラルの異常と総死亡の関係
高intact PTH血症（≥600 pg/mL），高Ca血症（≥10 mg/dL），高P血症（≥6 mg/dL）では総死亡に対するリスクがそれぞれ1.18倍，1.44倍，2.02倍になる．
（Block GA, et al. J Am Soc Nephrol 15：2208-2218, 2004[68]より一部改変）

の2HPT（Q3, Q4）では，シナカルセト塩酸塩投与により，PTH値はある程度低下するものの十分な低下ではないため，その際のCa値，P値に応じて，ビタミンDもしくはシナカルセト塩酸塩を増量していくことになる．シナカルセト塩酸塩投与によりCa，P値を低下させ，さらにビタミンDを増量していくということが，生体にとって有益であるかは疑問である．近年，ビタミンDの非古典的作用，多面的作用として，生命予後の改善が報告されている[60]．たしかに大規模観察研究ではCa，P，PTHとは独立して，ビタミンD投与が生命予後を改善することが示されている[61]．しかし，ビタミンDの至適投与量に関する報告はない．すなわち，ビタミンDをどこまでも増量してよいかという点は不明である．Jonoら[62]の in vitro の実験では，生理的濃度以上のビタミンD負荷にて，血管平滑筋細胞のCa沈着が用量依存性に増えることが示されている．ラットを用いた実験系においても，腎不全のみならず正常ラットにおいても，ビタミンDの過剰投与は血管石灰化を助長することが示されている．ヒトにおいて，ビタミンD投与量の上限については不明であるが，シナカルセト塩酸塩投与によりビタミンD投与が増量していくことが，腸管からのCa，P吸収を亢進させ，生体内のCa，P含有量を増加させ，血管を含めた異所性石灰化を

助長する可能性は否定できない．これらCa，Pがすべて骨形成に動員されるのであれば問題はないと考えられる．今後，高度の2HPTに対する治療として，シナカルセト＋ビタミンD治療とインターベンション療法のどちらが有用であるか，生命予後の観点から，さらには医療経済学の観点からも検証が必要であると考える．

Ⅲ 血管石灰化

1 CKDにおける血管石灰化と生命予後

CVDは，わが国における透析患者の死因の約30％を占め[63]，透析患者の生命予後を改善するうえで，CVDの予防はきわめて重要である．近年，血管石灰化がCVDを介してCKD患者の生命予後を悪化させることが観察研究を中心に明らかになり[64]，血管石灰化がCKD患者の重篤な合併症として注目されるようになった．Blacherら[65]は，110名の透析患者を対象に，腹部大動脈，大腿動脈，頸動脈の石灰化の部位数によって全身の石灰化の程度を5段階で評価して全死亡やCVD死亡との関連を前向きに検討し，平均53ヵ月の観察期間で，石灰化部位数が多い患者ほど生命予後が悪かったことを報告した（**図17**）．さらにCKD-MBDが血管石灰化や生命予後と密接に関連する

表6 石灰化部位による臨床像の相違

	内膜の石灰化	中膜の石灰化
石灰化部位	動脈内膜	動脈中膜
罹患動脈の部位	大動脈とその分枝部(比較的中枢の太い動脈)	四肢末梢動脈
単純X線写真の所見	島状,斑状(散在性分布)	線上,鉛管状(連続性分布)
確定診断	病理組織学的診断	病理組織学的診断
病理組織像	内膜の粥状動脈硬化巣に一致するCa-P複合体の沈着(von Kossa染色,Alizarin red染色)	中膜の平滑筋層へのCa-P複合体の沈着(von Kossa染色,Alizarin red染色)
形質転換	軟骨細胞化生＞骨芽細胞様化生	骨芽細胞過成化生＞軟骨細胞過成化生
石灰化のもたらす帰結	脳虚血,心虚血などの臓器虚血 粥状動脈硬化巣の破綻	高血圧,脈圧増大,心肥大,心不全,不整脈,四肢の虚血
危険因子	加齢,粥状動脈硬化,炎症,酸化ストレス	慢性腎不全,糖尿病,Ca,P代謝異常
予防と治療	動脈硬化の危険因子の管理(血圧管理,脂質管理,糖代謝管理,禁煙など)	腎不全の進展阻止治療,CKD-MBDの治療,血糖管理
生命予後への影響の程度	内膜石灰化 ＞ 中膜石灰化	

Ca:calcium,P:phosphorus,CKD-MBD:chronic kidney disease-mineral and bone disorder(慢性腎臓病に伴うミネラル骨代謝障害)

ことが近年明らかにされ,CKD-MBDを適切に管理することの重要性が広く知られるようになった[66,67].例えば,CKD-MBDの代表的な合併症としての高P血症や高Ca血症,PTH高値は生命予後が不良であることが知られている(図18)[68].また,高P血症に対するCa非含有P吸着薬の使用によりPが低下すると,血管石灰化の進展が抑制されることが報告された[69].さらにIsakovaら[70]は,10,044人の透析導入患者を,透析導入後の最初の3ヵ月にP吸着薬を使用した患者と使用しなかった患者の2群に分けて,1年間の総死亡とCVD死亡の発症率について観察した結果,P吸着薬を使用した患者のほうが総死亡率,CVD死亡率ともに低値であったことを報告している.以上の報告からもわかるように,CKD-MBDは,血管石灰化を介してCVDを引き起こし,生命予後を悪化させる重要な因子として注目されている.

ただし,これまでの石灰化に関する臨床研究の大半は,動脈内膜の石灰化と中膜の石灰化を厳密に区別して考察されていない.すなわち,粥状動脈硬化としての内膜石灰化と腎不全に特有の中膜石灰化のCVDに及ぼす影響をこれまでの臨床研究は分けて評価できていない.近年,基礎研究と臨床研究によって内膜と中膜の石灰化の発症機序には共通点が多い一方で相違点もあり,臨床的な意義も異なることが明らかとなり[71,72],この2種類の石灰化を区別して理解することが血管石灰化を治療するうえできわめて重要になっている.

2 異所性石灰化としての血管石灰化とその臨床像

腎不全患者で頻繁に認める血管石灰化は,解剖学的分布部位の違いから動脈内膜の石灰化と動脈中膜の石灰化に分けられる[73].この2種類の石灰化は発症機序や危険因子が異なっている(表6).まず動脈内膜の石灰化は粥状動脈硬化症に伴うことが多く,大動脈やその分岐部など比較的太い血管に認める.単純X線写真では,島状の石灰化巣として確認できる(図19A).動脈硬化に伴う内膜の石灰化の臨床的な意義は,内腔狭窄に伴う臓器の虚血にあると考えられる.さらに,動脈硬化に伴うプラークの破綻は石灰化部位で起こりやすいこと,障害された動脈の修復機転を石灰化病変は阻害することなどの特徴が知られている.一方,中膜の石灰化は特に冠動脈や四肢末梢の動脈などの比較的末梢の動脈に発生することが知られ

Ⅲ. 血管石灰化

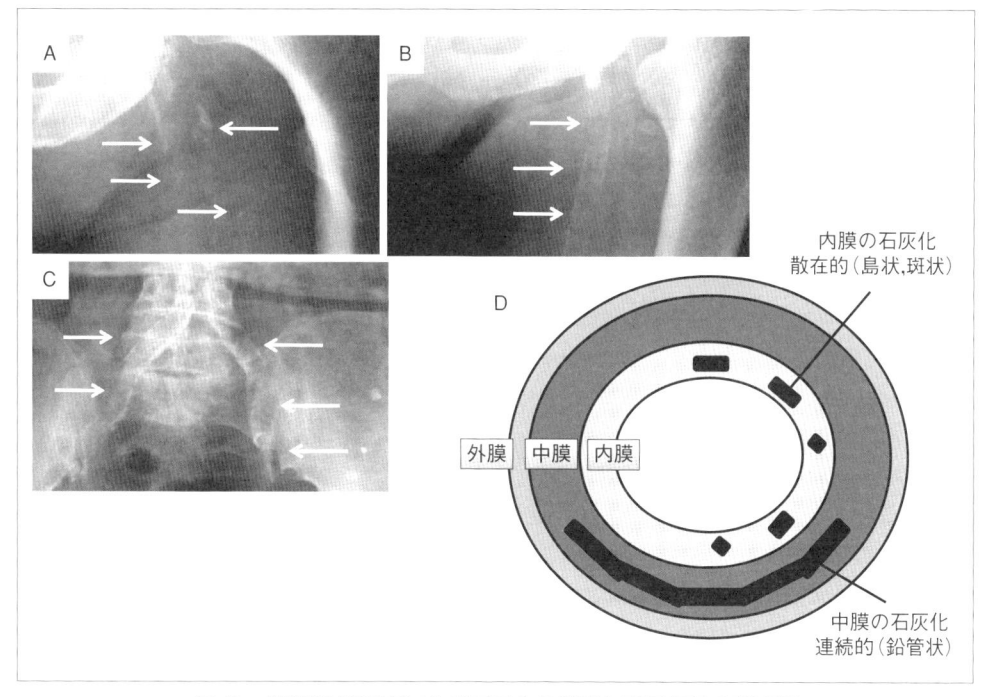

図 19 単純 X 線写真による石灰化の鑑別と石灰部位の模式図
内膜の石灰化は島状に分布し (A), 中膜の石灰化は鉛管状, 線上に沈着する (B).
A：動脈内膜の石灰化 (大腿動脈), B：動脈中膜の石灰化 (大腿動脈), C：内膜と中膜の石灰化 (大腿動脈), D：動脈の三層構造と石灰化部位の模式図.
(London GM, et al. Nephrol Dial Transplant 18：1731-40, 2003[73]より一部改変)

ている. メンケベルグ型石灰化とも呼ばれ, 腎不全患者に特徴的な石灰化である. 単純 X 線写真では連続的な鉛管状, 線上の石灰化像として確認される (**図 19B**). 中膜に石灰化があると, 動脈の伸縮性が低下するために脈派伝搬速度が上昇し, その結果, 収縮期血圧の上昇と拡張期血圧の低下をきたして脈圧が増大する. この血圧異常は, 左後負荷の増加による左室肥大と心臓拡張能の低下による心筋虚血, さらには心不全や不整脈発症の温床になる. また, 四肢末梢動脈の場合は下肢血流の低下を起こすことになる. このように中膜の石灰化も CVD の発症と死亡に関与していることがわかってきた[71,74]. なお, 内膜の石灰化と中膜の石灰化を比較した場合, 内膜の石灰化の方が CVD 発症のリスクはより高いという報告があるが (**図 20**)[73], 両者の CVD 発症に与える影響を分けて比較した報告は現時点ではほとんどない.

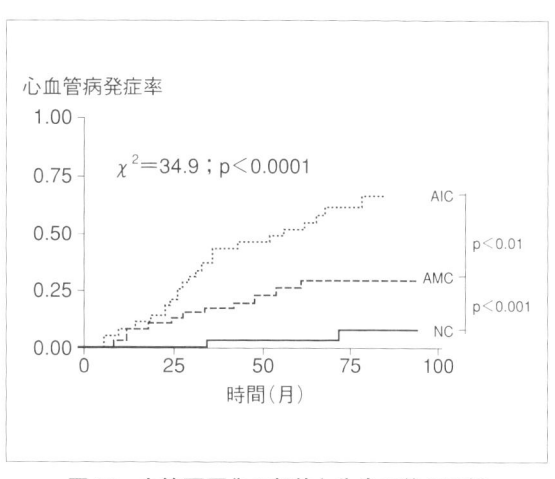

図 20 血管石灰化の部位と生命予後の関係
内膜に石灰を有する群 (AIC) で心血管病発症率がもっとも高い. また中膜に石灰化を有する群 (AMC) は石灰化がない群 (NC) に比べて心血管病発症率が高い.
NC：血管石灰化なし, AMC：血管中膜の石灰化あり, AIC：血管内膜の石灰化あり.
(London GM, et al. Nephrol Dial Transplant 18：1731-40, 2003[73]より一部改変)

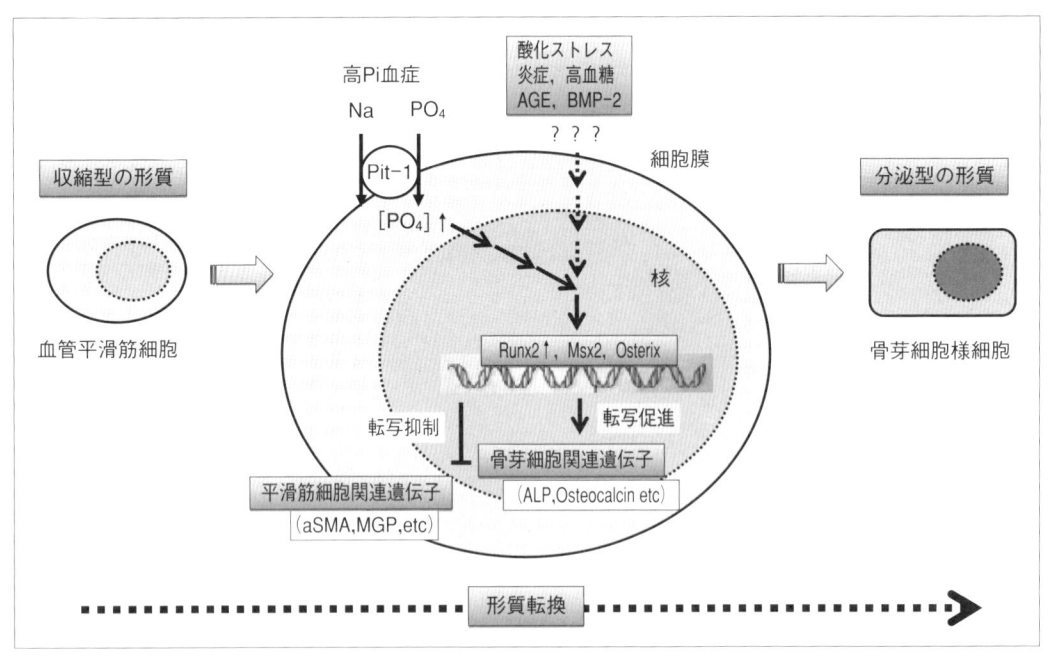

図 21 血管石灰化と形質転換

細胞外の PO₄ は Na-PO₄ 共輸送体を介して細胞内に取り込まれる.
細胞内に取り込まれた PO₄ が引き金となり,核では骨芽細胞関連の遺伝子の転写が促進される.一方,平滑筋関連の遺伝子の転写が抑制され,細胞の形質は収縮型から分泌型に変化する.
高血糖や炎症や酸化ストレスも未知の機所によって骨芽細胞様細胞への形質転換を促進する.
AGE : advanced glycation endproduct
ALP : alkaline phosphatase (アルカリホスファターゼ)
aSMA : alpha smooth muscle action (アルファ平滑筋アクチン)
BMP-2 : bone morphogenic protein-2
MGP : matrix gla protein (マトリックスグラ蛋白)
Na : sodium (ナトリウム)
Pit-1 : ナトリウム-リン共輸送体
PO₄ : phosphorus (無機リン)
Runx2 : Runt-related gene 2
(Giachelli CM. J Am Soc Nephrol 14 (Suppl 4) : S300-S304, 2003[75] より一部改変)

3 血管石灰化の発症機序

血管の石灰化の発症メカニズムは,動脈壁の変性・壊死過程で起こる Ca や P の受動的な血管壁への沈着であると従来考えられてきた.しかし,1990 年台以降,主に基礎実験によって血管壁の石灰化は血管平滑筋細胞の骨芽細胞様細胞への形質転換を伴う動的かつ制御された機構(骨化生)を背景に起こること(図 21)[75],すなわち血管の石灰化は,骨・軟骨組織の生理的石灰化過程と多くの共通点を有していることが明らかになってきた.Jono ら[76] は細胞外の P (PO4) が平滑筋細胞上の Pit-1 という Na-PO4 共輸送体(Na-P type Ⅲ)によって細胞内に取り込まれ,それが引き金になって平滑筋細胞が石灰化形質を持つ骨芽細胞様細胞に変化するという基礎実験結果を報告した.この報告は,高 P 血症を呈する腎不全患者において血管石灰化が高度な症例が多いという観察研究の結果を説明できる重要な知見であった.さらに,血管平滑筋の形質転換においては,骨芽細胞への形質転換を方向づけるうえで重要な Runx-2 や Msx-2 といった転写因子の活性化が関係していることも明らかとなってきた.現在では,高 P 血症以外にも尿毒素,酸化ストレス,炎症性サイトカイン,酸化 LDL (low density lipoprotein), BMP-2 (bone morphogenetic protein-2）など腎不全患者で集積する多くの因子が平滑筋の形質転換を促進することが報告されている[77]．これらの多くは動脈硬化を促進する因子でもあり，動脈硬化巣における内膜の石灰化形成にもこれらの因子が関与している可能性がある．実際，内膜の石灰化は粥状動脈硬化性プラークに生じるが，ここには脂質沈着とともにマクロファージやリンパ球などの炎症細胞が浸潤しており，これらの細胞が産生するTNF-α（tumor necrosis factor-α）などの炎症性サイトカインが，平滑筋細胞の骨芽細胞様細胞への形質転換を促進することが報告されている[78]．このように内膜と中膜の石灰化過程には共通する点が非常に多いことがわかっている．一方で，石灰化形成機序における相違点も報告されており，両者の発症機序の明確な違いは未だ不明である．実際，腎不全患者では内膜の石灰化と中膜の石灰化の両方を有する患者が多く（図19C），腎不全そのものが内膜の石灰化と中膜の石灰化の両方を促進する可能性が考えられる．ただし，中膜の石灰化は腎不全特有の病態に起因した石灰化であると基本的には考えられている．なお，内膜および中膜の石灰化は骨化生に加えて軟骨化生も一部に認めることがわかっており[79]，石灰化進展には多彩な機序が作用していると考えられる．

高P血症は，形質転換を誘導する以外にも血管石灰化を促進する作用があることが明らかとなってきた．高P血症は血管平滑筋細胞にアポトーシスを誘導し，その結果生じたアポトーシス小体が，血管局所にCaやPが沈着するための核

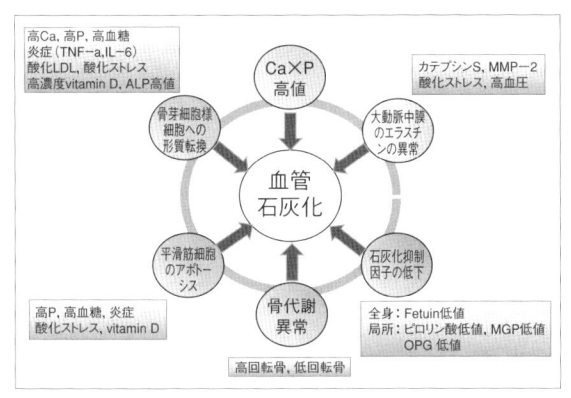

図22 腎不全における血管石灰化発症の仕組み
腎不全における血管には多くの要因が関係している．
ALP：alkaline phosphatase（アルカリホスファターゼ）
IL-6：interleukin-6（インターロイキン6）
MGP：matrix gla protein（マトリックスグラ蛋白）
LDL：low density lipoprotein（低脂肪リポ蛋白）
OPG：osteoprotegerin
TNF-a：tumor necrosis factor-alpha
MMP-2：matrix metalloproteinase

表7 石灰化を評価する検査の比較

	測定部位	定量性	時間	費用	普及度	被爆	内膜と中膜の区別	備考
単純X線	胸部，腹部 四肢末梢 大関節周囲	半定量	短	安価	高	少ない	分布と形状によっては一部可能	
単純CT	胸部，腹部	半定量	中	高価	高	多い	困難	
EBCT	冠状動脈	定量	長	高価	低	多い	困難	
MDCT	冠状動脈	定量	長	高価	低	多い	困難	
MRI	心臓 大血管	定量	長	高価	低	なし	困難	
頸部エコー	内頸動脈 外頸動脈 総頸動脈	半定量	中	普通	中	なし	困難	存在診断に近い
PWV baPWV cfPWV		半定量	短	普通	高	なし	困難	血管の硬さで間接的に石灰化の程度を評価

CT：computed tomography，EBCT：electron beam CT，MDCT：multi-detector CT，MRI：magnetic resonance imaging，PWV：pulse wave velocity，baPWV：branchial-ankle PWV，cfPWV：carotid-femoral PWV

として機能することで石灰化を促進することが報告されている[80]. このアポトーシスには, 細胞内シグナル伝達の1つであるGas6-Axl-PI3K-AKT経路の抑制が重要であることも報告されている[81]. 石灰化プロセスにおけるアポトーシス小体の関与は, 骨においてCaとPがハイドロキシアパタイトとして骨器質に沈着する際に, 骨器質の足場として骨芽細胞が分泌するマトリックス小胞が重要であることと相似の関係にある. すなわち, アポトーシスも血管石灰化において重要な要因であることがわかってきたのである. このアポトーシスは酸化ストレスにより生成された酸化LDLなどの変性脂質, TNF-α, interferon-γ, interleukin-1β などの炎症性サイトカイン, nitric oxide なども関与すると考えられ, 多彩な要因がアポトーシスを誘導することが知られている.

また, 腎不全では石灰化の促進因子が集積しているとともに石灰化の防御機構が血中および組織局所で破綻しており, この防御機構の破綻が血管石灰化を助長している可能性が指摘されている.

例えば基礎実験では, 既に石灰化抑制因子として知られている matrix Gla protein (MGP) や osteoprotegerin (OPG) や肝臓で合成される fetuin-A などの遺伝子をノックアウトしたマウスにおいて全身の血管に高度の石灰化をきたすことが示されている[82-84]. fetuin-A は循環血中で石灰化を抑制する因子として働き, MGP や OPG は血管局所における石灰化抑制因子として作用していると現在では考えられている. 他にも動脈中膜のエラスチンの異常, さらに酸化ストレス, 終末糖化産物 (advanced glycation end-product: AGE), 慢性炎症など多くの因子が腎不全病態下の血管石灰化の発生と進展に複雑にかかわっていると考えられる. 現時点でわかっている血管石灰化促進因子と抑制因子, さらに石灰化形成の仕組みを模式的に示す (図22).

4 血管石灰化の診断と評価方法

血管石灰化を評価する方法は非常に多く (表7,

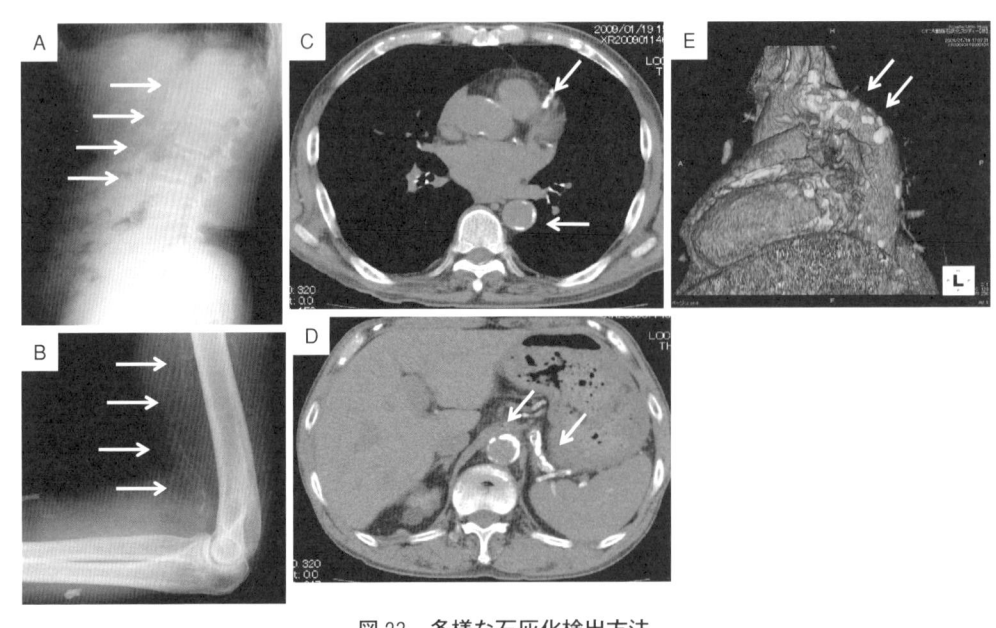

図23 多様な石灰化検出方法
A：単純X線写真（腹部）．胸部・腹部大動脈の石灰化像（矢印）
B：単純X線写真（上肢）．上腕動脈の石灰化像（矢印）
C：単純CT（胸部）．冠動脈と腹部大動脈の石灰化像（矢印）
D：単純CT（腹部）．腹部大動脈と脾動脈の石灰化像（矢印）
E：単純MRI（胸部）．大動脈弓と冠動脈の石灰化像（矢印）

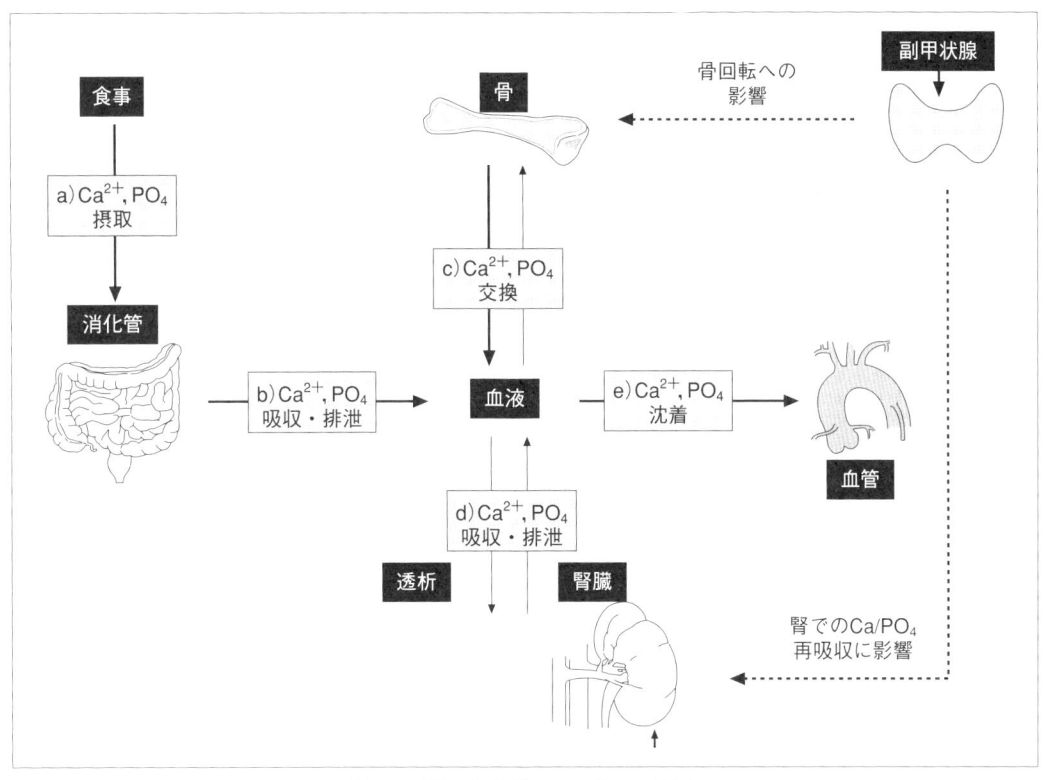

図24 腎不全患者のCaとPの流れ

石灰化を防ぐためにはa)〜e)のすべてのステップを適正にする必要がある．b)はほぼ一方向性，c)とd)は両方向性．高度の副甲状腺機能亢進症では主にc)に影響が出る．この場合はc)を抑えるためにビタミンDやシナカルセトを使用する．またa)が原因の場合は食事制限あるいはb)のステップでリン吸着薬を使用する．透析患者の場合は透析量を増やすことでd)を調整することができる．なお，矢印の方向はCa^{2+}とPO_4の動く方向を，矢印の太さはCa^{2+}とPO_4の移動の量を表す．
　Ca^{2+}：calcium ion（カルシウムイオン），PO_4：phosphorus（リン）．

図23），それぞれの検査の利点と欠点を理解して目的に応じて使い分けることが重要である．血管の石灰化は，CaがX線不透過性であることを利用して古くから単純X線写真で容易に検出されてきた．胸部，腹部大動脈や四肢末梢の血管石灰化を軟部組織や関節周囲の異所性石灰化を検出できる．単純X線写真は特殊な装置を要せず簡便かつ安価である点が長所で定期的な測定も可能であり，単純X線写真での半定量化も試みられている[85]．しかし，正確な定量化や早期病変の検出が難しいという点で問題が残る．一方，CTは定量性において単純X線写真より優れており，近年はelectron-beam CT（EBCT）やmulti-detector CT（MDCT）によって動脈石灰化の程度を正確に定量化できるようになった[86]．しかし，CTは実施可能な施設が限られ医療費も高額になる点，さらには被曝量が多くなる点が問題として残る．また，EBCTにせよMDCTにせよ，いずれの測定方法も内膜の石灰化と中膜の石灰化を完全に識別することは難しい．加えて，ごく軽度の石灰化は検出しにくいという欠点も存在する．MRIは，造影剤を使用せずに大動脈や冠動脈の石灰化の定量的な評価が可能であるが，実施可能な施設が限られ医療費が高額になる点はCTと同様である．他にも，頸動脈エコーを用いて石灰化を検出する方法[87]や脈波伝搬速度（pulse wave velocity：PWV）によって血管の硬さを評価する方法[88]などが知られているが，いずれも石灰化の補助的な評価方法にすぎない．

5 CKD-MBDの管理による血管石灰化の予防と治療

血管の石灰化は骨ミネラル代謝にかかわる重要臓器である，腎臓，副甲状腺，骨，消化管，血管などの軟部組織の間で行われるCaやPなどの出納と分布が長期にわたって障害されるために発症する（図24)[89]．したがって，血管の石灰化を防ぐ治療とはこれらの関連臓器におけるCaとPの出入りと分布を適正にすることに他ならない．JSDTガイドラインをはじめとした多くのガイドラインは，検査値（Ca，P，PTHなど）の目標範囲の設定と治療方針を提示し，ガイドラインを適用する患者のミネラル骨代謝が適正になることを期待している[55]．検査値を目標範囲に管理できるということは，すなわち副甲状腺機能と骨回転を適正にし，CaとPの摂取量と除去量の均衡を図り，CaとPの分布を適正にすることといえる．一方，検査値の目標範囲からの逸脱は即ち臓器間のネットワークの調整が未だ不十分であることを意味している．ガイドラインの目標値達成が難しいのは，骨ミネラル代謝を制御するシステム（副甲状腺，骨，腎臓など）が崩壊しているにもかかわらず臓器間の代償反応が維持されていること，CKD-MBD治療薬の多くが複数の臓器に同時に影響を与えること，副作用のために治療薬が十分量使用できないことなどが原因である．

高P血症はP負荷に対する相対的なP除去の低下が原因である．治療はPの摂取制限，適切なP吸着薬の選択と使用，透析患者の場合は透析によるPの除去になる．また2HPTによる骨からPの遊出が原因の場合は2HPTを治療する．高Ca血症の原因は高度の2HPTによる骨からのCaの遊離，不適切なCa含有P吸着薬の使用によるCa負荷の増加，過剰な活性型ビタミンD製剤の使用による消化管からのCa吸収の増加や骨吸収の増加，無形成骨症による骨緩衝能の低下などが原因と考えられ，病態に応じて薬剤の調整が必要である．2HPTに対する治療薬にはビタミンD製剤とシナカルセト塩酸塩がある．

近年，血管石灰化は透析を導入する以前の保存期から進行することが知られるようになり[90]，保存期から血管石灰化を防ぐ治療が重要であることが認識されるようになってきた．例えばPTHやFGF-23の上昇さらには活性型ビタミンDの低下はCaやPの異常が明らかではないCKDステージ3で早くも認めることがわかっており[91]，保存期から積極的にP吸着薬や活性型ビタミンDを投与することによって血管石灰化を予防できる可能性が考えられる．一方，保存期ではCKD-MBD以外の石灰化を進展させる要因の存在が報告されつつある．例えば，酸化ストレスは保存期の比較的早期から上昇し，腎不全病態下のさまざまな臓器異常の発症と進展にかかわることが報告されている．また，近年血管石灰化と酸化ストレスの関連も指摘されている[92]．他にも慢性炎症やAGEが保存期の石灰化進行にかかわっていることが示唆されており，将来的には抗炎症薬や抗酸化薬が血管石灰化の治療薬になる可能性が考えられる．

6 血管石灰化の可逆性

血管石灰化を含めた異所性石灰化が可逆性を有するかどうかは，今後明らかにすべき重要なテーマである．腫瘍状石灰化などの，血管石灰化以外の異所性石灰化の可逆性については，これまでに多くの症例で確認されている．例えば，膝や股関節や肩などの大関節周囲の腫瘍状石灰化は，副甲状腺摘出術やシナカルセト塩酸塩などの適切な治療の結果，一定の期間を経て消退することが知られている[93]．

小動脈や細動脈レベルの血管石灰化の可逆性についても報告されており，皮下の小動脈の石灰化病変であるカルシフィラキシスは，さまざまな治療によって改善することが証明されている[94]．また，Aladrénら[95]は，高度の2HPTを呈する血液透析患者にシナカルセト塩酸塩を2年間投与し，単純X線写真で検出した手指末梢の動脈石灰化が軽快したことを報告し，末梢動脈の石灰化の可逆性の可能性について言及している．

大血管や冠動脈の石灰化の可逆性についてはほとんど報告がない．Qunibiら[96]は，スタチンとセベラマー塩酸塩の併用療法が冠動脈石灰化に及

表8 ガイドラインにおける血管石灰化

発表団体	発表年	推奨する検査	測定部位	該当箇所/関連記載	推奨根拠のレベル	備考
K/DOQI[101]	2003	単純X線写真	四肢末梢の動脈	GUIDELINE 2.4	専門家の意見	四肢末梢動脈の検出には骨撮影が有用との記載のみ.
JSDT[90]	2006	胸部, 腹部単純X線写真	胸部・腹部動脈	第2章(解説)	専門家の意見	ガイドラインが明確に推奨する検査方法の提示ないが, 石灰化の評価の必要性は提示.
KDIGO[3]	2009	胸部, 腹部単純X線写真 心臓超音波検査	胸部・腹部大動脈 心臓弁	GUIDELINE 3.2	Level 2C	石灰化について直接言及した条文とその解説がある. 数あるガイドラインの中で初めての試み.

K/DOQI：Kidney Disease Outcome and Quality Initiative
JSDT：Japanese Society for Dialysis Therapy
KDIGO：Kidney Disease Improving Global Outcome

ぼす影響について1年間観察したCARE-2試験において，併用療法は石灰化の進展を抑制できなかったと報告した．一方，Ropezら[97]は，ラット大動脈の石灰化モデルにおいて低P食とシナカルセト塩酸塩の併用が動脈石灰化を退縮させたことを報告し，石灰化の可逆性が期待できることを示している．また，血管石灰化の可逆性という観点からすれば，腎移植患者において血管石灰化が改善するかどうかは注目に値する．Mazzaferroら[98]は41名の腎移植患者と30名の非腎移植透析患者において冠動脈石灰化を2年間観察し，一部の患者は石灰化スコアが減少したと報告している．しかし，他の多くの研究によれば冠動脈石灰化の進展速度が血液透析患者に比べて緩やかになることはあっても石灰化スコアが改善したという報告はなく，現時点では腎移植によって血管石灰化を改善することは難しいと考えられる[99]．

近年，ビスフォスフォネート製剤の一種であるエチドロネート[100]やチオ硫酸ナトリウムが血管石灰化を改善することが，基礎研究と臨床研究で報告されている．石灰化の可逆性の有無については，今後さらなる研究が必要である．

7 CKD-MBD のガイドラインと血管石灰化（表8）

血管石灰化の予防や治療について詳しく触れたガイドラインはほとんどない．2003年に米国腎臓病財団が発表したK/DOQI（Kidney Disease Outcome and Quality Initiative）ガイドライン[101]では，骨撮影は腎不全患者の骨病変評価には有効でないとしているが，末梢動脈の石灰化を検出する方法として有用であると記載するにとどまっている．また，JSDTガイドライン[55]では，2HPTに関するガイドラインで，石灰化についての直接的な記載はない．しかし，第2章の解説の中でBlockらの行った冠動脈石灰化に対するCa非含有P吸着薬とCa含有P吸着薬の効果を比較する論文[102]を引用して，Ca非含有P吸着薬のほうが冠動脈石灰化の進展を抑制する可能性について言及している．ただし，石灰化の検出方法については明確に推奨していない．現在改訂作業中の第2版ガイドラインでは，石灰化に関する記載が加えられることが期待される．

既に発表されたガイドラインの中で，血管石灰化について直接的な記載があるのはKDIGOガイドラインのみである[3]．このガイドラインでは，石灰化に関する章を設け，血管石灰化と心臓弁石灰化の検出方法として単純X線写真を推奨し，必要に応じてCTなどの特殊検査を追加する立場を明示した（2C）．また，血管石灰化を有する患者はCVDのハイリスク群であると明言している（2A）．ただし，KDIGOガイドラインでも，石灰化の存在が明らかになった場合の石灰化に対する特別な治療法は提示されていない．現時点では，P吸着薬などを適切に使用してCKD-MBD

を綿密に管理し，石灰化を予防することが重要であると考えられる．実際，石灰化がCVDの発症と関連し，生命予後を規定する重要な因子であることが観察研究で明らかになってはいるものの，P吸着薬などの治療介入によって血管石灰化が抑制され，その結果として，CVD発症や生命予後の改善が本当に達成できるかどうかに関しては，現時点で明確なエビデンスは得られていない．今後，P吸着薬，ビタミンD製剤，シナカルセト塩酸塩の使用などによって血管石灰化が抑制され，さらに生命予後が改善するかどうかに関して検証していくことが必要である．

IV CKD-MBDに伴う骨病変

1 骨の生理

骨は形態と生体剛性を維持する内骨格としての役割や，カルシウム（Ca）やリン（P）などの動的な調節を行うミネラルの貯蔵庫としての役割を担っている．骨は主に3種類の細胞から成り立っている．すなわち，間葉系細胞由来の骨芽細胞，骨細胞が終末分化した骨細胞そして造血幹細胞由来の破骨細胞である．骨芽細胞は骨形成に，骨細胞は骨量の維持に，破骨細胞は骨吸収にかかわっている．

骨代謝には成長期に限って認める骨の改築を伴うモデリングと，骨・ミネラル代謝にかかわるリモデリング（再構築）の2つの現象が存在する．リモデリングは主に破骨細胞による骨吸収とそれに引き続く骨芽細胞による骨形成のカップリングによって成り立つ．骨は数ヵ月かけて段階的に新しい骨組織に置き換わる．蓄積した微小骨折や骨構造の異常はこの過程で修復され，常に一定の骨量と適切な骨強度が維持されている（**図25**）．このプロセスは同時に細胞外液のCaの恒常性の維

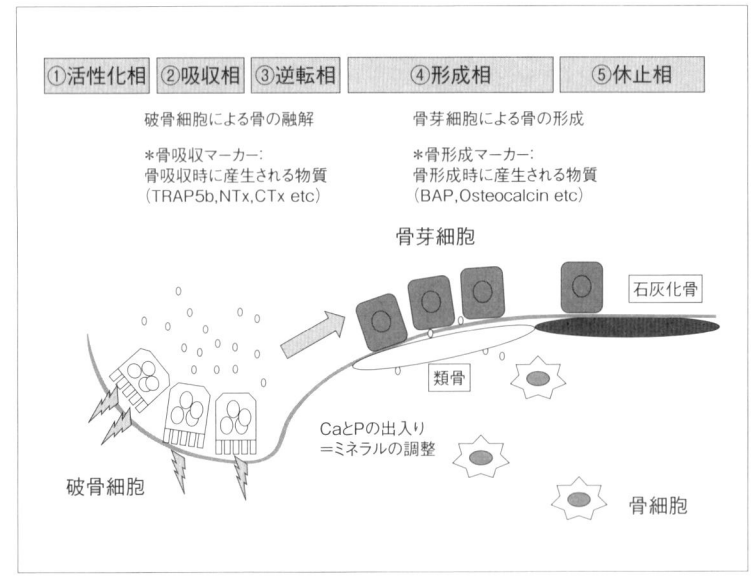

図25 正常な骨におけるリモデリング

骨のリモデリング（再構築）は，破骨細胞による骨吸収とそれに引き続く骨芽細胞による骨形成によって成り立ち，カルシウム代謝と骨量維持の役割を担っている．骨のリモデリングは大きく5期に分けることができる．
5期とは①活性化相，②吸収相，③逆転相，④形成相，⑤休止相である．
BAP（bone type alkaline phosphatase）：骨型アルカリホスファターゼ
CTx（C-terminal telopeptide）：1型プロコラーゲン架橋Cテロペプチド
NTx（N-terminal telopeptide）：1型プロコラーゲン架橋Nテロペプチド
TRAP5b（tartrate resistant acidic phosphatase 5b）：酒石酸抵抗性酸フォスファターゼ5b

Ⅳ．CKD-MBDに伴う骨病変

表9　骨リモデリングにかかわる生理活性物質

副甲状腺ホルモン	BMP-2
カルシトニン	インターフェロンγ
活性型ビタミンD	インターフェロンβ
エストロゲン	インターロイキン1
アンドロゲン	インターロイキン6
副甲状腺ホルモン関連ペプチド	TNF-α
プロスタグランジンE2	線維芽細胞増殖因子

BMP-2（bone morphogenetic protein-2）：骨形成蛋白2
TNF-a（tumor necrosis factor-a）：腫瘍壊死因子A

持にもかかわっており，副甲状腺ホルモンなどの多くの因子がリモデリングの速度を精妙に調整している（**表9**）．1回のリモデリングは**図25**が示すように活性化相，吸収相，逆転相，形成相，休止相のサイクルで達成され，全体としては骨形態の改築を伴わない．腎不全ではこのリモデリングに異常をきたし，CaとPの代謝異常さらには骨の形態や機能の異常が起こる．一方，腎不全下では骨吸収が先行しない特殊な骨形成（＝ミニモデリング）の存在が明らかになり，微小骨損傷の修復過程にかかわっていることが知られており，腎不全における骨代謝は非常に複雑で理解するのが難しい[103]．

近年，P利尿因子として線維芽細胞増殖因子23（fibroblast growth factor 23：FGF23）が発見された．FGF23は主に骨で産生され，遠隔臓器である腎臓に作用することが報告されている．このことは骨自身が巨大な内分泌臓器としての役割も担っていることを示しており，骨の機能が多彩であることを物語っている[104]．

2 従来の骨病変分類

腎不全ではさまざまな要因によって先に述べた正常な骨代謝（リモデリング）が障害され，多彩な骨病変を呈することが知られている．一般に腎不全が進行すると，高P血症，血中活性型ビタミンDの低下さらには低Ca血症を呈する．その結果，副甲状腺機能が亢進して（secondary hyperparathyroidism：2HPT），副甲状腺ホルモン（parathyroid hormone：PTH）の過剰分泌が引き起こされる．この過剰に分泌されたPTHは骨回転を亢進させ，骨は線維性骨炎を呈するようになる．また腎不全では骨に対するPTHの作用不全が知られており（骨のPTH抵抗性），一定の骨回転を得るためには正常の数倍レベルのPTHが必要である．このため，相対的にPTHが低い場合は，正常なPTHレベルであっても低回転骨になりうる．また活性型ビタミンDの欠乏などに伴って骨軟化症を呈する場合もある．以上のような腎不全におけるさまざまな代謝性骨障害は腎性骨異栄養症（renal osteodystrophy：ROD）と総称され，骨生検で得られる複数のパラメーターによって5型（いわゆるSherrardの5型）に分類されている[2]．高回転型に分類される線維性骨炎型（osteitis fibrosa：OF）と混合型（mixed uremic osteodystrophy：MUO），低回転型に分類される骨軟化症型（osteomalacia：OM）と無形成骨症型（adynamic/aplastic bone disease：ABD），そして骨回転と類骨量ともに正常に近い軽度変化型（mild hyperparathyroidism：Mild HPT）がある（**表10**）．

RODの歴史は古く，1937年にAlbrightらの腎不全患者における線維性骨炎の報告にさかのぼる[105]．腎不全による頻度の高い骨病変は2HPTに対する治療薬の発達やプラクティスパターンの変化に伴って時代とともに大きくその分布は変動してきた．1970年代は高P血症やビタミンD欠乏に伴う線維性骨炎型がほとんどであった[106]．また低Ca血症や活性型ビタミンD欠乏に伴い，類骨が著明に増加する骨軟化症型も認めていた．1980年代には活性型ビタミンDの補充が可能になり線維性骨炎の管理が可能になるとともに，活性型ビタミンD欠乏による骨軟化症も減少した．その一方でP吸着薬として使用されていたアルミニウム製剤がアルミニウム骨症という骨軟化症の原因になることが明らかになった．時代が下って1990年代になると，使用されるP吸着薬はCa含有P吸着薬が大半を占めるようになった．またビタミンD製剤が併用される症例も増えたため，Ca過負荷に伴う副甲状腺機能低下症を背景に，無形成骨症などの低回転骨の症例が増加す

表10 Sherrardの5分類

分類名	類骨量 OV/TV	線維組織量 Fb.V/TV	骨形成度 BFR/BV	骨組織の概要	典型的な病態
線維性骨炎型 (OF)	<15%	>0.5%	亢進	骨回転が亢進し,骨細胞による骨吸収が骨芽細胞による骨形成を凌駕した状態.骨の線維成分が増加している.破骨細胞と骨芽細胞はともに増加する.	二次性副甲状腺機能亢進症
混在型 (MUO)	>15%	>0.5%	低下〜亢進	骨回転が亢進し,線維成分が増加するとともに,類骨量も増加した状態.	
骨軟化症型 (OM)	>15%	<0.5%	低下	類骨のミネラル化が障害された状態.結果として類骨が増加する.骨回転も低下している.	Al骨症,活性型ビタミンD欠乏
無形成骨症型 (ABD)	<15%	<0.5%	低下	骨回転が極端に低下し,破骨細胞と骨芽細胞はともに減少している.	低PTH血症,PTx後,活性型ビタミン過剰投与
軽度変化型 (Mild HPT)	<15%	<0.5%	低下していない	健常人に近い骨代謝状態.通常この型に骨状態を維持するには正常の数倍のPTH濃度が必要.	

ABD (adynamic bone disease):無形成骨症,Al (aluminum):アルミニウム,BFR (bone formation rate):骨形成率,BV (bone volume):骨量,Fb.V (fibrosis volume):線維化骨髄量,HPT (hyperparathyroidism):副甲状腺摘出術,MUO (mixed uremic osteodystrophy):混合性尿毒症性骨異栄養症,OF (osteitis fibrosa):線維性骨炎,OM (osteomalacia):骨軟化症,OV (osteoid volume):類骨量,PTx (parathyroidectomy):副甲状腺摘出術,TV (tissue volume):骨組織量.(Sherrard DJ, et al. Kidney Int 43:436-442, 1993[2])より一部改変して引用).

る傾向がみられるようになった.無形成骨症は石灰化が可能な類骨面が著減しており,生体内のCaとPの緩衝能力が著しく低下している状態で,近年血管石灰化との関連が報告されている[107].以上のようにRODの病態の多くはSherrardの5型に分類されるが,必ずしも上記の5型に分類できるわけではない.さらに骨粗鬆症やアミロイド骨症などの腎不全患者に認める重要な合併症が評価の対象外にあり,別個に評価する必要がある.

また,腎不全では$β_2$-ミクログロブリンが関節などの多くの臓器に蓄積し,特に長期透析患者ではアミロイド骨症を発症する[108].アミロイド骨症は透析アミロイドーシスの1つで,滑膜に付着した$β_2$-ミクログロブリン由来のアミロイドの周辺に起こる骨吸収病変を指し,RODとして扱われる場合もある.アミロイド骨症としては,骨嚢胞や破壊性関節症,破壊性脊椎関節症などが知られている.

3 KDIGOが定める新しい骨症分類

2003年以降,CKD-MBDの概念が提唱され,これまで骨病変を主体に考えられていた腎性骨異栄養症(renal osteodystrophy:ROD)という概念はCKD-MBDという血管石灰化も含めた全身性疾患という新しい疾患概念に包括された[1].この疾患概念の変化に伴い,これまで用いられていたRODという用語は骨生検で診断された病理組織的診断に限定して使用されるようになった.さらにCKD-MBDに対してはLBC分類が新たに用いられることになった(表11).このLBC分類では,臨床検査値(血清Ca,P,ALP値)の異常がL(Laboratory abnormalities),骨代謝の異常がB(Bone Disease),石灰化病変がC(Complications of Vascular and Soft Tissue)で表記されている.

さらに骨病変もTMV分類という新しい分類方法に基づいて評価するようになった(図26).

表11 LBC分類

Type	Laboratory abnormality	Bone Disease	Complication of Vascular or Other Soft Tissue
L	+	−	−
LB	+	+	−
LC	+	−	+
LBC	+	+	+

Laboratory abnormalities (L):検査値異常
Bone Disease (B):骨病変
Complication of Vascular or Other Soft Tissue (C):血管および他の軟部組織の合併症
(Kidney Disease: Improving Global Outcomes (KDIGO) CKD-MBD Work Group. Kidney Int 76 (Suppl 113): S1-S130, 2009[3] より一部改変)

TMV分類では骨代謝回転（T:turnover），骨のミネラル化（M:mineralization），骨量（V:bone volume）の3軸で骨病態が分類される．これまで知られていた5つの骨病型との関係は図26のごとくである．TMV分類では"骨量"の項目が新たに設定されており，骨の脆弱性を評価する可能性を示している．なお，近年このCKD-MBDの概念を全面的に引き受けた世界共通のガイドラインとして，K/DIGOは新しいガイドラインを発表している[3]．

4 骨病変の診断と評価方法

1 骨生検

骨生検は骨の状態を評価するもっとも信頼性の高い検査である．通常は骨折，骨痛，骨代謝マーカー異常，骨塩量低下の原因を検索する目的で実施する．骨生検によって海綿骨の組織学的評価と骨形態計測を定量的に行い，骨代謝状態を把握することができる．通常は海綿骨を多く含む腸骨を局所麻酔下で採取する．生検前にテトラサイクリン標識を行えば，骨生検組織に時間軸が加わるため得られる情報量が飛躍的に増大する．ただし骨生検は侵襲性が高いため反復実施が難しい．さらには形態計測を行うための脱灰標本作製の困難さや形態測定に技術を要するため実施可能な施設が限られていることなどの欠点がある．テトラサイクリン標識に基づいた骨代謝動態計測法は骨形成率，類骨量，線維組織量などの計測が可能である（図27）．RODはこれらのパラメーターに基づいて大きく5群に分類されている[2]（表10）．

2 骨代謝マーカー

骨生検は侵襲性が高く繰り返し行うことが事実上不可能である．そこで，骨代謝を推定するためにPTHなどの骨代謝マーカーが使用される．PTHは本来副甲状腺機能の指標であって骨代謝を直接反映するものではない．しかし，PTHの数値が極端に高い場合や低い場合には比較的正確に骨回転を推測することができ非常に有用である．実際2003年に米国腎臓財団（NKF）が発表した骨とミネラル代謝に関するガイドラインでは，Sherrardら[2]の報告などを参考に骨回転を適正に管理することを最優先し，intact PTHの目標値を150～300 pg/mLに設定した[109]．しかし，腎不全患者においては骨のPTHに対する感受性は個人差が大きいことが知られている．このため，さまざまなガイドラインが定める目標範囲に管理されている患者にも低回転から高回転骨まで幅広く存在することも知られている[110]．このことはPTH単独では骨代謝を正確に評価できないことを示している．ここに他の骨代謝マーカーを併用する意義が見出される．

骨代謝マーカーは骨形成を反映する骨形成マーカー（主に骨芽細胞が産生する蛋白質あるいはその分解産物）と骨吸収を反映する骨吸収マーカー（破骨細胞によって骨が吸収される際に骨組織から遊離する骨器質の分解産物）に分類される（表12）．どちらの骨代謝マーカーも骨生検で得られる骨形態計測上の骨形成および骨吸収とそれぞれよく相関し，骨回転状態を推測できる．ただし多くのマーカーが腎機能に影響されるため，正常腎機能者の基準範囲をそのまま使用できない．さらに尿が採取できない透析患者では，尿中に排泄される骨代謝マーカーは使用しにくい．現時点では，骨形成マーカーとしては骨型アルカリフォスファターゼ（BAP）が推奨され，骨吸収マーカーとしては酒石酸抵抗性酸性フォスファターゼ（tartrate resistant acidic phosphatase：TRAP5b）

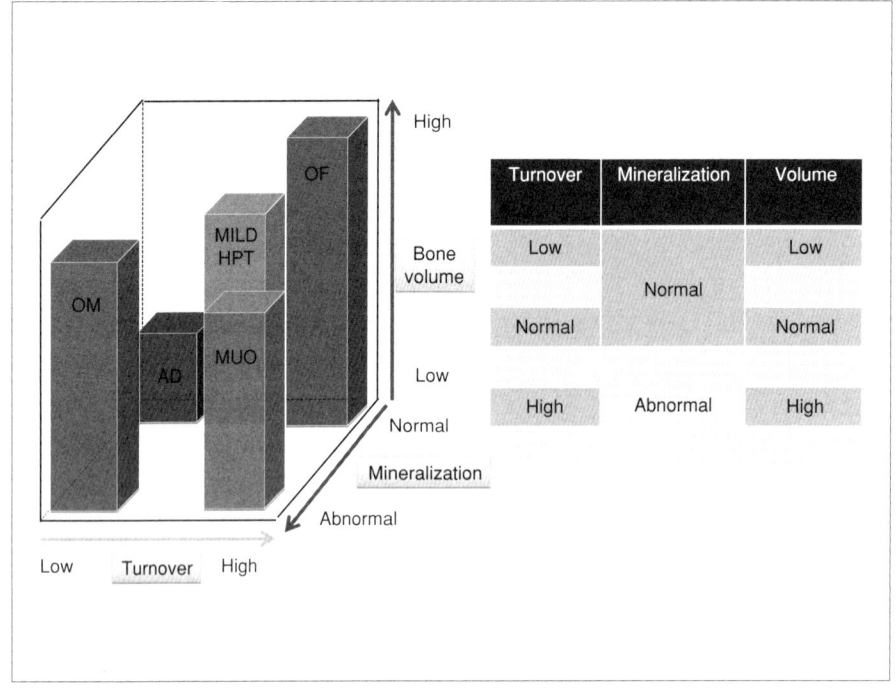

第6章 慢性腎臓病に伴うミネラル骨代謝異常

図26　KDIGO が推奨する TMV 分類

　骨組織は骨回転（Turnover），骨のミネラル化（Mineralization），骨量（Volume）の3項目の程度で評価する．

　骨量は low（l），normal（n），high（h）に，ミネラル化は normal（n），abnormal（a）に，骨量は low（l），，normal（n），high（h）に分類される．

　これまで使用されてきた Sherrard の5分類は新しい TMV 分類では図のように位置づけられる．

　例えば，OM と AD はそれぞれ TlMaVh，TlMnVl と表現される．

AD：adynamic bone disease
HPT：hyperparathyroidism
MUO：mixed uremic osteodystrophy
OM：osteomalacia
OF：osteitis fibrosa

（Kidney Disease：Improving Global Outcomes（KDIGO）CKD-MBD Work Group. Kidney Int 76（Suppl 113）：S1-S130, 2009[3]より一部改変．）

が推奨される．これらのマーカーが腎不全患者でも比較的骨代謝を正確に示すと報告されている[111-113]．

3 骨画像検査

　腎不全における骨障害の一部は画像検査によって推測可能である．単純 X 線写真，骨量測定，骨シンチなどが用いられている（**表13**）．高度の2HPT では単純 X 線写真で頭蓋骨の海綿骨吸収像（salt and pepper appearance）（**図 28A**），第2，第3指中節骨の橈骨側にみられる骨膜下吸収像（**図 28B**），歯根部周囲の歯槽硬線の消失，椎体の上下終板付近にみられる帯状硬化像（rugger jersey spine）（**図 28C**）などが知られている．またアルミニウムの石灰化前線への沈着は骨軟化症型（OM）を呈し，OM では X 線写真で Looser's zone と呼ばれる骨に垂直な透亮線や骨の菲薄化を認める（**図 28D**）．brown tumor も知られている（**図 28E**）．またアミロイド骨症では X 線写真で骨の透亮像としての骨嚢胞，頸椎にみられる破壊性脊椎関節症が知られている．骨シンチは ^{99m}Tc で標識されたビスフォスフォネート製剤

Ⅳ．CKD-MBD に伴う骨病変

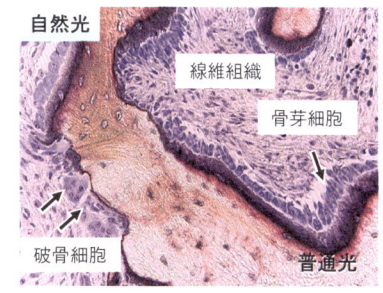

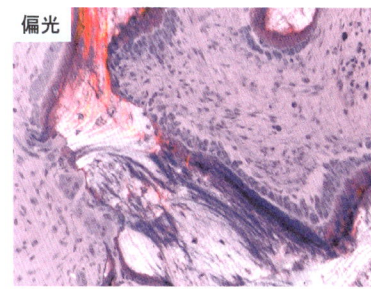

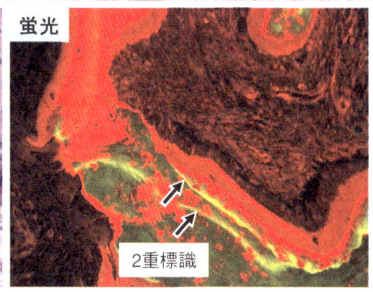

図27 骨生検の組織像
Sherrard の分類で混合型（線維組織量 33.4%＞0.5%，類骨量 19.3%＞15%）と分類された患者の骨生検像（Villanueva 染色：自然光，偏光，蛍光写真を示す）．なお，蛍光写真の黄色の2本線（黒矢印）が2回に分けて投与されたテトラサイクリンによる標識部位．
（虎ノ門病院腎臓内科の乳原善文先生のご厚意により掲載）

（^{99m}Tc-MDP あるいは ^{99m}Tc-HMDP）が用いられる．骨への集積は血流と骨代謝回転に影響される．高度の2HPT において頭蓋冠，下顎骨，胸骨，肋骨先端，脊椎，関節周囲などを中心に全身の骨に異常集積を認める．骨軟化症では全身骨への集積が低下する．また骨シンチは異所性石灰沈着部位にも集積し，関節周囲や皮下の軟部組織にみられる非臓器型と肺や腎臓などの内臓型に分けられる．骨粗鬆症は骨強度の低下によって骨折リスクが高まった状態と定義される．正常腎機能者の骨強度は骨量（70%）と骨質（30%）によって規定される．骨量測定は骨粗鬆症患者の骨折を予測する重要なツールである．X 線照射によって得られる DEXA 法（正面像，側面像），超音波測定法（quantitative ultrasonography：QUS），定量的 CT（quantitative CT：QCT）が広く用いられている．しかし，腎不全患者ではその有用性については賛否両論である．実際，K/DIGO のガイドラインでもこれらの画像検査は骨折の予測ツールとしては推奨されていない[3]．

5 腎性骨症の治療

腎性骨症の確定診断は骨生検でなされるが，実際の臨床では骨生検が実施されない場合のほうが大半である．そのため，Ca，P などの血液検査データや PTH，ALP などの基本的な骨代謝マーカー，さらにはその時点での治療内容などを参考にして，総合的に骨の状態を推測しながら治療することになる．臨床的には線維性骨炎，無形性骨症，骨軟化症，アミロイド骨症が多く，これらの骨病態の治療に限って以下で概説する．

1 線維性骨炎（osteitis fibrosa：OF）

進行した 2HPT が原因であることが多く，過剰な副甲状腺機能を制御することが治療になる．経口あるいは経静脈的ビタミン D 製剤やシナカルセト塩酸塩の単独あるいは併用が中心になる．結節性過形成などの高度に進行した症例では経皮的エタノール注入療法（percutaneous ethanol injection therapy：PEIT）や外科的副甲状腺摘出術（parathyroidectomy：PTX）などの副甲

第6章 慢性腎臓病に伴うミネラル骨代謝異常

表12 骨代謝マーカー

骨形成マーカー	腎機能の影響	骨吸収マーカー	腎機能の影響
アルカリフォスファターゼ（ALP）	(−)	酒石酸抵抗性酸フォスファターゼ（TRAP）	(−)
骨型アルカリフォスファターゼ（BAP）	(−)	骨型酒石酸抵抗性酸フォスファターゼ5b（TRAP5b）	(−)
オステオカルシン（OC）	(+)	ピリジノリン（PYD）	(+)
Ⅰ型プロコラーゲン-C-テロペプチド（PICP）	(−)	デオキシピリジノリン（DPD）	(+)
Ⅰ型プロコラーゲン-N-テロペプチド（PINP）	(−)	Ⅰ型プロコラーゲン-C-テロペプチド（ICTP）	(+)
		Ⅰ型プロコラーゲン架橋-C-テロペプチド（CTX）	(+)
		Ⅰ型プロコラーゲン架橋N-テロペプチド（NTX）	(+)

骨形成マーカーは骨芽細胞が産生する産物であり，骨形成が亢進する際に上昇する．一方，骨吸収マーカーは破骨細胞によって骨が分解される際に生成する組織の分解産物であり，骨吸収が亢進する際に上昇する．これらのマーカーのうち，腎機能の影響を受けるものは（+）で表記し，腎機能の影響を受けないものは（−）で表記した．

ALP（alkaline phosphatase）：アルカリフォスファターゼ
BAP（bone type ALP）：骨型アルカリフォスファターゼ
CTX（C-terminal telopeptides）：1型プロコラーゲン架橋-C-テロペプチド
DPD（deoxypyridinorine）：デオキシピリジノリン
ICTP（type Ⅰ collagen carboxyterminal telopeptide）
NTX（N-terminal telopeptide）：1型プロコラーゲン架橋-N-テロペプチド
OC（osteocalcin）：オステオカルシン
PICP（carboxy-terminal propeptide of type Ⅰ procollagen）：1型プロコラーゲン-C-テロペプチド
PINP（amino-terminal propeptide of type Ⅰ procollagen）：1型プロコラーゲン-N-テロペプチド
PYD（pyridinorine）：ピリジノリン
TRAP（tartrate resistance acidic phosphatase）：酒石酸抵抗性酸フォスファターゼ

状腺インターベンションが必要になる[114]．

2 無形成骨症（adynamic/aplastic bone disease：ABD）

相対的な副甲状腺機能低下症（骨のPTH抵抗性が原因のものも含む）に伴って骨回転が極度に低下することで発症する病態である．近年は高齢者や糖尿病合併患者の増加，高Ca透析液の使用やCa含有P吸着薬の使用，ビタミンD製剤の併用などが原因で無形性骨症の頻度は増加し，現在もっとも多い骨病型である[115]．2HPTに対するPTX後に移植副甲状腺組織が機能しない場合にも発症する．ABDが疑われる場合は，使用薬剤や透析液Ca濃度を見直し，適切な骨回転を維持するように副甲状腺機能を調整する．例えば低Ca透析液の使用によって低骨回転が改善することが一部で報告されている[116]．ただし，骨量への負の影響なども懸念され一定の見解が得られていない．また低PTH血症に伴うABDに対しては欧米では1-34PTH製剤（teriparatide）が使用可能である．

3 骨軟化症（osteomalacia：OM）

活性型ビタミンDの欠乏が原因の場合にはビタミンD製剤を投与する．アルミニウム含有P吸着薬の使用などに伴って起こるアルミニウム骨症が原因の場合は，デスフェラール®などのアルミニウムをキレートする薬剤を投与する．また，鉄材の過剰投与に伴って鉄骨症と呼ばれる骨軟化症をきたすことがある．この病態でもデスフェ

Ⅳ．CKD-MBD に伴う骨病変

表13　骨病変の評価方法

検査	目的	特徴	適応疾患・病態
単純 X 線写真 　頭蓋骨 　脊椎 　四肢など	骨の形態変化検出 腫瘍状石灰化検出 血管石灰化検出	安価で特殊な設備が不要．X 線被曝量も少ない．定量性に乏しい．	二次性副甲状腺機能亢進症，腫瘍状石灰化，血管石灰化，褐色腫瘍
DEXA 　橈骨 　大腿骨 　腰椎など	骨密度測定	安価で定量性があり再現性もよい．測定部位によって皮質骨と海綿骨の割合が異なるため，目的に応じた部位の選択が重要．石灰化によって影響を受けることも欠点．	骨粗鬆症などの骨量が低下する疾患，ROD
超音波検査 　踵骨など	骨密度測定	被曝がなく，低コスト．骨折予測性については評価が一定していない．	骨粗鬆症などの骨量が低下する疾患，ROD
QCT 　橈骨など	骨密度測定	皮質骨と海綿骨を分けて評価でき，定量性がある．特殊な設備が必要で，被曝量も多くなる点が欠点．	骨粗鬆症などの骨量が低下する疾患
骨シンチ	骨回転の評価 異所性石灰化の評価	骨回転が亢進する部位で取り込みが強く，骨回転が低下した骨での取り込みが弱い．異所性石灰化も検出できる．	二次性副甲状腺機能亢進症，骨軟化症，異所性石灰化，悪性腫瘍

DEXA（dual energy X-ray absorptiometry）：二重エネルギーエックス線吸収法
QCT（quantitative computed tomography）：定量的 CT
ROD（renal osteodystrophy）：腎性骨異栄養症

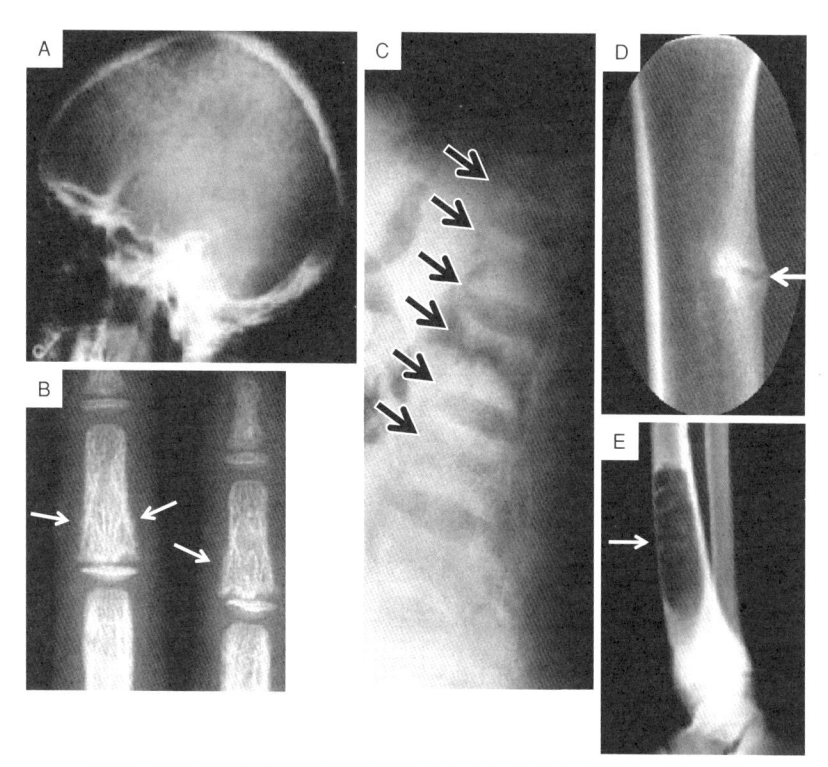

図28　腎性骨異栄養症で認めるさまざまな骨病変（単純 X 線写真）
　A：頭蓋骨の salt and pepper appearance
　B：第2，第3中手骨の骨膜下吸収像（subperiosteal resorption）（白矢印）
　C：腰椎の rugger jersey spine（黒矢印）
　D：大腿骨骨幹部の Looser's zone（偽骨折）（白矢印）
　E：脛骨の brown tumor（白矢印）

第6章 慢性腎臓病に伴うミネラル骨代謝異常

表14 わが国の透析患者における新規骨折発症の危険因子

危険因子	解析結果の概要	危険因子	解析結果の概要
性別	男性に対する女性の骨折に対する骨折リスクは2.25倍.	BMI	BMIが低い患者ほど骨折リスクが高い.
年齢	女性では60歳以上，男性では75歳以上で骨折リスクが高い.	血清Alb濃度	血清Alb濃度が低い患者ほど男女ともに骨折リスクが高い.
透析歴	男女とも透析歴20年以上で骨折リスクが高い．男性では5年未満で骨折リスクが低い.	透析前血清Cr濃度	男性では12 mg/dL未満，女性では9 mg/dL未満で骨折リスクが高い.
原疾患（糖尿病の有無）	男女ともに非糖尿病に対して糖尿病は骨折リスクが1.8倍である.	透析前血清Ca濃度	女性ではCa<7.0 mg/dLで骨折リスクが高く，男性ではCa>11 mg/dLで骨折リスクが低い.
Kt/V for urea	女性では1.8以上で骨折リスクが低い.	透析前血清P濃度	3 mg/dL<P<8 mg/dLを基準としてそれよりPが低くても高くても骨折リスクが高い.
nPCR	高いnPCRで骨折リスクが高くなる印象がある.	血清intact PTH濃度	女性では低いPTH濃度と高いPTH濃度で骨折リスクが高い.

Alb（albumin）：アルブミン，BMI（body mass index）：体質量指数，Ca（calcium）：カルシウム，Cr（creatinine）：クレアチニン，Kt/V：透析量，nPCR（normalized protein catabolic rate）：標準化蛋白異化率，P（phosphorus）：リン，PTH（parathyroid hormone）：副甲状腺ホルモン，Urea：尿素．（日本透析医学会統計調査委員会：わが国の慢性透析療法の現況（2008年12月31日現在）．透析会誌 43：1-35, 2010[63]より一部改変）

ラール®による鉄のキレートが有効である．

4 アミロイド骨症

$β_2$ミクログロブリン由来のアミロイドの蓄積が原因である．ハイパフォーマンス膜や$β_2$ミクログロブリン吸着筒（リクセル®）の使用[117]，on-line HDFなどの血液濾過透析の採用が望ましい．また透析液の清浄化も慢性炎症を予防し，$β_2$ミクログロブリンの産生を抑制するうえで重要である．腎移植はアミロイド骨症の症状改善や発症の予防に有効な場合がある．ただし，一度発症した骨病変が改善するかどうかは不明である．

6 骨折に関する疫学

骨折は腎性骨症のもっとも重要なアウトカムの1つである．腎不全患者の骨折に関する疫学については欧米では報告されているが[118]，本邦の腎不全患者を対象にした骨折に関する疫学はほとんど知られていない．この点において2010年に日本透析医学会が発表した透析患者の大腿骨骨折に関する疫学データはきわめて貴重である[63]．日本

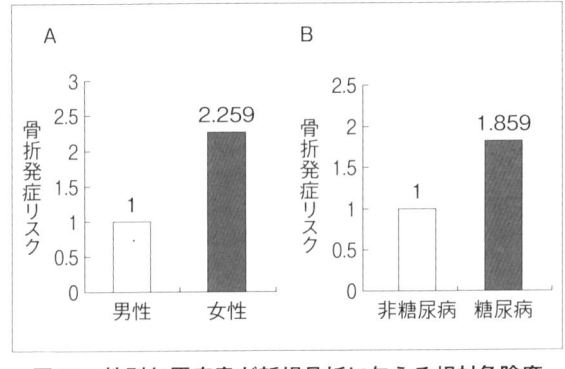

図29 性別と原疾患が新規骨折に与える相対危険度
A：性別と骨折発症リスク，B：原疾患（糖尿病の有無）と骨折発症リスク．
（日本透析医学会統計調査委員会：わが国の慢性透析療法の現況（2008年12月31日現在）．透析会誌 43：1-35, 2010[63]より一部改変）

透析医学会は2007年度と2008年度末に行った年度末統計調査において既往骨折（大腿骨に限定）の有無を調査し，2007年度末の時点で既往骨折がなかった95,396名の患者を対象として，2008年度に初めて既往骨折ありに変更になった患者の数を調べることによって1年間の新規骨折患者数

を割り出した．さらにこのデータをもとにロジスティック回帰分析を行い，新規骨折にかかわる因子を統計学的に解析して各因子の相対リスクを算出した．統計解析の結果，新規骨折にかかわると判断された因子を**表14**に示す．中でも性別（女性）と糖尿病の有無が新規骨折の発症と特に深くかかわっていることが明らかになった（**図29**）．このことは，CKD-MBD における骨病変を考えるうえで，性別や糖尿病の有無など，ミネラル代謝異常に直接的には関係しない要因についても十分考慮する必要があることを示している．

V CKD-MBD ガイドライン

1 CKD-MBD のガイドラインとその特徴

これまでに CKD-MBD に関連するガイドラインが主要国から発表されている（**表15**）．検査値の目標範囲や治療体系に違いはあるが，基本的な治療コンセプトは各国で共通している．例えば，Ca と P はおおよそ正常範囲内を目標にし，副甲状腺ホルモン（PTH）も正常の 2〜4 倍程度を目標にしていることがわかる．CKD-MBD に関連するガイドラインの中でもっとも普及しているのは米国腎臓財団（NKF）が 2003 年に発表した K/DOQI（Kidney/Disease Outcome and Quality Initiative）ガイドラインである．このガイドラインは二次性副甲状腺機能亢進症を中心に組み立てられており，複数のアルゴリズムを組み合わせて治療する方法として提示された[109]．CKD stage 5 の患者では Ca は 8.4〜9.5 mg/dL，P は 3.5〜5.5 mg/dL，intact PTH は骨生検の結果に基づいて 150〜300 pg/mL を目標範囲とした．これらの各目標値の妥当性については少しずつ報告されている．例えば，Noordzij らは透析導入患者 1,629 名を対象にした多施設前向き観察研究である NECOSAD 試験において，K/DOQI ガイドラインの掲げる Ca，P，Ca×P および PTH の達成率を前向きに観察した．この研究では，K-DOQI ガイドラインの 4 つの目標値をすべて達成することは非常に難しいが（達成率は全体の約 5％前後），目標値の達成度が高い透析患者では低い患者に比べて生命予後がよいことを報告している．この試験の結果は K/DOQI ガイドラインの妥当性を実証した研究の 1 つといえる．確かに K/DOQI ガイドラインは複数のアルゴリズムを運用する煩雑や目標達成がきわめて難しいという問題点を抱えている．しかし，K/DOQI ガイドラインの管理目標値は世界に広く普及し，CKD 患者における生命予後の改善が期待できる

表15 各国の CKD-MBD に関連したガイドラインとその特徴

発表団体	発表年度	血清 Ca 濃度 (mg/dL)	血清 P 濃度 (mg/dL)	血清 Ca×P (mg²/dL²)	血清 intact PTH 濃度 (pg/mL)
EBPG[119]	2002	—	2.5〜5.5	<55	—
KDOQI[109]	2003	8.4〜9.5	3.5〜6.0	<55	150〜300
JSDT[121]	2006	8.4〜10.0	3.5〜6.0	—	60〜180
CARI[122]	2006	8.4〜9.6	2.5〜5.0	<50	正常上限の 2〜3 倍
UK[123]	2007	正常範囲	3.5〜5.4	<52	正常上限の 2〜4 倍
KDIGO[3]	2009	正常範囲	正常範囲	—	正常上限の 2〜9 倍

Ca (calcium)：カルシウム
P (phosphorus)：リン
PTH (parathyroid hormone)：副甲状腺ホルモン
EBPG：European Best Practice Guideline
KDOQI：Kidney Disease Outcome and Quality Initiative
JSDT：Japanese Society of Dialysis Therapy
CARI：Caring for Australian with Renal Impairment
UK：United Kingdom guideline
KDIGO：Kidney Disease Improving Global Outcome

ガイドラインとして現在も影響力を保っている.

2 日本透析医学会のガイドライン

日本透析医学会は『透析患者における二次性副甲状腺機能亢進症治療ガイドライン』（以下，JSDTガイドライン）を2006年に発表した[120]．JSDTガイドラインでは治療の出発点と流れはルーチン検査の結果に立脚し，その評価はP，Ca，PTHの順に優先させた．さらに具体的な数値目標としてPは3.5〜6.0 mg/dL，Caは8.4〜10.0 mg/dL，intact PTHは60〜180 pg/mLと定め，P値とCa値の高低の組み合わせに応じて使用薬剤の調整方法を具体的に提示している．また目標範囲が比較的幅広く設定してあり，K/DOQIガイドラインとは対照的に目標値達成が比較的容易になっていることも注目に値する．このJSDTガイドラインの最大の特徴は，生命予後を最重視する視点を世界でいち早く取り入れた点である．この視点は，CaやPなどの検査目標範囲の設定や目標値の遵守優先順位の設定というかたちで表現されている（図30）．例えばPの6.0 mg/dLという値は日本透析医学会が発表している本邦の透析患者の年度末統計調査の再解析結果に基づいている．さらに，透析医療に関する国際的な比較研究であるDialysis Outcomes and Practice Patterns Study（DOPPS）のうち本邦のデータに基づくJ-DOPPSを参考にして，透析患者の1年，3年死亡リスクがもっとも低くなる範囲として割り出している．ガイドラインの中核

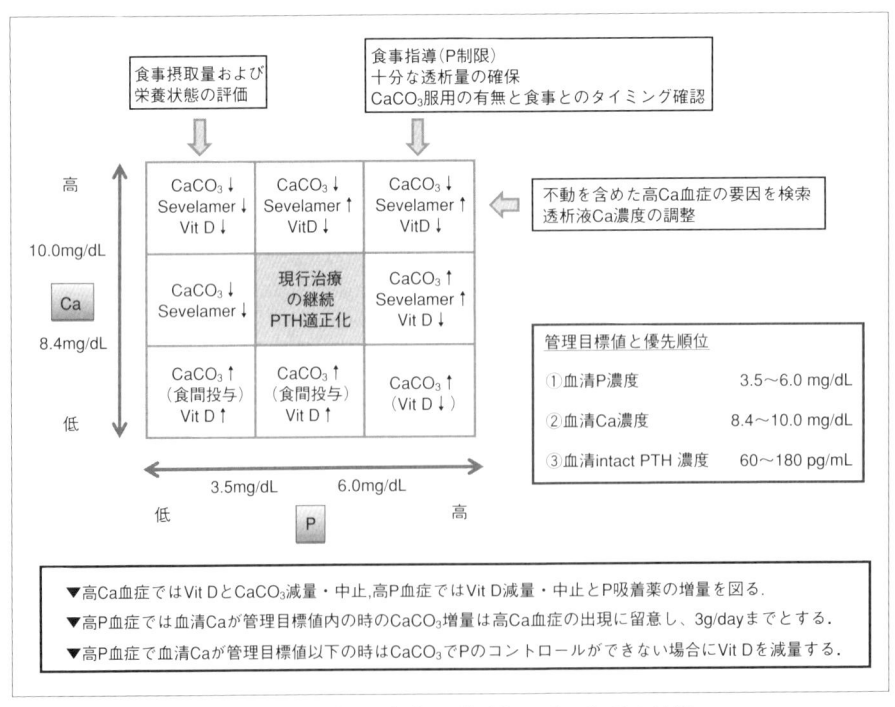

図30 日本透析医学会のガイドラインとその特徴

Ca（calcium）：カルシウム
P（phosphorus）：リン
PTH（parathyroid hormone）：副甲状腺ホルモン
CaCO₃（calcium bicarbonate）：炭酸カルシウム
Sevelamer（sevelamer hydrochloride）：セベラマー塩酸塩
VitD（vitamin D）：活性型ビタミンDあるいはビタミンD誘導体
（日本透析医学会：透析患者における二次性副甲状腺機能亢進症治療ガイドライン．透析会誌 39：1435-1455，2006[120]より一部改変）

表16 KDIGOガイドラインの条文とエビデンスに関するグレーディング

条文の推奨度に関するグレード分類

	強度	記述法
レベル1	強い	…を推奨する
レベル2	弱い	…が望ましい

条文のエビデンスの質に関する等級分類の意味

等級	エビデンスの質	条文の根拠となるエビデンスの意味
A	高い	真の効果が推測する効果に近いと確信できる.
B	中等度	真の効果が推測する効果に近いと考えるが，結果的に異なる可能性が残る.
C	低い	真の効果は推測する効果と結果的に異なる可能性がある.
D	最も低い	推測する効果は大変不明確で，しばしば真の効果とかけ離れることがある.

(Kidney Disease：Kidney Int 76：S1-S130, 2009[3]より一部改変して引用)

をなす目標値達成の優先順位も生命予後への貢献度を基準に決定されている．本ガイドラインは，CKD-MBDに関する本邦最初のガイドラインである．このため，今後改訂されるべき点も残っている．

3 KDIGOガイドライン

KDIGOは2006年にCKD-MBDの概念と定義を発表し[1]，2009年にCKD-MBDに関するガイドライン（KDIGOガイドライン）を発表した[3]．このガイドラインは世界各国のガイドライン作成委員会の主要構成員が集まって策定された世界初のグローバルスタンダードなガイドラインとなった．このような世界共通のガイドラインが策定された背景には，各国が膨大な時間と労力を使って個別にガイドラインを作るのをやめ，各国が共通して使える大枠のガイドラインを作り，そのガイドラインを基盤に各国が地域性を加味して運用するのが効率的かつ現実的であるという理念に基づいている．また今回からGRADEシステムという論文評価方法を採用して各論文のエビデンスレベルを格付けし，これらの4段階で格付けされた論文をもとに各条項が作成されているのも大きな特徴である．さらに各条項は2段階の推奨度とともに提示されている（表16）．ガイドラインは6章で構成され，各章は最初に複数の条文がエビデンスレベルと推奨度とともに提示され，各条文に

ついての補足の記載がそれに続く体裁になっている．また各章末にはその領域において世界規模で不足しているエビデンスの内容が提示されており，将来行われるべき臨床研究の青写真が明示されている．

KDIGOガイドラインの対象は保存期から透析期，さらには移植期まであらゆるステージにおける成人と小児である．定期的に測定されるべき検査項目（Ca，P，PTH，ALP，25（OH）Dなど）とその測定頻度がステージごとに推奨度とともに提示された．CaとPの目標値については正常範囲，PTHは正常範囲の2倍から9倍というように幅を持たせた記載になっている．これは各国の地域性（各国で使用できるintact PTH assayの基準値が異なることなど）を配慮したことなどが背景にある．血管石灰化は単純X線写真の側面像を基本とし，心臓弁の石灰化は心エコーで評価することが推奨されている．骨生検の適応は限定され，骨折予知のための定期的な骨量測定（骨塩量測定）は推奨されなかった．透析液のCa濃度は2.5mEq/Lから3.0mEq/Lの範囲が推奨された．高P血症に対してはP吸着薬の使用，P摂取の制限，透析によるP除去の増加が推奨された．PTHについてはビタミンDとシナカルセト塩酸塩を適切に使用して，PTHが目標範囲から逸脱しないよう留意することが推奨された．

図31にKDIGOガイドラインの条文の一部を示す．KDIGOガイドラインは世界共通のガイドラ

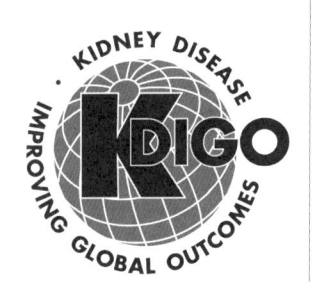

第6章 慢性腎臓病に伴うミネラル骨代謝異常

図31 KDIGO のガイドラインとその特徴

Ca (calcium)：カルシウム
P (phosphorus)：リン
PTH (parathyroid hormone)：副甲状腺ホルモン
Vitamin D：活性型ビタミン D あるいはビタミン D 誘導体
(Kidney Disease：Improving Global Outcomes (KDIGO) CKD-MBD Work Group. Kidney Int 76 (Suppl 113)：S1-S130, 2009[3]より一部改変)

インとして今後普及すると考えられ，JSDT ガイドラインの第2版にも影響を与えると推測される．

4 JSDT ガイドラインが抱える今後の課題

2006年に発表された JSDT のガイドラインはユーザーの視点に立って作成されており，条文が簡潔であり実用性が高いものになっている[120]．一方，実現可能性を考慮したことや作成当時のさまざまな事情のために改善の余地を残している．ここでは現行の JSDT ガイドラインの初版が抱える問題の一部を取りあげる．

1 PTH の目標値

PTH の目標値は K/DOQI ガイドラインよりも低く設定された．これは，K/DOQI ガイドライン[109]が骨状態を考慮して設定していたのに対し，本ガイドラインは生命予後を重要視している点で大きく異なる．したがって，PTH を低く設定することが無形成骨症を誘導し，アウトカムとしての骨折率が増加しないかどうかを今後検証する必要がある．これまでの報告[2]では，透析患者で PTH が 65 pg/mL 未満では，78% の確率で骨生検上無形成骨を生じることが明らかになっている．これらの骨状態で骨折率が増加するか否かについては未だ明らかではないが，高齢者では骨粗鬆症を合併して大腿骨頸部骨折が増加したとの報告もある．JSDT の統計調査値をあらたに解析した結果，生命予後をより重視した場合に目標とすべき PTH 値は，これまでの目標（180〜360 pg/mL）より低値が望ましいことが明らかになった．しかし，骨の緩衝能の低下を示す場合には血管や軟部組織の異所性石灰化の増悪因子として作用し，

かえって生命予後を不良にする可能性も否定できない[64,65]．さらに，患者の QOL に影響する症候としての骨痛・関節症状を考えると，生命予後を目的として設定した PTH 値が妥当かどうかは慎重に検討しなければならない．

2 透析液 Ca 濃度の問題

ガイドラインの初版では，透析液 Ca 濃度については言及されていない．かつて透析液 Ca 濃度は 2.5 mEq/L が主流であったが，透析前後で Ca バランスが負となるために PTH 分泌を亢進させることがわかってからは，3.0 mEq/L が主流である．その後活性型ビタミン D 製剤が登場しアルミニウム製剤が使用禁止になって以後，P 吸着薬として炭酸 Ca 製剤が主流となってからは Ca 負荷が過剰傾向になった．さらに，無形成骨例では骨の緩衝能が低下し，Ca 負荷量の増加が異所性石灰化を増悪させることが次第に明らかになり，Ca 摂取量は減少させるべきだと考えられるようになってきた．確かに，Ca 負荷量を減少させると，血管石灰化が予防可能で[64,123]，活性型ビタミン D 投与量の増量によって PTH 分泌亢進を制御できる[124,125]．このように，Ca 負荷量の減量化の意義が明らかになっているが，透析液 Ca 濃度の影響についてはエビデンスが不十分である．K/DOQI ガイドライン[109]では opinion として，Ca 負荷量を 1 日 1.5 g に制限し，Ca 負荷量を軽減する目的で 2.5 mEq/L を推奨した．しかし，低 Ca 濃度透析液使用時には高 P 血症が増悪して炭酸 Ca 製剤投与量が増加することが問題となる．日本人の透析患者における Ca 摂取量は明らかでなく，欧米と同様の基準を当てはめてよいのかのエビデンスはない．食事や薬剤服用による Ca 摂取量とともに透析に伴う Ca 出納を考慮して透析液 Ca 濃度についての見解をまとめる必要がある．

3 シナカルセト塩酸塩や炭酸ランタンなどの新薬

初版のガイドラインが策定された 2006 年当時，2010 年の現在では CKD-MBD 診療において重要な治療薬であるシナカルセト塩酸塩と炭酸ランタンは上市されていなかった．そのため初版のガイドラインにはこれらの新薬に対する記載がなかった．生命予後の改善を最重要事項に掲げる JSDT ガイドラインにとって両薬剤は不可欠な薬剤である．第 2 版ではその使用方法について言及されることが期待される．

5 無作為化比較試験に基づく薬剤選択（表 17）

CKD-MBD の概念が世界に広く普及し，生命予後をアウトカムにした臨床研究に基づいてガイドラインが作成される時代になっている．しかし，これまでに発表されてきた多くの臨床研究は生命予後との『関連』をみるにすぎない観察研究がほとんどで，『因果関係』を直接証明できる無作為化比較試験（Randomized Clinical Trial：RCT）はきわめて少ない．このことは KDIGO のガイドラインの中でも繰り返し指摘されている．現時点では専門家の意見や観察研究の結果も踏まえたガイドラインにならざるを得ない．このため，質の高いガイドラインを作成するためには RCT などのエビデンスレベルが高い臨床研究を今後さらに集積する必要がある．この項では比較的エビデンスが集積されている CKD-MBD 治療薬に限って紹介する．

1 ビタミン D 製剤（表 18）

2005 年に Teng ら[126]は Ca, P, PTH 値とは独立して，ビタミン D 投与が死亡のリスクを有意に軽減させることを報告して脚光を浴びた．本邦でも，すでに 1998 年の JSDT 統計調査の中で，77,486 名の血液透析患者を対象として，無調整ではあるがビタミン D 投与群で死亡の相対危険度が 0.760 と有意に低いことを報告した[127]．同様の報告はほかにもみられるが[128]，これらの報告はすべて後ろ向きの観察研究で，因果関係を直接証明していない点や統計学的手法が不完全な点で問題が残る．実際，Palmer ら[129]は 76 報の介入研究を用いたメタアナリシスを行った結果，ビタミン D の生命予後改善効果は明らかではないと結論した．また Tentori ら[130]は DOPPS のデータを操作変数法（instrumental variable ap-

表17 CKD-MBD治療薬とエビデンスの有無

臨床研究の種類 CKD-MBD 治療薬の種類	観察研究によるエビデンス	介入研究によるエビデンス	備考
ビタミンD	あり	なし ・無作為化比較試験が進行中（J-DAVID試験） ・観察研究のメタアナリシス[132]	・観察研究はすべて後向き． ・メタアナリシスではビタミンDの生命予後改善効果は否定的． ・ビタミンDの生命予後改善効果を検討したRCTは現時点で存在しない．
シナカルセト	あり	なし ・無作為化比較試験が進行中（EVOLVE試験）	・生命予後を主要評価項目に設定したRCTは現時点で存在しない． ・心血管系イベントを主要評価項目に設定したRCTがEVOLVE試験．
P吸着薬	あり	あり RIND試験[133]：セベラマー vs Ca含有P吸着薬 DCOR試験：セベラマー vs Ca含有P吸着薬	・P吸着薬の使用群が非使用群に比べて生命予後がよいという観察研究があるが，RCTは存在しない． ・炭酸ランタンと他のP吸着薬の効果を前向きに比較したRCTは現時点で存在しない．

P（phosphorus）：リン
RCT（Randomized Clinical Controlled Trial）：無作為化比較試験
J-DAVID：Japan Dialysis Active Vitamin D
EVLOVE：Evaluation of Cinacalcet Therapy to Lower Cardiovascular Events
RIND：Renagel In New Dialysis
DCOR：Dialysis Clinical Outcomes Revisited

proach）という交絡因子を調整する新しい手法を用いて解析した結果，ビタミンDの生命予後改善効果は認めなかったと報告している．この結果によれば，これまでのビタミンDと生命予後改善効果を示唆する論文では測定されていない残余交絡因子が存在していたために結果がゆがめられていた可能性を考慮すべきかもしれない．現在，ビタミンD投与と心血管病および生命予後の関連を証明することを目的にしたRCT（J-DAVID試験）が本邦で試みられており，ビタミンDの生命予後改善効果についての真偽を明らかにする重要な研究の1つとして注目されている．

2 シナカルセト塩酸塩

これまで2HPTに対する内科的治療の主流はビタミンDであったが，血中P，Ca濃度を上昇させる副作用があり，このことは血管石灰化を助長するというマイナス面である．一方，2008年に本邦でも使用可能になったシナカルセトはビタミンDとは異なり，PTH値はもちろん，血中P，Ca濃度をも低下させることが最大の特徴である．したがって，シナカルセトには血管石灰化を抑制し，生命予後を改善することが期待されている．Cunninghamら[131]は4つのRCTを統合し，未治療の2HPTを有する透析患者1,184例をシナカルセト群697例，対照群487例の2群に分け解析した．その結果，前者で心血管病，骨折の発症が有意に低下したが，両群間で死亡率に有意な差はなかった．近年シナカルセトを用いた介入試験が欧米で始まっている．2007年に開始されたEVOLVE試験では，ビタミンDなどを用いた従来治療群を対照群として，シナカルセト投与群が生命予後を改善するか，心血管病発症を抑制するかをエンドポイントに設定している[56]．この試験は各群1,900例が設定された大規模RCTで（図32），本試験でシナカルセトの有用性が証明されれば，1つの大きなエビデンスとして確立する可能性がある．

V. CKD-MBD ガイドライン

表18 ビタミンDの生命予後改善効果に関する臨床研究

筆頭著者	発表年	研究の種類	対象	患者数	比較した治療	結果	補足コメント
Shoji, et al	2004	観察研究	日本人血液透析患者	242	経口 Alphacalcidol 投与 Vs ビタミンD投与なし	経口 Alphacalcidol 投与群の方が心血管死亡率が低かった.	総死亡率は2群間で有意な差を認めなかった.
Teng, et al	2005	観察研究	血液透析患者	51,037	ビタミンD投与 Vs ビタミンD投与なし	ビタミンD投与群の方が総死亡率は20%低かった.	解析した49のサブグループのうち, 48のサブグループでビタミンD投与の有効性が確認された.
Melamed, et al	2006	観察研究	CHOICE 試験に参加の血液透析と腹膜透析患者	1,007	Calcitriol 投与 Vs ビタミンD投与なし	Calcitriol 投与群の方が総死亡率が低かった.	
Kalantar-Zadeh, et al	2006	観察研究	血液透析患者	58,058	Paricalcitol 投与 Vs ビタミンD投与なし	Time-varying model を用いた解析では Paricalcitol 投与群の方が総死亡率は低かった.	解析したすべてのサブグループにおいて Paricalcitol 投与の有効性が確認された.
Tentori, et al	2006	観察研究	血液透析患者	7,731	ビタミンD投与 Vs ビタミンD投与なし	ビタミンD投与群の方が総死亡率は低かった.	
Kovesdy, et al	2008	観察研究（メタアナリシス）	透析治療を受けていないCKD病期2-5の患者	520	Calcitriol 投与 Vs ビタミンD投与なし	Calcitriol 投与群の方が総死亡率が低かった.	Calcitriol 投与群の末期腎不全への到達率が低かった.
Tentori, et al	2009	観察研究	DOPPS に参加した12カ国の血液透析患者	38,066	ビタミンD投与 Vs ビタミンD投与なし	Baseline model と Time-varying model で認めたビタミンDの生命予後改善効果は操作変数法を用いると消失した.	ビタミンDを投与された群には生命予後の改善と関連する何らかの未測定交絡因子が存在する可能性がある.

Alphacalcidol：アルファカルシドール
Calcitriol：カルシトリオール
Paricalcitol：パリカルシトール
CKD (chronic kidney disease)：慢性腎臓病
DOPPS：dialysis outcome and practice pattern study
Baseline model：臨床研究においてある一時点の独立変数の値と従属変数の関連を検討する統計学的な方法.
Time-varying model：臨床研究において説明変数が時間経過とともに変化することを考慮して従属変数との関連を検討する統計学的手法.
(Kovesdy CP, et al. Kidney Int 73：1355-1363, 2008[128] より一部改変)

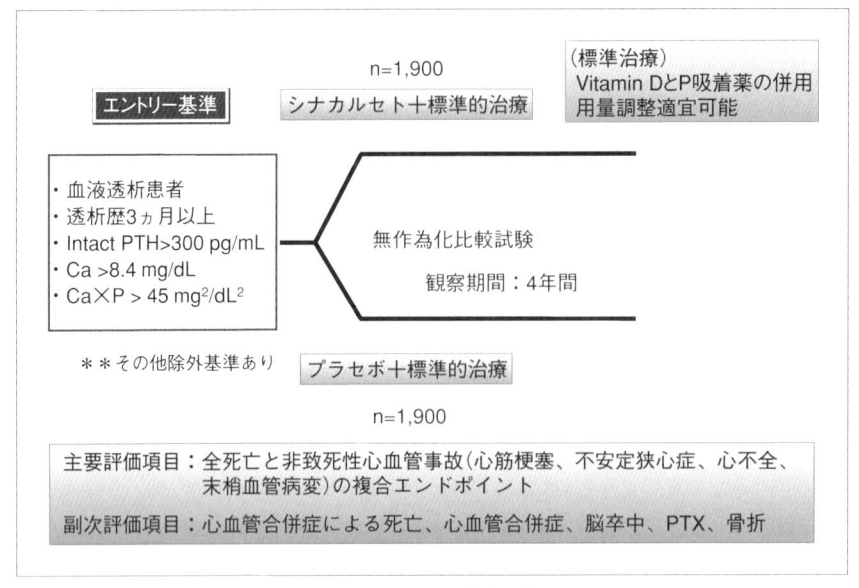

第6章 慢性腎臓病に伴うミネラル骨代謝異常

図32 EVOLVE試験の概要

標準的治療とは，ビタミンD製剤やリン吸着薬などの一般的な骨ミネラル代謝の治療法を指す．

Ca (calcium)：カルシウム
P (phosphorus)：リン
PTH (parathyroid hormone)：副甲状腺ホルモン
PTX (parathyroidectomy)：副甲状腺摘出術
Vitamin D：活性型ビタミンDあるいはビタミンD誘導体
(Chertow GM, et al. Clin J Am Soc Nephrol 2：898-905, 2007[36]より一部改変して引用)

3 P吸着薬

血清P濃度と生命予後が関係するという観察研究は多く，Blockらの報告[68]に代表されるように高P血症が生命予後を増悪することが示唆されている．したがって，P吸着薬により血清Pを適切に管理することが生命予後を改善することが期待されることになる．観察研究ではIsakovaら[70]は，10,044名の透析導入患者を対象にP吸着薬投与群と非投与群を1年間前向きに観察し，前者で死亡率が有意に低かったことを観察研究によって報告し，リン吸着薬の使用が生命予後を改善する可能性を示した．しかし，P吸着薬による介入で血清P濃度を管理することが真に生命予後を改善するかを証明するには介入試験が不可欠である．その点，Ca非含有P吸着薬の有用性に関してはエビデンスが確立されつつある．例えば，Blockら[36]は127例の新規透析導入症例を用いたRCTで，セベラマー群はCa含有P吸着薬群よりも死亡リスクを有意に低下させたと報告し

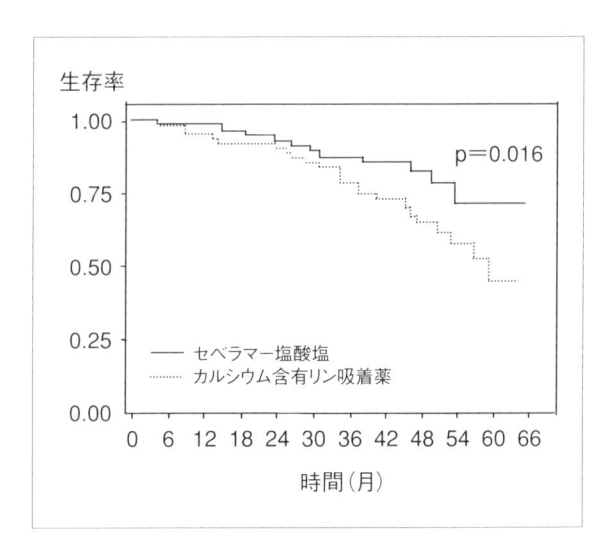

図33 P吸着薬の種類と生命予後

セベラマー塩酸塩を使用した群はカルシウム含有リン吸着薬を使用した群に比べて有意に生命予後が良好であった．

(Tatsumi S, et al. Endocrinology 139：1692-1699, 1998[23]より一部改変して引用)

(RIND試験)(**図33**).セベラマーに関しては生命予後改善効果が証明されつつあるといえる.また,新しいP吸着薬として炭酸ランタンが使用可能になり,強力なP吸着効果が報告されている.今後,炭酸ランタンについても,生命予後などのhard outcomeをエンドポイントにしたエビデンスの蓄積が期待されている.

文献

1) Moe S, Drueke T, Cunningham J, et al.: Kidney Disease : Improving Global Outcome (KDIGO) : Definition, evaluation, and classification of renal osteodystrophy : A position statement from Kidney Disease : Improving Global Outcome (KDIGO). Kidney Int **69** : 1945-1953, 2006

2) Sherrard DJ, Hercz G, Pei Y, et al.: The spectrum of bone disease in end-stage renal failure- an evolving disorder. Kidney Int **43** : 436-442, 1993

3) Kidney Disease : Improving Global Outcomes (KDIGO) CKD-MBD Work Group : KDIGO clinical practice guideline for the diagnosis, evaluation, prevention, and treatment of chronic kidney disease-mineral and bone disorder (CKD-MBD). Kidney Int **76** (Suppl 113) : S1-S130, 2009

4) Brown EM, MacLeod RJ : Extracellular calcium sensing, and extracellular signaling. Physiol Rev **81** : 239-297, 2001

5) Okabe M, Graham A : The origin of the parathyroid gland. Proc Natl Acad Sci USA **101** : 17716-17719, 2004

6) Anderson DM, Maraskovsky E, Billingsley WL, et al.: A homologue of the TNF receptor and its ligand enhance T-cell growth and dendritic-cell function. Nature **390** : 175-179, 1997

7) van Abel M, Hoenderop JG, van der Kemp AW, et al.: Coordinated control of Ca^{2+} transport proteins by parathyroid hormone. Kidney Int **68** : 1708-1721, 2005

8) Brown EM, MacLeod RJ : Extracellular calcium sensing, and extracellular signaling. Physiol Rev **81** : 239-297, 2001

9) Kurokawa K : The kidney and calcium homeostasis. Kidney Int **45** : S97-S105, 1994

10) Brown EM : Four-parameter model of the sigmoidal relationship between parathyroid hormone release and extracellular calcium concentration in normal and abnormal parathyroid tissue. J Clin Endocinol Metab **56** : 572-581, 1983

11) Almaden Y, Canalejo A, Ballesteros E, et al.: Regulation of arachidonic acid production by intracellular calcium in parathyroid cells : effect of extracellular phosphate. J Am Soc Nephrol **13** : 693-698, 2002

12) 永野伸郎:カルシウム受容体.日薬理誌 **128** : 188-190, 2006

13) Okazaki T, Zajac JD, Igarashi T, et al.: Negative regulatory elements in the human parathyroid hormone gene. J Biol Chem **266** : 21903-21910, 1991

14) Kawata T, Imanishi Y, Kobayashi K, et al.: Direct in vitro evidence of extracellular Ca^{2+}-induced amino-terminal truncation of human parathyroid hormone (1-84) by human parathyroid cells. J Clin Endocrinol Metab **90** : 5774-5778, 2005

15) Moallem E, Kilav R, Silver J, et al.: RNA-Protein binding and post-transcriptional regulation of parathyroid hormone gene expression by calcium and phosphate. J Biol Chem **273** : 5253-5259, 1998

16) Demay MB, Kiernan MS, DeLuca HF, et al.: Sequences in the human parathyroid hormone gene that bind the 1,25-hydroxyvitamin D3 receptor and mediate transcriptional repression in response to 1,25-dihydroxyvitamin D3. Proc Natl Acad Sci USA **89** : 8097-8101, 1992

17) Murayama A, Kim MS, Yanagisawa J, et al.: Transrepression by a liganded nuclear receptor via a bHLH activator through co-regulator switching. EMBO J **23** : 1598-1608, 2004

18) Lopez-Hilker S, Dusso AS, Rapp NS, et al.: Phosphorus restriction reserves hyperparathyroidism in uremia independent of changes in calcium and calcitriol. Am J Physiol **259** : F432-F437, 1990

19) Kilav R, Silver J, Naveh-Many T : Parathyroid hormone gene expression in hypophosphatemic rats. J Clin Invest **96** : 327-333, 1995

20) Yi H, Fukagawa M, Yamato H, et al.: Prevention of enhanced parathyroid hormone secretion, synthesis and hyperplasia by mild dietary phosphorus restriction in early chronic renal failure in rats : possible direct role of phosphorus. Nephron **70** : 242-248, 1995

21) Almaden Y, Canalejo A, Hernandez A, et al.: Direct effect of phosphorus on PTH secretion from whole rat parathyroid glands in vitro. J Bone Miner Res **11** : 970-976, 1996

22) Slatopolsky E, Finch J, Denda M, et al.: Phosphorus restriction prevents parathyroid gland growth. High phosphorus directly stimulates PTH secretion in vitro. J Clin Invest **97** : 2534-2540, 1996

23) Tatsumi S, Segawa H, Morita K, et al.: Molecular cloning and hormonal regulation of PiT-1, a sodium-dependent phosphate cotransporter from rat parathyroid glands. Endocrinology **139** : 1692-1699, 1998

24) Bricker NS, Klahr S, Lubowitz H, et al.: The pathophysiology of renal insufficiency. On the functional transformation in the residual nephrons with advancing disease. Pediatr Clin North Am **18** : 595-611, 1971

25) Slatopolsky E, Finch J, Denda M, et al.: Phosphorus restriction prevents parathyroid gland growth : High phosphorus directly stimulates PTH secretion in vitro. J Clin Invest **97** : 2534-2540, 1996

26) Portale AA, Booth BE, Halloran BP, et al.: Effect of

文献

dietary phosphorus on circulating concentrations of 1, 25-dehydroxyvitamin D and immunoreactive parathyroid hormone in children with moderate renal insufficiency. J Clin Invest 73：1580-1589, 1984

27) Fukagawa M, Nakanishi S, Fujii H, et al.：Regulation of parathyroid function in chronic kidney disease (CKD). Clin Exp Nephrol 10：175-179, 2006

28) Bai XY, Miao D, Goltzman D, et al.：The autosomal dominant hypophosphatemic rickets R176Q mutation in fibroblast growth factor 23 resists proteolytic cleavage and enhances in vivo biological potency. J Biol Chem 278：9843-9849, 2003

29) Shimada T, Mizutani S, Muto T, et al.：Cloning and characterization of FGF-23 as a causative factor of tumor-induced osteomalacia. Proc Natl Acad Sci USA 98：6500-6505, 2001

30) Tokumoto M, Tsuruya K, Fukuda K, et al.：Reduced p21, p27 and vitamin D receptor in the nodular hyperplasia in patients with advanced secondary hyperparathyroidism. Kidney Int 62：1196-1207, 2002

31) Canaff L, Hendy GN：Human calcium-sensing receptor gene. Vitamin D response elements in promoters P1 and P2 confer transcriptional responsiveness to 1, 25-dihydroxyvitamin D. J Biol Chem 277：30337-30350, 2002

32) Murayama A, Takeyama K, Kitanaka S, et al.：Positive and negative regulations of the renal 25-hydroxyvitamin D3 1alpha-hydroxylase gene by parathyroid hormone, calcitonin, and 1alpha, 25 (OH) 2D3 in intact animals. Endocrinology 140：2224-2231, 1999

33) Goodman WG, Goldin J, Kuizon BD, et al.：Coronary-artery calcification in young adults with end-stage renal disease who are undergoing dialysis. N Engl J Med 342：1478-1483, 2000

34) Chertow GM, Burke SK, Raggi P, et al.：Sevelamer attenuates the progression of coronary and aortic calcification in hemodialysis patients. Kidney Int 62：245-252, 2002

35) Moe SM, Chewtow GM：The case against calcium-based phosphate binders. Clin J Am Soc Nephrol 1：697-703, 2006

36) Block GA, Raggi P, Bellasi A, et al.：Mortality effect of coronary calcification and phosphate binder choice in incident hemodialysis patients. Kidney Int 71：438-441, 2007

37) Russo D, Miranda I, Ruocco C, et al.：The expression of coronary artery calcification in predialysis patients on calcium carbonate or sevelamer. Kidney Int 72：1255-1261, 2007

38) Mehrotra R, Martin KJ, Fishbane S, et al.：Higher strength lanthanum carbonate provides serum phosphorus control with a low tablet burden and is preferred by patients and physicians：a multicenter study. Clin J Am Soc Neprhol 3：1437-1445, 2008

39) Hutchison AJ, Laville M, SPD 405-313 Lanthanum Study Group, et al.：Switching to lanthanum carbonate monotherapy provides effective phosphate control with a low tablet burden. Nephrol Dial Transplant 23：3677-3684, 2008

40) Damment SJ, Shen V：Assessment of effects of lanthanum carbonate with and without phosphate supplementation on bone mineralization in uremic rats. Clin Nephrol 63：127-137, 2005

41) Drueke TB：Lanthanum carbonate as a first-line phosphate binder：The "cons". Seminars Dial 20：329-332, 2007

42) Kazama JJ：Is lanthanum carbonate a safe drug? Clinical Calcium 19：224-228, 2009

43) Finn W, Kingma-Johnson：Urinary phosphorus excretion is a valuable measure of total body phosphorus burden in patients with CKD stage 3 and 4. Poster TH-PO931, American Society of Nephrology, 2008

44) Teng M, Wolf M, Lowrie E, et al.：Survival of patients undergoing hemodialysis with paricalcitol or calcitriol therapy. N Engl J Med 349：446-456, 2003

45) Sjoden G, Lindgren JU, Deluca HF：Antirachitic activity of 1α-hydroxyergocalciferol and 1α-hydroxycholecalciferol in rats. J Nutr 114：2043-2046, 1984

46) Sjoden G, Smith C, Lindgren U, et al.：1α-hydroxuvitamin D2 is less toxic than 1α-hydroxyvitamin D3 in the rat. Proc Soc Exp Biol Med 178：432-436, 1985

47) Weber K, Goldberg M, Stangassinger M, et al.：1 Alfa-hydroxyvitamin D2 is less toxic but not bone selective relative to 1 alpha-hydroxyvitamin D3 in ovarectomized rats. J Bone Mier Res 16：639-651, 2001

48) Denda M, Finch J, Slatopolsky E：Phosphorus accelerates the development of parathyroid hyperplasia and secondary hyperparathyroidism in rats with renal failure. Am J Kidney Dis 28：596-602, 1996

49) Taniguchi M, Tokumoto M, Tsuruya K, et al.：Intravenous calcitriol therapy in an early stage prevents parathyroid gland growth. Nephrol Dial Transplant 23：3662-3669, 2008

50) Reichel H, Szabo A, Uhl J, et al.：Intermittent versus continuous administration of 1, 25-dihydroxyvitamin D3 in experimental renal hyperparathyroidism. Kidney Int 44(6)：1259-1265, 1993

51) Fukagawa M, Yumita S, Akizawa T, et al.：Cinacalcet (KRN1493) effectively decreases the serum intact PTH level with favorable control of the serum phosphorus and calcium levels in J apanese dialysis patients. Nephrol Dial Transplant 23：328-335, 2007

52) Serra AL, Schwarz AA, Wick FH, et al.：Successful treatment of hypercalcemia with cinacalcet in renal transplant recipients with persist hyperparathyroidism. Nephrol Dial Transplant 20：1315-1319, 2005

53) Kruse AE, Eisenberger U, Frey FJ, et al.：The calcimimetic cinacalcet normalizes serum calcium in

renal transplant patients with persistent hyperparathyroidism. Nephrol Dial Transplant 20：1311-1314, 2005

54) Fukagawa M, Taniguchi M：Can calcimimetics inhibit nodular hyperplasia of parathyroid glands? Nephrol Dial Transplant 23：407-408, 2008

55) Guideline Working Group, Japanese Society for Dialysis Therapy：Clinical practice guideline for the management of secondary hyperparathyroidism in chronic dialysis patients. Ther Apher Dial 12：514-525, 2008

56) Chertow GM, Pupim LB, Block GA, et al.：Evaluation of Cinacalcet Therapy to Lower Cardiovascular Events (EVOLVE)：rationale and design overview. Clin J Am Soc Nephrol 2：898-905, 2007

57) Rodriguez ME, Almaden Y, Canadillas, et al.：The calcimimetics R-568 increases vitamin D receptor expression in rat parathyroid glands. Am J Physiol Renal Physiol 292：F1390-1395, 2007

58) Colloton M, Shatzen E, Miller G, et al.：Cinacalcet HCl attenuates parathyroid hyperplasia in a rat model of secondary hyperparathyroism. Kidney Int 67：467-476, 2005

59) Block GA, Zeig S, Sugihara J, et al.：Combined therapy with cinacalcet and low doses of vitamin D sterols in patients with moderate to severe secondary hyperparathyroidism. Nephrol Dial Transplant 23：2311-2318, 2008

60) Andress DL：Vitamin D in chronic kidney disease：a systemic role of selective vitamin D receptor activation. Kidney Int 69：33-43, 2006

61) Teng M, Wolf M, Ofsthun MN, et al.：Activated injectable vitamin D and hemodialysis survival：a historical cohort study. J Am Soc Nephrol 16：1115-1125, 2005

62) Jono S, Nishizawa Y, Shioi A, et al.：1, 25-Dihydroxyvitamin D3 increases in vitro vascular calcification by modulating secretion of endogenous parathyroid hormone-related peptide. Circulation 98：1302-1306, 1998

63) 日本透析医学会統計調査委員会：わが国の慢性透析療法の現況（2009 年 12 月 31 日現在）．

64) Adragao T, Pires A, Lucas C, et al.：A simple vascular calcification score predicts cardiovascular risk in haemodialysis patients. Nephrol Dial Transplant 19：1480-1488, 2004

65) Blacher J, Guerin AP, Pannier B, et al.：Arterial calcifications, arterial stiffness, and cardiovascular risk in end-stage renal disease. Hypertension 38：938-942, 2003

66) Giachelli CM：The emerging role of phosphate in vascular calcification. Kidney Int 75：890-897, 2009

67) Moe S, Chen NX：Mechanism of vascular calcification in chronic kidney disease. J Am Soc Nephrol 19：213-216, 2008

68) Block GA, Klassen PS, Lazarus JM, et al.：Mineral metabolism, mortality and morbidity in maintenance hemodialysis. J Am Soc Nephrol 15：2208-2218, 2004

69) Chertow GM, Raggi P, Chasan-Taber S, et al.：Determinants of progressive vascular calcification in haemodialysis patients. Nephrol Dial Transplant 19：1489-1496, 2004

70) Isakova T, Gutierrez OM, Chang Y, et al.：Phosphate binders and survival on hemodialysis. Am J Soc Nephrol 20：388-396, 2009

71) McIntyre CW：The functional cardiovascular consequences of vascular calcification. Semin Dial 20：122-128, 2007

72) London GM：Cardiovascular calcifications in uremic patients：clinical impact on cardiovascular function. J Am Soc Nephrol 14：S305-309, 2003

73) London GM, Guerin AP, Marchais SJ, et al.：Arterial media calcification in end-stage renal disease：impact on all-cause and cardiovascular mortality. Nephrol Dial Transplant 18：1731-1740, 2003

74) Covic A, Gusbeth-Tatomir P, Goldsmith DJ, et al.：Arterial stiffness in renal patients：an update. Am J Kidney Dis 45：965-977, 2005

75) Giachelli CM：Vascular calcification：in vitro evidence for the role of inorganic phosphate. J Am Soc Nephrol 14（Suppl 4）：S300-S304, 2003

76) Jono S, McKee MD, Murry CE, et al.：Phosphate regulation of vascular smooth muscle cell calcification. Circulation Res 87：E10-E17, 2000

77) Adeney KL, Siscovick DS, Ix JH, et al.：Association of serum phosphate with vascular and valvular calcification in moderate CKD. J Am Soc Nephrol 20：381-387, 2009

78) Tintut Y, Parhami F, Boström K, et al.：Tumor necrosis factor-alpha promotes in vitro calcification of vascular cells via the cAMP pathway. Circulation 102：2636-2642, 2000

79) Neven E, Dauwe S, De Broe ME, et al.：Endochondral bone formation is involved in media calcification in rats in men. Kidney Int 72：574-581, 2007

80) Proudfoot D, Skepper JN, Hegyi L, et al.：Apoptosis regulates human vascular calcification in vitro：evidence for initiation of vascular calcification by apoptotic bodies. Circ Res 87：1055-1062, 2000

81) Son BK, Kozaki K, Iijima K, et al.：Gas6/Axl-PI3K/Akt pathway plays a certral role in the effect of statins on inorganic phosphate-induced calcification by restoring Gas6-Alx survival pathway. Circ Res 98：1024-1031, 2006

82) Speer MY, McKee MD, Guldberg RE, et al.：Inactivation of the osteopontin gene enhances vascular calcification of Matrix Gla protein-deficient mice：evidence for osteopontin as an inducible inhibitor of vascular calcification in vivo. J Exp Med 196：1047-1055, 2002

83) Bennett BJ, Scatena M, Kirk EA, et al.：Osteoproteger-

文 献

83) in inactivation accelerate advanced atherosclerotic lesion progression and calcification in older ApoE-/- mice. Atheroscler Thromb Vasc Biol **26**：2117-2124, 2006
84) Shcafer C, Heiss A, Schwart A, et al.：The serum protein alpha 2-Heremans-Schimid glycoprotein/Fetuin-A is a systemically acting inhibitor of ectopic calcification. J Clin Invest **112**：357-366, 2003
85) Shigematsu T, Kono T, Satoh K, et al.：Phosphate overload accelerate vascular calcium deposition in end-stage renal disease patients. Nephrol Dial Transplant **18**：1731-1740, 2003
86) Stanford W：Coronary artery calcification as an indicator of preclinical coronary artery disease. Radiographics **19**：1409-1419, 1999
87) Nishizawa Y, Shiji T, Maekawa K, et al.：Intima-media thickness of carotid artery predicts cardiovascular mortality in hemodialysis patients. Am J Kidney Dis **41** (Suppl 1)：S76-S79, 2003
88) Shoji T, Emoto M, Shinohara K, et al.：Diabetes mellitus, aortic stiffness, and cardiovascular mortality in end-stage renal disease. J Am Soc Nephrol **12**：2117-2124, 2001
89) Braun J：Extraooseus calcification in patients with chronic renal failure-No escape？ Nephrol Dial Transplant **20**：2054-2059, 2005
90) Dounousi E, Papavasiliou E, Makedou A, et al.：Oxidative stress is progressively enhanced with advancing stages of CKD. Am J Kidney Dis **48**：752-760, 2006
91) Levin A, Bakris GL, Molitch M, et al.：Prevalence of abnormal serum vitamin D, PTH, calcium, and phosphorus in patients with chronic kidney disease：results of the study to evaluate early kidney disease. Kidney Int **71**：31-38, 2007
92) Sutra T, Morena M, Bargnoux AS, et al.：Superoxide production：a procalcifying cell signaling event in osteoblastic differentiation of vascular muscle cells exposed to calcification media. Free Radic Res **42**：789-797, 2008
93) Yamada S, Taniguchi M, Tokumoto M, et al.：Osteoclast-like multi-nucleated giant cells in uremic tumoral calcinosis. NDT PLUS **2**：155-157, 2009
94) Maeda H, Tokumoto M, Yotsueda H, et al.：Two cases of calciphylaxis treated by parathyroidectomy：importance of bone formation. Clin Nephrol **67**：397-402, 2006
95) Aladrén Regidor MJ：Cinacalcet reduces vascular calcification and soft tissue calcification in secondary hyperparathyroidism (SHPT) in hemodialysis patients. Clin Nephrol **71**：207-213, 2009
96) Qunibi W, Moustafa M, Muenz LR, et al.：A 1-year randomized trial of calcium acetate versus sevelamer on progression of coronary artery calcification in hemodialysis patients with compatible lipid control：the Calcium Acetate Renagel Evaluation-2 (CARE-2) study. Am J Kidney Dis **51**：952-966, 2008
97) Ropez I, Meondoza FJ, Guerrero F, et al.：The calcimimetics AMG641 accelerates regression of extraosseous calcification in uremic rats. Am J Physiol Renal Physiol **296**：F1376-F1385, 2009
98) Mazzaferro S, Pasquali M, Taggi F, et al.：Progression of coronary artery calcification in renal transplantation and the role of secondary hyperparathyroidism and inflammation. Clin J Am Soc Nephrol **4**：685-690, 2009
99) Oschatz E, Benesch T, Kodras K, et al.：Changes of coronary calcification after kidney transplantation. Am J Kidney Dis **48**：307-313, 2006
100) Shiraishi N, Kitamura K, Miyoshi T, et al.：Successful treatment of a patient with severe calcific uremic arteriolopathy (calciphylaxis) by etidronate disodium. Am J Kidney Dis **48**：151-154, 2006
101) K/DOQI clinical practice guidelines for bone metabolism and disease in chronic kidney disease. Am J Kidney Dis **42**(Suppl 3)：S1-S201, 2003
102) Block GA, Spiegel DM, Ehrlich J, et al.：Effects of sevelamer and calcium on coronary artery calcification in patients new to hemodialysis. Kidney Int **68**：1480-1488, 2004
103) Kobayashi S, Takahashi HE, Ito A, et al.：Trabecular minimodelling in human iliac bone. Bone **32**：163-169, 2003
104) Fukumoto S：The role of bone in phosphate metabolism. Mol Cell Endocrinol **310**：63-70, 2009
105) Albright F, Drake TG, Sulkowitch HW：Renal osteitis fibrosa cystica：Report of case with discussion of metabolic aspects. Johns Hopkins Med J **60**：377-385, 1937
106) Sherrard DJ, Baylink DJ, Wergedal JE, et al.：Quantitative histological studies on the pathogenesis of uremic bone disease. J Clin Endocrinol Metab **39**：119-135, 1974
107) Kurz P, Monier-Faugere MC, Bognar B, et al.：Evidence for abnormal calcium homeostasis in patients with adynamic bone disease. Kidney Int **46**：855-861, 1994
108) Gejyo F, Yamada T, Odani S, et al.：A new form of amyloid protein associated with chronic hemodialysis was identified as beta 2-microglobulin. Biochem Biophys Res Commun **129**：701-706, 1985
109) National Kidney Foundation：K/DOQI clinical practice guidelines for bone and disease in chronic kidney. Am J Kidney Dis **3**(Suppl)：S1-201, 2003
110) Qi Q, Monier-Faugere MC, Geng Z, et al.：Predictive value of serum parathyroid hormone levels for bone turnover in patients on chronic maintenance dialysis. Am J Kidney Dis **26**：622-631, 1995
111) Okuno S, Inaba M, Kitatani K, et al.：Serum levels of C-terminal telopeptide of type Ⅰ collagen：a useful new

111) marker of cortical bone loss in hemodialysis patients. Osteoporosis Int 16:501-509, 2005
112) Hannon RA, Clowes JA, Eagleton AC, et al.: Clinical performance of immunoreactive tartrate-resistant acid phosphatase isoform 5b as a marker of bone resorption. Bone 34:187-194, 2004
113) Use of bone mineral content determination in the evaluation of osteodystrophy among hemodialysis patients. Nephron 35:103-107, 1983
114) Tominaga Y, Tanaka Y, Sato K, et al.: Histopathology, pathophysiology and indications for surgical treatment of renal hyperparathyroidism. Seminars Surg Oncol 13:78-86, 1997
115) Cohen-Soala ME, Sebert JL, Boudaillez B et al.: non-aluminic adynamic bone disease in non-dialyzed uremic patients: a new type of osteodystrophy due to overtreatment. Bone 53:93-101, 1992
116) Haris A, Sherrad DJ, Hercz G: Reversal of adynamic bone disease by lowering of dialysate calcium. Kidney Int 70:931-937, 2006
117) Gejyo F, Kawaguchi Y, Hara S, et al.: Arresting dialysis-related amyloidosis: a prospective multicenter controlled trial of direct hemoperfusion with a beta2-microglobulin adsorption column. Artif Organs 28:371-380, 2004
118) Stehman-Breen CO, Sherrard DJ, Alem AM, et al.: Risk factors for hip fracture among patients with end-stage renal disease. Kidney Int 58:2200-2205, 2000
119) European Best Practice Guideline for Hemodialysis. Nephrol Dial Transplant 17(Suppl 7):S1-S111, 2002
120) 日本透析医学会：透析患者における二次性副甲状腺機能亢進症治療ガイドライン．透析会誌 39:1435-1455, 2006
121) http://www.cari.org.au/guidelines.php
122) http://www.renal.org/Clinical/GuidelinesSection/Guidelines.aspx
123) Goodman WG, Goldin J, Kuizon BD, et al.: Coronary artery calcification in young adults with end-stage renal disease who are undergoing dialysis. N Engl J Med 342:1478-1483, 2000
124) Argiles A, Kerr PG, Canaud B, et al.: Calcium kinetics and the long-term effects of lowering dialysate calcium concentration. Kidney Int 43:630-340, 1993
125) Hamano T, Oseto S, Fujii N, et al.: Impact of lowering dialysate calcium concentration on serum bone turnover markers in hemodialysis patients. Bone 36:909-916, 2005
126) Teng M, Wolf M, Ofsthun MN, et al.: Activated injectable vitamin D and hemodialysis survival: a historical cohort study. J Am Soc Nephrol 16:1115-1125, 2005
127) 日本透析医学会統計調査委員会：わが国の慢性透析療法の現況（1998 年 12 月 31 日現在），1999
128) Kovesdy CP, Kalantar-Zadeh K: Vitamin D receptor activation and survival in chronic kidney disease. Kidney Int 73:1355-1363, 2008
129) Palmer SC, McGregor DO, Macaskill P, et al.: Meta-analysis: vitamin D compounds in chronic kidney disease. Ann Intern Med 147:840-853, 2007
130) Tentori F, Albert JM, Young EW, et al.: The survival advantage for haemodialysis patients taking vitamin D is questioned: findings from the Dialysis Outcome and Practice Patterns Study. Nephrol Dial Transplant 24:963-972, 2009
131) Cunningham J, Danese M, Olson K, et al.: Effects of the calcimimetic cinacalcet HCl on cardiovascular disease, fracture, and health-related quality of life in secondary hyperparathyroidism. Kidney Int 68:1793-1800, 2005
132) Palmer SC, McGregor DO, Macaskill P, et al.: Meta-analysis: vitamin D compounds in chronic kidney disease. Ann Intern Med 147:840-853, 2007
133) Block GA, Raggi P, Bellasi A, et al.: Mortality effect of coronary calcification and phosphate binder choice in incident hemodialysis patients. Kidney Int 71:438-441, 2007

第7章

血圧異常

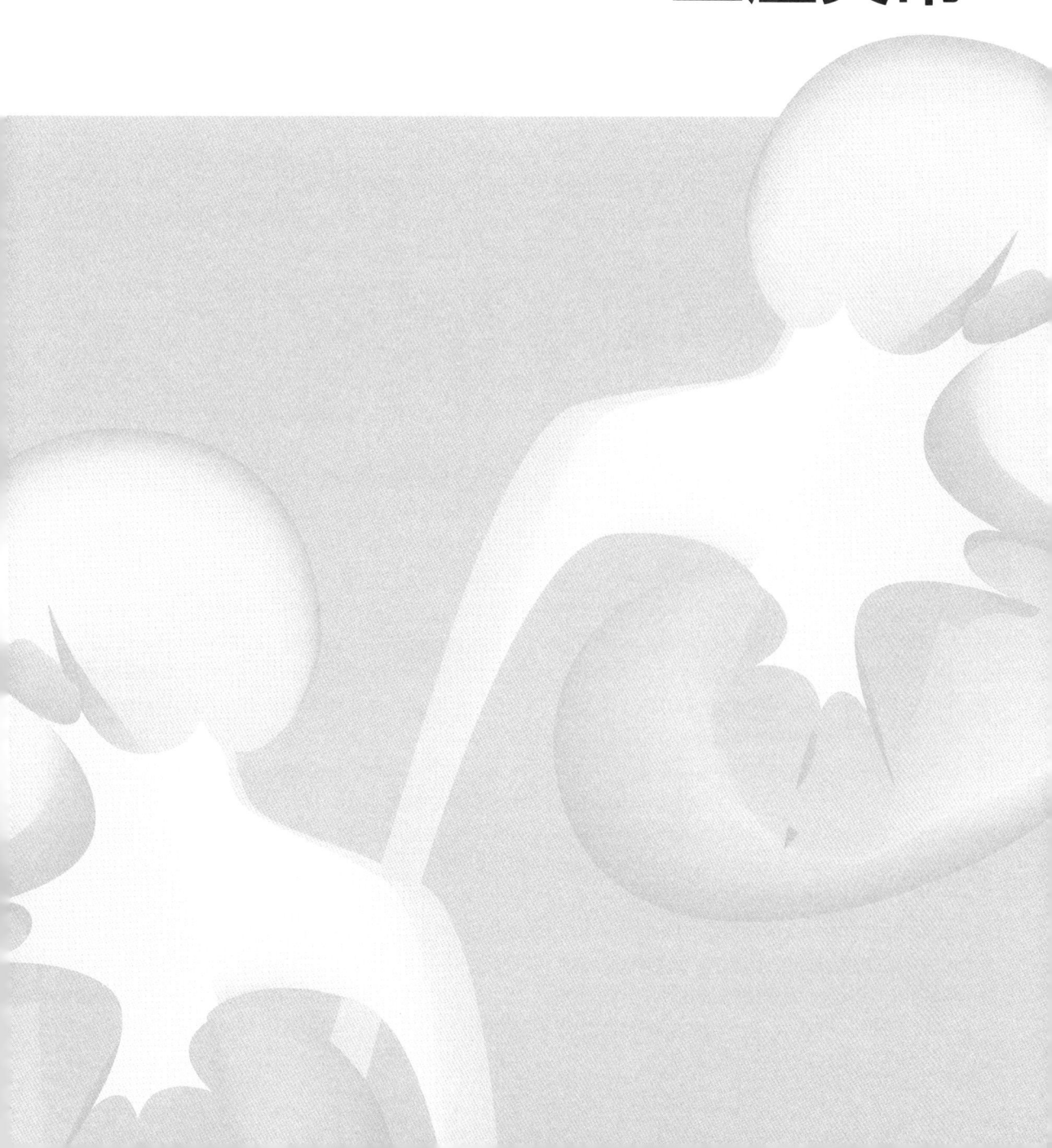

第7章 血圧異常

I 高血圧

日本透析医学会の集計によると，慢性透析患者の死亡原因として心不全，心筋梗塞，脳血管障害など，心血管系疾患（cardiovascular disease：CVD）による死亡率は全体の36.4%を占める[1]．高血圧はCVDの強力な危険因子であり，透析患者における高血圧の合併率は74.3%と非常に高い（図1）[2]．したがって，血圧管理は透析患者の生命予後を左右する重要な事項である．

1 透析患者における高血圧の機序（図2）[3]

古典的には，透析患者における高血圧の病態は，体液量依存性高血圧（volume-dependent hypertension）とレニン依存性高血圧（renin-dependent hypertension）に大別されてきた[4]．血圧は循環血液量と末梢血管抵抗の積で表され，いずれか，ないしは両者の上昇が高血圧を惹起する．正常な腎機能であれば，適切に細胞外液量がコントロールされるため，体液量過剰による血圧上昇は生じにくいが，腎機能障害例ではNaの排泄障害により体液貯留が生じ，循環血液量増加により血圧が上昇する．透析患者では，レニン・アンジオテンシン（renin angiotensin：RA）系を代表とする昇圧系体液性因子の調節も障害され，体液量過剰に比してこれらが不相応に作動し，末梢血管抵抗が上昇する．通常，この両者の病態が複合して高血圧の発症・維持，進展に寄与している．RA系以外の昇圧因子としては，交感神経系（カテコラミン），バゾプレッシン，エンドセリンなどの亢進，一酸化窒素や血管拡張性プロスタグランジンなどの血管拡張性物質の減弱，エリスロポエチンの影響，asymmetrical dimethylargine（ADMA）の蓄積などが示唆されている[3,5]．

1 細胞外液量

慢性透析患者の高血圧には主として細胞外液量過剰が寄与し，大多数の患者では適切なドライウエイト（dry weight：DW）の達成によりコントロールは良好となる．しかし，腎硬化症や糖尿病性腎症例では過剰な体液量の是正のみでは降圧が困難なことが多く，降圧薬の併用が必要となる（図3）[5]．

2 レニン・アンジオテンシン系

血漿レニン活性値は，体液量の状態を考慮して評価しなければならない．通常は，体液量が過剰であれば低値となるが，透析患者では体液量が過剰であるにもかかわらず高値を示すことが多く，その意味で，RA系が不相応に亢進しているといえる[5]．

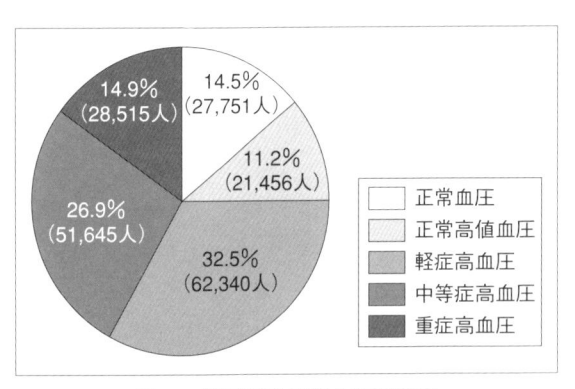

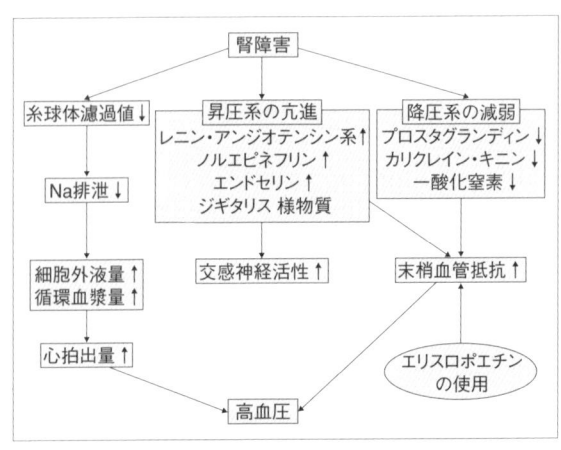

図1 透析患者の高血圧罹患率
わが国の透析患者における高血圧の頻度は74.3%に達している．
（日本透析医学会統計調査委員会：図説わが国の慢性透析療法の現況（2005年12月31日現在）．日本透析医学会，2006[2]より引用）

図2 透析患者における高血圧発症機序
（小川哲也，川嶋 朗：透析患者の高血圧治療．腎不全と高血圧．富野康日己（編集），フジメディカル出版，大阪，pp200-212，2003[3]より一部改変）

Ⅰ．高血圧

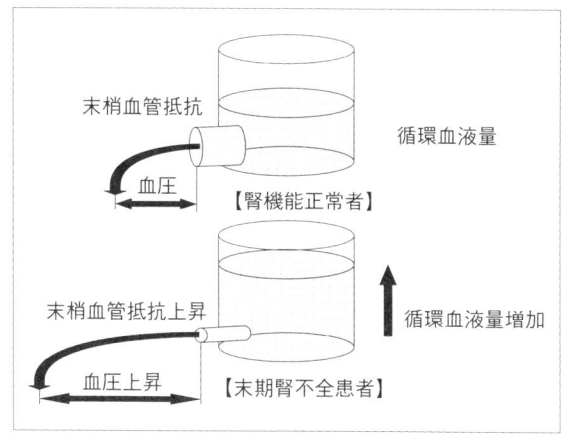

図3 末期腎不全と水槽モデル

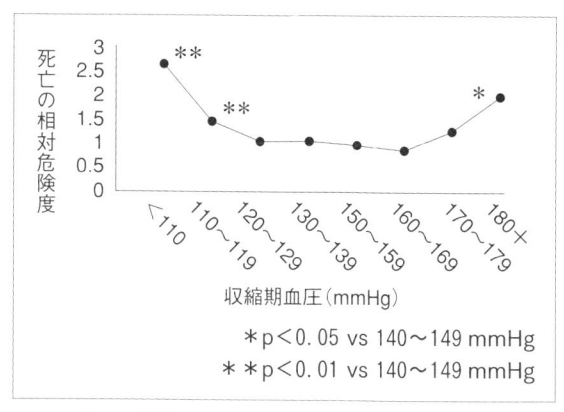

図4 透析患者の血圧が死亡に及ぼす影響
血圧値の参照レベル：140～149 mmHg．
(Zager PG, et al.：Kidney Int 54：561-569, 1998[8]より引用)

3 交感神経系

交感神経系の亢進も高血圧に寄与していることが指摘されている．血漿カテコールアミン値の評価は分かれるが，微小電極を用いて交感神経節後線維の放電状態を測定した検討では，交感神経活動の亢進を示す報告が多い[6]．

4 赤血球造血刺激因子製剤（erythropoiesis stimulating agent：ESA）

ESA投与による貧血改善に伴って，高血圧が発症または増悪する．発症機序については，低酸素血症による末梢血管拡張状態の減弱，血液粘稠度増大による血管抵抗の上昇など多くの機序が想定されているが，血液量増加によって生じる循環血漿量増加の是正が不十分なことも重要な機序と考えられている．

5 血管拡張物質

尿毒症により一酸化窒素依存性の血管拡張作用は減弱している．腎不全患者ではasymmetrical dimethylargine（ADMA）の蓄積がみられ，ADMAは一酸化窒素（nitric oxide：NO）の産生を抑制し，血管拡張反応を阻害する[5]．

6 高カルシウム血症

高カルシウム血症は，末梢血管抵抗を上昇させる．高度の二次性副甲状腺機能亢進症では，副甲状腺摘出術後，血清カルシウム濃度の正常化に伴って血圧が低下する例がある[7]．

2 高血圧が予後に及ぼす影響

1 血圧値と予後の関係

透析前の血圧と生命予後を検討した多くの観察研究では，生命予後はむしろ高血圧群で良好で，血圧低値の群で不良である．これは，血圧低値群に栄養不良，重症慢性心不全患者などが含まれているためと考えられている(reverse epidemiology)．

Zagerら[8]は，血液透析（hemodialysis：HD）患者5,433人を追跡調査し（平均観察期間2.6年），透析後血圧≧180/90 mmHgの血圧高値群と収縮期血圧（systolic blood pressure：SBP）＜120 mmHgの血圧低値群はCVDによる死亡率が高く，もっとも死亡率が低かったのはSBP 160～169 mmHgであったことを報告した（U字現象，図4）．また，Mazzuchiら[9]は，405人のHD導入患者を対象としてHD前血圧と死亡率の関係について検討し，低血圧群（＜119/75 mmHg）と高血圧群（≧160/90 mmHg）で死亡率が高かったことを示し，低血圧群ではCVDと無関係の死亡が多い透析導入後5年未満の早期死亡の頻度が高く，高血圧群ではCVDによる死亡が多い透析導入後5年以降の後期死亡の頻度が高かったと報告した．この傾向は，透析患者の生命予後に寄与する危険因子を解析したCHOICE（Choices for Healthy Outcomes in Caring for ESRD）研究でも証明され，低血圧は，より早期（2年以内）の死亡率と関係し，長期（4年以上）ではそ

の関与が低減することが示されている[10]．

一方，高血圧の重要性について否定的な報告もみられる．Portら[11]は，透析患者4,499人を対象とした検討で，透析前高血圧がCVDによる死亡率に影響しなかったと報告し，また，Cheungら[12]は，HD患者936人の横断研究で，透析前SBPとCVD罹患率に相関がなかったことを報告している．

このように，透析患者では血圧値単独と予後との関連は明確になりにくい．その原因としては，透析患者の予後に血圧以外の多くの危険因子が関与することや，体液量が周期的に変動するために血圧変動が大きいことがあげられる[13]．

2 脈圧（pulse pressure：PP）と予後の関係

透析患者では，大動脈石灰化の影響でPPが大きい症例を多く認めるが，PPが予後に影響すること，すなわち，同じSBPなら拡張期血圧（diastolic blood pressure：DBP）が低いほど，同じDBPであればSBPが高いほど予後が不良であることが明らかにされている．Tozawaら[14]は，HD患者1,243人を対象とした9年間の追跡調査で，死亡およびCVD発症に及ぼす血圧の影響について検討し，PPが死亡の独立した予測因子としてSBPやDBPよりも寄与度が高かったことを，また，Klassenら[15]は，HD患者37,069人を対象にコホート研究を行い，HD後のPPが10mmHg上昇すると死亡の危険性が12%増加すると報告した．Moriyaら[16]も，家庭血圧を用いた検討で，PPが70mmHgを超えると総死亡率が有意に高くなることを報告している．

3 家庭血圧の重要性

近年，家庭血圧の重要性が指摘されているが，透析患者においても24時間血圧計や家庭血圧の重要性が報告されている．Alborziら[17]は，1日3回測定した家庭血圧の1週間の平均値は，透析前，または透析後の血圧と比較して生命予後をよく反映し，血圧管理目標として，SBP 125〜145mmHgが適切であることを報告した．また，週3回の透析前後の血圧と毎日の起床時と就寝時の

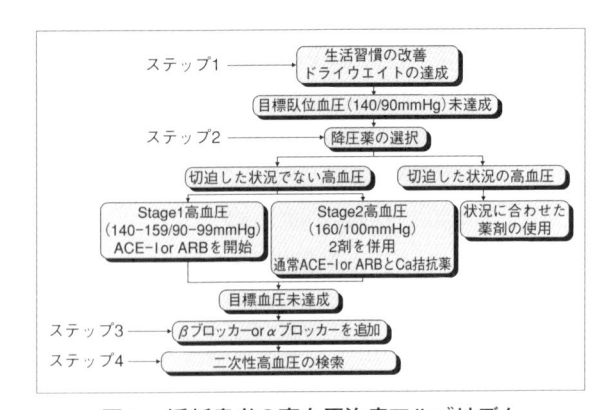

図5 透析患者の高血圧治療アルゴリズム
（Am J Kidney Dis 45：49-57, 2005[18]より一部改変）

家庭血圧の合計の平均値で求められる「週当たりの平均血圧（weekly averaged blood pressure：WAB）」が，透析前または透析後のワンポイントの血圧と比較して生命予後をよく反映し，左室肥大やCVD発症の重要な予測因子であることが報告されている[16]．

3 透析患者の高血圧の治療

2005年，K/DOQIが発表した「透析患者における心血管病ガイドライン」による透析患者の高血圧治療アルゴリズムを示す（図5）[18]．K/DOQIのガイドラインでは，仰臥位での血圧測定を推奨していることに留意しなければならない．

1 細胞外液量のコントロール

慢性透析患者の降圧療法の基本は，塩分・水分制限による細胞外液過剰の抑制と透析による適切なDWの維持である．適切なDWを評価するうえで必要な検査は，血圧，心胸郭比，Na利尿ペプチド（atrial natriuretic peptide：ANP，brain natriuretic peptide：BNP），心エコー（心嚢液貯留の有無，左室容量，左房径，下大静脈径）などがあり，総合的に判断する．HD導入直後の患者や手術後に日常生活動作（activities of daily living：ADL）の低下した患者では，lean body massの変化も考慮しながら，除水量を決定する必要がある．

2 降圧薬の使用

① 降圧薬の使用状況

透析患者における高血圧の成因には多くの要因が絡み合うため，血圧管理は容易でなく，多くの患者が2剤以上の降圧薬を併用している．わが国でもっとも多く選択されている降圧薬は49.9％の患者に処方されているカルシウム拮抗薬で，次にRA系抑制薬が続く．アンジオテンシンⅡ受容体阻害薬（angiotensin Ⅱ receptor blocker：ARB）の処方率（33.9％）は，アンジオテンシン変換酵素（angiotensin converting enzyme：ACE）阻害薬の処方率（11.5％）の約3倍で，諸外国に比べてARBの使用頻度が高いのが特徴である[2]．

② 降圧薬の適応と選択

DWの適正化を行っているにもかかわらず透析前臥位血圧が140/90 mmHg以上であれば降圧薬使用の適応となる．目標血圧は透析前140/90 mmHg未満，透析後130/80 mmHg未満が推奨されている[18]．第1選択薬としては，RA系阻害薬であるACE阻害薬，ARBが推奨されている[18]．また，半減期が長く，1日1回の投与で降圧維持が可能なジヒドロピリジン系カルシウム拮抗薬は使用しやすい．いずれのカルシウム拮抗薬も肝代謝で，透析例での投与量の調節の必要はない．β遮断薬は，特に心筋梗塞の既往や有意な冠動脈疾患が存在する場合には積極的な適応となるが，心不全には注意すべきである[19,20]．J-DOPPS研究では[21]，β遮断薬使用群の生存率が良好であることが報告されており，注目されている．

降圧薬を使用する際には，薬剤やその代謝産物の排泄経路，蛋白結合性，透析性などの薬理動態値とともに，臓器保護効果にも留意して選択することが重要である．カルシウム拮抗薬，α遮断薬，ARBなど肝代謝型の薬剤は常用量の使用が可能だが，多くのACE阻害薬やβ遮断薬のアテノロールなど腎排泄型の薬剤では，腎機能低下による蓄積を回避するため用量調節が必要となる（図6）[22]．また，降圧薬の内服時期としては，透析患者に高頻度にみられる夜間高血圧や透析中の血圧低下を考慮して，夕食後または就寝前の服用が推奨されている[18]．

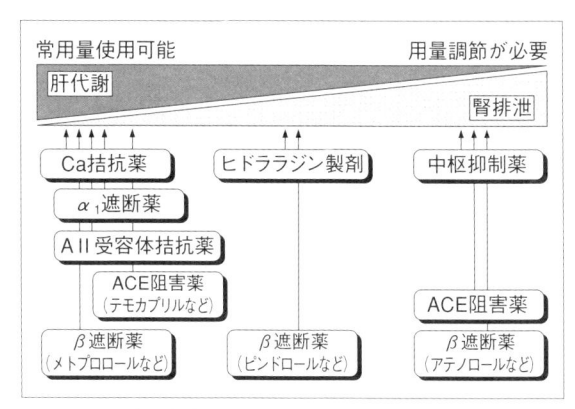

図6 透析患者における降圧薬の用量調節ガイド
（甲田 豊，青池郁夫，西 慎一，他：透析患者の高血圧．透析室薬剤の選び方と使い方改訂第2版．平澤由平（監修），南江堂，東京，pp83-96，1999[22]より引用）

③ 降圧薬服用が予後におよぼす影響

降圧薬服用により高血圧透析患者のCVD発症率，死亡率が減少することは，多くの研究により明らかにされている．日本透析医学会の統計調査委員会が集計した透析患者163,668例の1年生存率の解析でも，降圧薬服用群は非服用群より1年死亡率は有意に低く（5.6％ vs. 8.5％），降圧薬服用により1年の死亡リスクは28％減少することが示されている（図7）[23]．この傾向は無作為化比較対照試験（RCT）でも確認されており，Heerspinkら[24]は，透析患者を対象にCVD発症と死亡に及ぼす降圧薬の影響について検討された8つのRCT（1,679例中495例にCVD発症）をメタ解析し，降圧薬投与によりSBP 4～5 mmHg，DBP 2～3 mmHg低下させた結果，降圧薬投与群（使用薬剤は，β遮断薬，ACE阻害薬，ARB，カルシウム拮抗薬）のプラセボ群に対するリスク比は，心血管イベント0.71（95％信頼区間0.55～0.92，p=0.009，図8），総死亡0.80（同0.66～0.96，p=0.014），心血管死0.71（同0.50～0.99，p=0.044）と有意に低下したことを報告した．この効果は，透析期間，人種，高血圧合併の有無，RA系抑制薬の有無に関係なく認められている．

われわれが行っている透析患者3,000例を対象とした前向き観察研究（Q-Cohort Study）でも，

第7章 血圧異常

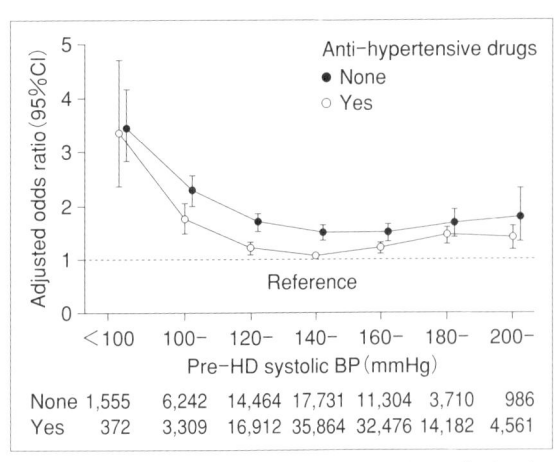

図7 降圧薬服用の有無と収縮期血圧別の死亡リスク
(Iseki K, et al. Nephron Clin Pract 113:c183-c190, 2009[23]より引用)

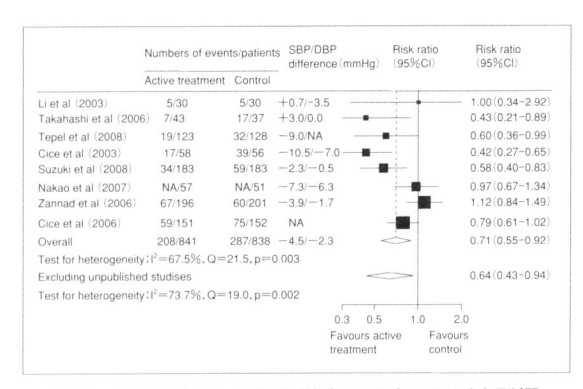

図8 降圧薬が心血管合併症の発症に及ぼす影響
(Heerspink HJ, et al. Lancet 373:1009-1015, 2009[24]より引用)

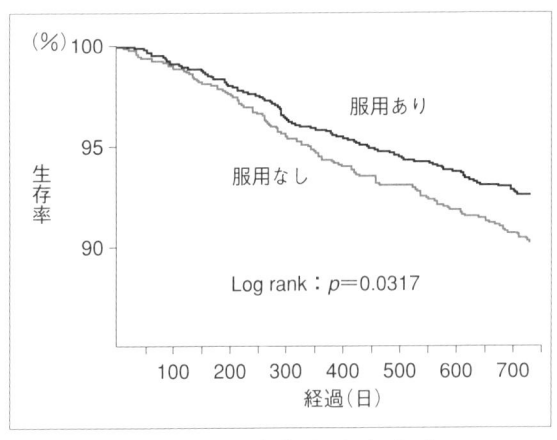

図9 降圧薬服用の有無と生存率(Q Cohort Study)

降圧薬服用群の2年生存率は，非服用群よりも有意に高かった（図9）．さらに，降圧薬服用数に影響する因子を解析したところ，服用数の増加にしたがって，男性の割合，糖尿病性腎症の割合，心・脳血管障害の既往の割合，ESA投与量，血圧は有意に増加（上昇）した．一方，透析年数，透析時間，Kt/V，総コレステロール，CRP，Intact PTHは有意に減少（低下）した．これらの因子をロジスティック回帰分析で多変量解析したところ，男性，糖尿病性腎症，心・脳血管障害の既往，血圧高値，ESA投与量の多い患者では降圧薬服用数が多く，逆に，高齢，CRP高値，透析年数，透析時間の長い患者では服用数が少なかった．

II 低血圧

一般的に低血圧症とはSBP 100 mmHg以下の場合をいうことが多い．透析に関連した低血圧については，本態性低血圧，循環器疾患，内分泌疾患，神経系障害などによるものも鑑別する必要がある（表1）．

1 透析患者の低血圧の分類

1 持続性低血圧

一般的に透析前SBPが常時100 mmHg未満の状態を持続性低血圧症という．その頻度はHD患者の5〜10%で，腹膜透析患者で約12%と報告されている[25]．高血圧を有する慢性透析患者だけなく，透析前または後のSBP 110 mmHg以下の血圧の低い患者群で死亡リスクが高く，血圧値と死亡率の間にはUカーブ現象がみられることが報告されている[8]．

2 透析低血圧

透析時以外は正常血圧または高血圧であるが，透析中に低血圧となる場合に透析低血圧と定義する．透析低血圧はHD患者の20〜30%に合併し，比較的頻度が高い[26,27]．糖尿病患者や高齢者では，自律神経機能異常，末梢血管抵抗の反応性が低下

II. 低血圧

表1 透析関連低血圧の主な成因

1. 循環血液量の減少
    1) 過剰な限外濾過
    2) 不適正なドライウエイト
    3) 血管外から血管内への急速な体液移動（plasma refilling）の低下
2. 末梢血管抵抗の低下
    1) 動脈硬化
    2) 自律神経障害
3. 心機能の低下（虚血性心疾患，拡張型心筋症，弁膜症等）
4. 貧血，低アルブミン血症
5. 降圧薬の不適切な使用
6. 透析に用いる機材の生体適合性の問題
    1) メシル酸ナファモスタット（フサン）
    2) エチレンオキサイドガス
    3) AN69膜（ACE阻害薬との併用時）
7. 透析液に含有される酢酸塩
8. 栄養障害
9. 透析中の食物摂取

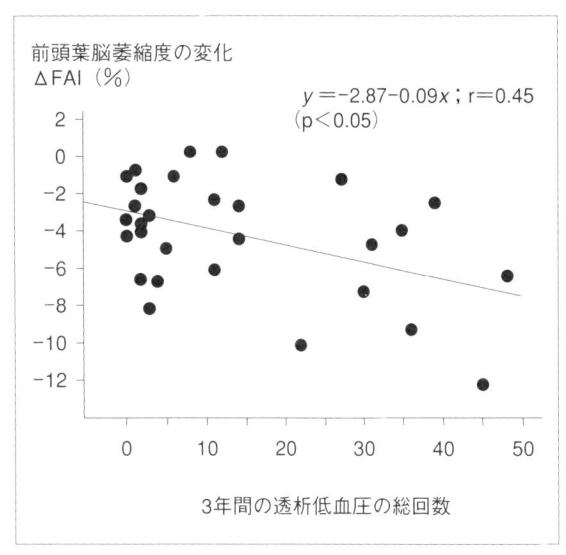

図10 透析低血圧の回数と前頭葉の脳萎縮との相関
3年間の透析低血圧の総回数が多いほど前頭葉の脳萎縮の進行度に相関している．
(Mizumasa T et al. Nephron Clin Pract 97：c23-c30, 2004[28]より引用)

している例が多く，透析中の血圧低下の原因となる．また，心機能低下は常に鑑別しなければならず，虚血性心疾患の有無を検索することも重要である．発症時には，あくび，動悸，気分不良，悪心・嘔吐，呼吸困難，胸痛，筋痙攣，意識消失などの症状がみられる．透析低血圧は透析困難症の重大要因であり，VA閉塞の原因としても重要で，総じて生活の質（quality of life：QOL）を低下させる．

同一患者における頭部 MRI 上の脳萎縮進行について検討した結果では，大脳皮質の中で前頭葉萎縮の進行が有意で，その進行度やラクナ梗塞の増加数と透析低血圧の総回数との間に有意の正の相関関係が認められた（図10）[28]．

3 透析後の起立性低血圧

透析後の起立時に，臥位よりも SBP が 20 mmHg 以上，あるいは DBP が 10 mmHg 以上に低下する場合に起立性低血圧という．自律神経障害を有する糖尿病性腎症や高齢者で問題になることが多い．

2 低血圧の管理

1 持続性低血圧

めまいや失神など重篤な症候を発症しなければ，治療は不要である．持続性低血圧例では無症候性の場合が多いが，全身倦怠感やふらつきなど低血圧に起因すると考えられる症状がみられる場合には，まずは DW を増加させ，血圧上昇が不十分で軽快しない場合には，ミドドリン塩酸塩，アメジニウムメチル硫酸塩，ドロキシドパなどの昇圧薬を投与する．

2 透析低血圧への対策

National Kidney Foundation が提示した透析低血圧に対する対策を示す（表2）．

① 限外濾過量の設定

第一に行うべきは，不適切な DW による有効循環血漿量の低下の有無を確認することである．透析間の体重増加は DW の 3～5％ に抑え，過剰な限外濾過を避ける．特に，循環器系疾患を有する患者や高齢者は透析間の体重増加を少なくするように教育・指導する．食事における塩分摂取は，口渇の誘因となり，水分摂取過剰の原因となる．

表2　透析低血圧への対策

1. 透析時の過剰除水を避ける（体重増加の抑制）．
2. 透析時の限外濾過率を下げる．
3. 限外濾過を単独で行う．
4. 高Na透析を行う．
5. 重炭酸透析へ変更する．
6. 透析液温度を下げる．
7. 透析前にミドドリンを投与する．
8. 適切な貧血の管理を行う．
9. 酸素投与を行う．

（Am J Kidney Dis 45：49-57, 2005[18]より一部改変）

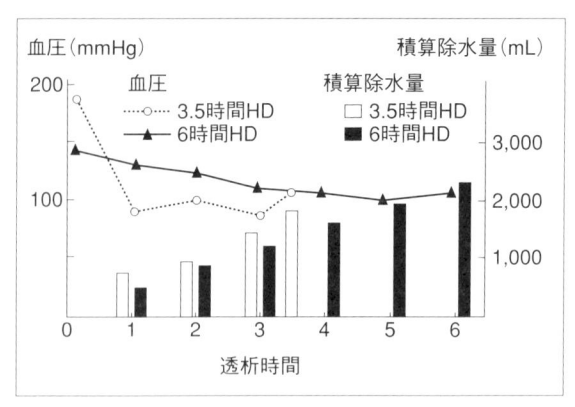

図11　HD時間の延長によりHD中の血圧が安定した一例

時間当たりの限外濾過量を減少させることも大変重要で，そのためには透析時間の延長を考慮する．Saranら[29]は，DOPPS（Dialysis Outcomes and Practice Patterns Study）の結果より，1時間当たりの除水量が体重1kg当たり10mLを超える患者では，透析低血圧が発生するリスクが30％増加すると報告した．また，Movilliら[30]は，限外濾過速度が12.4mL/kg/時を超える患者は生存率が低下することを報告した．

図11は，原疾患が1型糖尿病でHD中（3.5時間）に血圧低下を頻回にきたしていたが，透析時間の延長（6時間透析）により，DWを変更せずに安定したHDを施行可能であった1例の経過が示されている．

② 循環血漿量の増加

透析低血圧発症時には，生理食塩水，10％塩化ナトリウム液，50％ブドウ糖液などを静注投与し，循環血漿量の増加をはかる．また，貧血が高度であれば目標Hb濃度を11〜12g/dLに設定して，より積極的な貧血是正治療を行う．高度な貧血に対しては，血液量の急速な増加を目的として輸血も考慮する[31]．

③ 降圧薬の再検討

降圧薬を内服中の患者が透析中・後に血圧低下をきたした際には，必ず降圧薬の種類や投与量，内服時期の再検討を行い，減量または中止を行う．

④ 高ナトリウム透析

透析液のNa濃度を上昇させるとplasma refillingが増加する．しかし，Na除去が減少するので口渇感が増強し，透析間の体重増加が大きくなるため，透析前半に高Na透析を施行し，後半にはNa濃度を下げるという方法も行われる．

⑤ 昇圧薬の投与

a）アメジニウムメチル硫酸塩（リズミック®）

本剤は，交感神経終末より放出された内因性ノルアドレナリンの再取り込みを抑制する．また，同時にノルアドレナリンの不活化を阻害する．この両者による交感神経作動により昇圧効果を発揮する．副作用としては，動悸や頭痛がある．透析開始時に1回10mgを経口投与する．

b）ミドドリン塩酸塩（メトリジン®）

本剤はα1受容体作用を有するアミンであり，動静脈の血管平滑筋に対する収縮作用を有する．静脈収縮により静脈還流量と心拍出量を増加，動脈収縮により末梢血管抵抗を増加させ，昇圧効果を発揮する．透析前に2〜4mgを経口投与する．

c）ドロキシドパ（ドプス®）

ノルアドレナリン前駆体であり，末梢とともに中枢にも作用しノルアドレナリン類似の薬理作用を発揮して，昇圧作用を発揮する．透析前に200〜400mgを経口投与する．

⑥ 透析機材の生体不適合の確認

体外循環により血液がダイアライザー，透析液などの人工物と接触するとき，それらが生体に対し有害な作用を及ぼす可能性がある．透析膜やエチレンオキサイドガスに対する生体反応，メシル酸ナファモスタット（フサン®）によるアナフィラキシーショックでは，透析開始早期に血圧低下を生じる．この際には，原因となる透析機材の特定が望まれるが，明確に判明しない例も多い．無

酢酸透析液の使用，γ 線滅菌，上記滅菌の機材への変更，エンドトキシン汚染の防止などが対策となる．

3 起立性低血圧

　透析低血圧への対応と同様，適切な DW の設定，降圧薬の再検討が重要である．前述した昇圧薬の使用が有効な場合もある．最近では，加圧式腹帯により腹圧を上昇させること[32]や，下肢の弾性ストッキング装着も起立性低血圧の予防効果があると報告されている．われわれは，HD 患者の HD 後に施行した tilting 試験（起立試験）での脳血流量の変化に注目し，ドロキシドパとミドドリン塩酸塩のそれぞれの効果の相違について検討した．両薬剤ともに tilting 試験（5 分間）において脳血流量低下を改善したが，ドロキシドパは tilting 試験開始直後より脳血流量低下の抑制効果を示した[33]．

文　献

1) 日本透析医学会統計調査委員会：図説わが国の慢性透析療法の現況（2009 年 12 月 31 日現在）．日本透析医学会，2010
2) 日本透析医学会統計調査委員会：図説わが国の慢性透析療法の現況（2005 年 12 月 31 日現在）．日本透析医学会，2006
3) 小川哲也，川嶋　朗：透析患者の高血圧治療．腎不全と高血圧．富野康日己（編集），フジメディカル出版，大阪，pp200-212，2003
4) Vertes V, Cangiano JL, Berman LB, et al.：Hypertension in end-stage renal disease. N Engl J Med 280：978-981, 1969
5) Hörl MP, Hörl WH：Hemodialysis-associated hypertension：pathophysiology and therapy. Am J Kidney Dis 39：227-244, 2002
6) Converse RL Jr, Jacobsen TN, Toto RD, et al.：Sympathetic overactivity in patients with chronic renal failure. N Engl J Med 327：1912-1918, 1992
7) Goldsmith DJ, Covic AA, Venning MC, et al.：Blood pressure reduction after parathyroidectomy for secondary hyperparathyroidism：further evidence implicating calcium homeostasis in blood pressure regulation. Am J Kidney Dis 27：819-825, 1996
8) Zager PG, Nikolic J, Brown RH, et al.："U" curve association of blood pressure and mortality in hemodialysis patients. Kidney Int 54：561-569, 1998
9) Mazzuchi N, Carbonell E, Fernandez-Cean J：Importance of blood pressure control in hemodialysis patient survival. Kidney Int 58：2147-2154, 2000
10) Plantinga LC, Fink NE, Levin NW, et al.：Early, intermediate, and long-term risk factors for mortality in incident dialysis patients：the Choices for Healthy Outcomes in Caring for ESRD（CHOICE）Study. Am J Kidney Dis 49：831-840, 2007
11) Port FK, Hulbert-Shearon TE, Wolfe RA, et al.：Predialysis blood pressure and mortality risk in a national sample of maintenance hemodialysis patients. Am J Kidney Dis 33：507-517, 1999
12) Cheung AK, Sarnak MJ, Yan G, et al.：Atherosclerotic cardiovascular disease risks in chronic hemodialysis patients. Kidney Int 58：353-362, 2000
13) 日本高血圧学会高血圧治療ガイドライン作成委員会：高血圧治療ガイドライン 2009．ライフサイエンス出版，東京，pp 57-58，2009
14) Tozawa M, Iseki K, Iseki C, et al.：Pulse pressure and risk of total mortality and cardiovascular events in patients on chronic hemodialysis. Kidney Int 61：717-726, 2002
15) Klassen PS, Lowrie EG, Reddan DN, et al.：Association between pulse pressure and mortality in patients undergoing maintenance hemodialysis. JAMA 287：1548-1555, 2002
16) Moriya H, Oka M, Maesato K, et al.：Weekly averaged blood pressure is more important than a single-point blood pressure measurement in the risk stratification of dialysis patients. Clin J Am Soc Nephrol 3：416-422, 2008
17) Alborzi P, Patel N, Agarwal R：Home blood pressures are of greater prognostic value than hemodialysis unit recordings. Clin J Am Soc Nephrol 2：1228-1234, 2007
18) K/DOQI Clinical Practice Guideline for Cardiovascular Disease in Dialysis Patients. Am J Kidney Dis 45：49-57, 2005
19) Cice G, Ferrara L, D'Andrea A, et al.：Carvedilol increases two-year survivalin dialysis patients with dilated cardiomyopathy：a prospective, placebo-controlled trial. J Am Coll Cardiol 41：1438-1444, 2003
20) Foley RN, Herzog CA, Collins AJ：United States Renal Data System. Blood pressure and long-term mortality in United States hemodialysis patients：USRDS Waves 3 and 4 Study. Kidney Int 62：1784-1790, 2002
21) Nakao K, Makino H, Morita S, et al.：J-DOPPS Investigators Group：Beta-blocker prescription and outcomes in hemodialysis patients from the Japan Dialysis Outcomes and Practice Patterns Study. Nephron Clin Pract 113：c132-c139, 2009
22) 甲田　豊，青池郁夫，西　慎一，他：透析患者の高血圧．透析室薬剤の選び方と使い方 改訂第 2 版．平澤由平（監修），南江堂，東京，pp83-96，1999
23) Iseki K, Shoji T, Nakai S, et al.：Committee of Renal Data Registry of the Japanese Society for Dialysis Therapy：Higher survival rates of chronic hemodialysis patients on

文　献

anti-hypertensive drugs. Nephron Clin Pract 113 : c183-c190, 2009
24) Heerspink HJ, Ninomiya T, Zoungas S, et al. : Effect of lowering blood pressure on cardiovascular events and mortality in patients on dialysis : a systematic review and meta-analysis of randomised controlled trials. Lancet 373 : 1009-1015, 2009
25) Cases A, Coll E : Chronic hypotension in the dialysis patient. J Nephrol 15 : 331-335, 2002
26) Henrich WL : Hemodynamic instability during hemodialysis. Kidney Int 30 : 605, 1986
27) van Der Sande FM, Kooman JP, Leunissen KM : Intradialytic hypotension-new concepts on an old problem. Nephrol Dial Transplant 15 : 1746-1748, 2000
28) Mizumasa T, Hirakata H, Yoshimitsu T, et al. : Dialysis-related hypotension as a cause of progressive frontal lobe atrophy in chronic hemodialysis patients : a 3-year prospective study. Nephron Clin Pract 97 : c23-c30, 2004
29) Saran R, Bragg-Gresham JL, Levin NW, et al. : Longer treatment time and slower ultrafiltration in hemodialysis : associations with reduced mortality in the DOPPS. Kidney Int 69 : 1222-1228, 2006
30) Movilli E, Gaggia P, Zubani R, et al. : Association between high ultrafiltration rates and mortality in uremic patients on regular haemodialysis : 5-year prospective observational multicenter study. Nephrol Dial Transplant 22 : 3547-3552, 2007
31) National Kidney Foundation : K/DOQI Clinical Practice Guidelines and Clinical Practice Recommendations for Anemia in Chronic Kidney Disease. Am J Kidney Dis 47 (5 Suppl 3) : S79-S80, 2006
32) Yamamoto N, Sasaki E, Goda K, et al. : Treatment of post-dialytic orthostatic hypotension with an inflatable abdominal band in hemodialysis patients. Kidney Int 70 : 1793-1780, 2006
33) Fujisaki K, Kanai H, Hirakata H, et al. : Midodrine hydrochloride and L-threo-3, 4-dihydroxy- phenylserine preserve cerebral blood flow in hemodialysis patients with orthostatic hypotension. Ther Apher Dial 11 : 49-55, 2007

第 8 章

腎性貧血

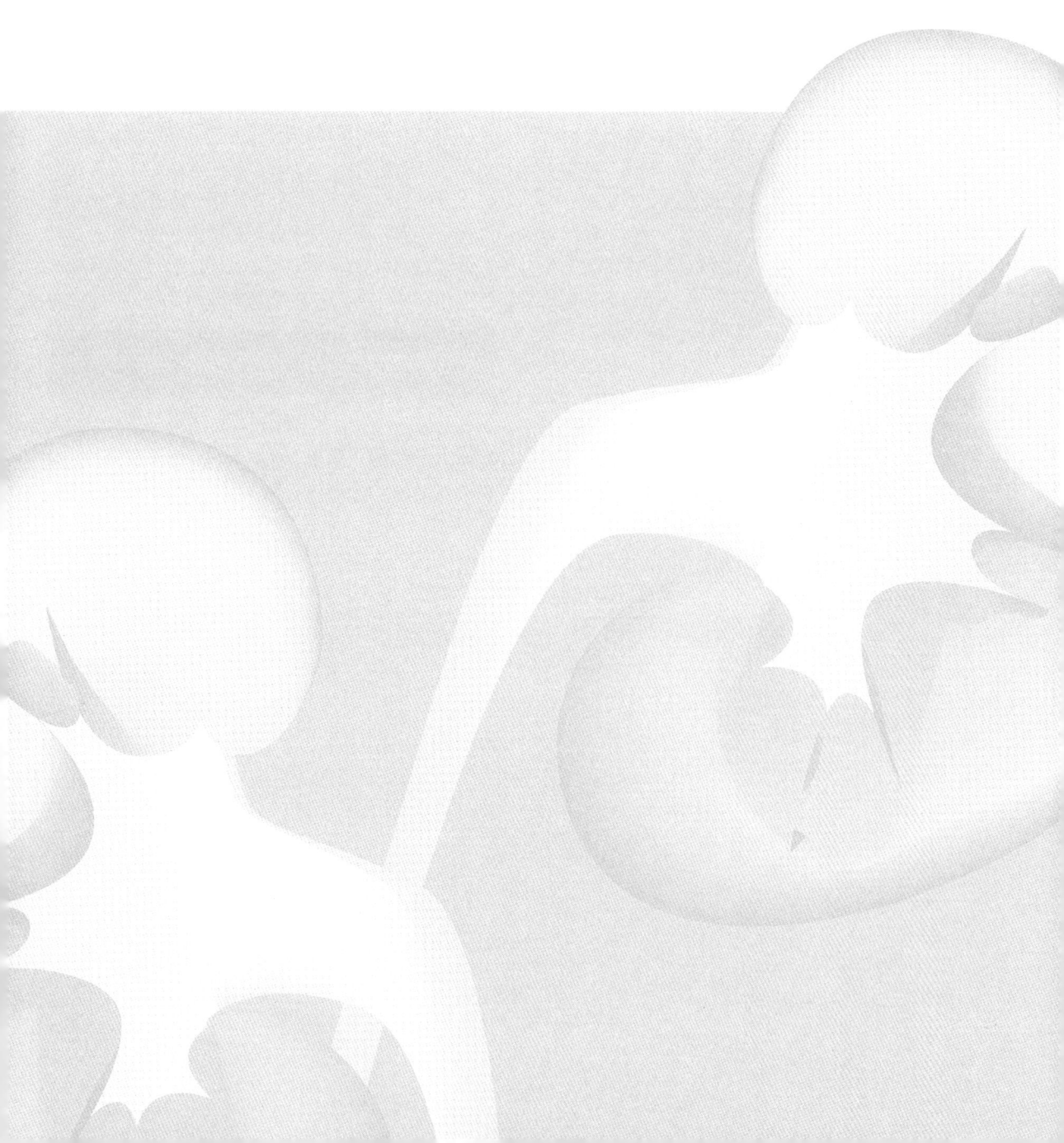

I 腎性貧血治療の変遷

近年，慢性腎臓病（chronic kidney disease：CKD）は，末期腎不全のみならず心血管系疾患（cardiovascular disease：CVD）の危険因子でもあることが明らかとなり[1,2]，CKDの早期発見，早期介入の必要性が重視されるようになった．CKDの病態において，CVD発症に影響する因子は多数存在するが，是正できる因子は限られている（表1）[3]．貧血も危険因子の1つであり，赤血球造血刺激因子製剤（erythropoiesis stimulating agent：ESA）の臨床応用された20年前より重要な是正可能因子となった．

CKD患者において貧血は，生活の質（quality of life：QOL）を低下させることに加え，心機能，腎機能を悪化させ，死亡率を増加させる重要な合併症である．したがって，高度な貧血を伴うCKDにおける貧血治療の有用性はいうまでもなく，近年では，貧血，腎不全，心不全が互いに悪影響を及ぼしあっているという心・腎・貧血症候群（cardio-renal anemia syndrome：CRA症候群）という概念が提唱され，その悪循環を絶つためにESA投与による積極的な貧血治療が推奨されてきた．多くの研究で，ヘモグロビン（hemoglobin：Hb）値<10 g/dLで死亡リスクが上昇することが示され，ESAによる貧血改善に伴いQOLの向上，心機能，脳機能の改善，腎不全の進行抑制が得られることが明らかとなり，現在ESA治療は，食事療法，降圧治療とならんでCKD治療の主体となっている．

一方，最近，目標Hb値に関して大規模な無作為化比較対照試験（randomized controlled trial：RCT）やメタ解析が行われ，Hb値の正常化に予後改善効果が認められず，むしろ予後を悪化させたことが報告された[4-6]．しかし，患者背景の違いや解析法などの問題点が指摘され，これらの報告に批判的な意見も出されるなど議論が深まるなか，TREAT（trial to reduce cardiovascular events with aranesp therapy）試験[7]の結果が注目された．2009年秋にその結果が発表され，目標Hb値を健常人と同等レベルに上げてもほとんどメリットがなく，むしろ脳梗塞の発症リスクや担癌患者の癌死のリスクを増加させることが明らかにされ，保存期CKD患者におけるESA治療の是非について大きな議論を巻き起こしている．

II 腎性貧血の発現時期

腎性貧血は，腎不全早期から出現することが指摘されている[8-10]．Kazmiら[8]は，CKD患者604例の検討で，貧血（ヘマトクリット［hematoc-

表1 CKDにおけるCVDの危険因子

古典的因子	非古典的因子
高齢	アルブミン尿
男性	ホモシステイン
高血圧	リポタンパク（a），アポリポタンパク（a）
高LDLコレステロール	レムナントリポ蛋白
低HDLコレステロール	貧血
糖尿病	カルシウム・リン代謝異常
喫煙	細胞外液過剰
運動能力低下	電解質異常
更年期	酸化ストレス
心血管疾患の家族歴	炎症（CRP上昇）
左室肥大	低栄養
	血栓性因子
	睡眠障害
	一酸化窒素/エンドセリンのバランスの変化

(Sarnak MJ, et al. Circulation 108：2154-2169, 2003[3]より一部改変)

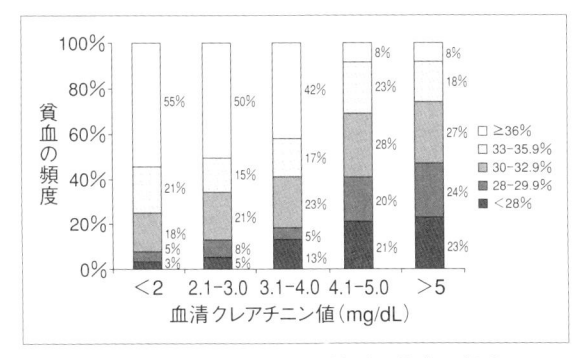

図1 血清クレアチニン値別の貧血の頻度
(Kazmi WH, et al. Am J Kidney Dis 38：803-812, 2001[8]より引用)

rit：Ht]<33%)を呈する頻度は血清クレアチニン(serum creatinine：SCr)<2.0 mg/dL でも26%で，SCrが上昇するにしたがって増加し，5.0 mg/dL以上では74%に達することを報告した(図1)．また，Hsuら[9]は，12,055例を対象に推定糸球体濾過量(estimated glomerular filtration ratio：eGFR)とHt値の関係を横断的に検討し，Ht値がeGFR 40〜50 mL/分/1.73 m^2(クレアチニン・クリアランス[creatinine clearance：CCr] 50〜60 mL/分)と比較的早期から低下していることを報告した．わが国でも，沖縄県の疫学研究で，CCr 60 mL/分前後，SCr 1.4〜1.5 mg/dL前後から貧血が出現することがIsekiら[10]により報告されている．

このように，貧血が腎不全早期より出現しているのは明らかであるが，貧血がどの程度まで進行すれば予後に悪影響を及ぼすのか，また，どの時点でESA投与による貧血治療を行うべきかについてはまだ結論が出ていない．

III 貧血およびESA治療が予後に及ぼす影響

1 生命予後に及ぼす影響

腎性貧血と生命予後に関しては，透析患者を対象とした多くの観察研究が行われ，Hb 10〜11 g/dLあるいは11〜12 g/dLを参照に相対死亡危険度が算出され，参照群より低いHb値では相対危険度が有意に増加することが示されている(図2)[11]．しかし，参照群より高いHb値では，一部の報告を除き参照群と同等で，Hb 12 g/dL以上の優位性は示されていない．

最近10年間に，目標Hb値と生命予後に関してさまざまなRCTが行われ，至適Hb値について検討されてきた．もっとも代表的なRCTは，1998年にBesarabら[12]により報告されたNormal Hematocrit Studyである．透析導入患者1,233例を対象にHt値を正常値まで上昇させた高Ht群(Ht 42%)と低Ht群(Ht 30%)について予後が比較され(平均観察期間14ヵ月)，高Ht群で死亡または心筋梗塞の頻度が高かったことが示された(図3)．心エコーで左室拡張のない血液透析患者596例を対象に，高Hb群(13.5〜14.5 g/dL，296例)と低Hb群(9.5〜11.5 g/dL，300例)に無作為割付して二重盲検試験を行ったParfreyらの検討[13]では，2年間の死亡率がそれぞれ13例(4%)，20例(7%)で有意差は認められなかった．一方，Furulandら[14]は，CKD stage 3〜5の416例を高Hb群(13.5〜15 g/dL)と低Hb群(9〜12 g/dL)に無作為割付し，1年間の観察で死亡率には差がなかったが，到達Hb値が高い例ほど死亡率が低かったことを報告した．

2006年，保存期CKD患者を対象に目標Hb値について検討した大規模多施設RCTのCHOIR (correction of hemoglobin and outcomes in renal insufficiency)試験[4]とCREATE (cardiovascular risk reduction by early anemia treatment with epoetin beta)試験[5]が同時に発表された(表2)．3年間の観察期間における死亡率は，CHOIR試験で高Hb群52例(7%)，低Hb群36例(5%)，CREATE試験で高Hb群31例(10%)，低Hb群21例(7%)で，両試験ともに両群間に有意差は認められなかった．

2 左室肥大やCVD発症，CKDの進展に及ぼす影響

1 心・腎・貧血症候群

貧血とCVDの関連については最近多くの知見

第8章 腎性貧血

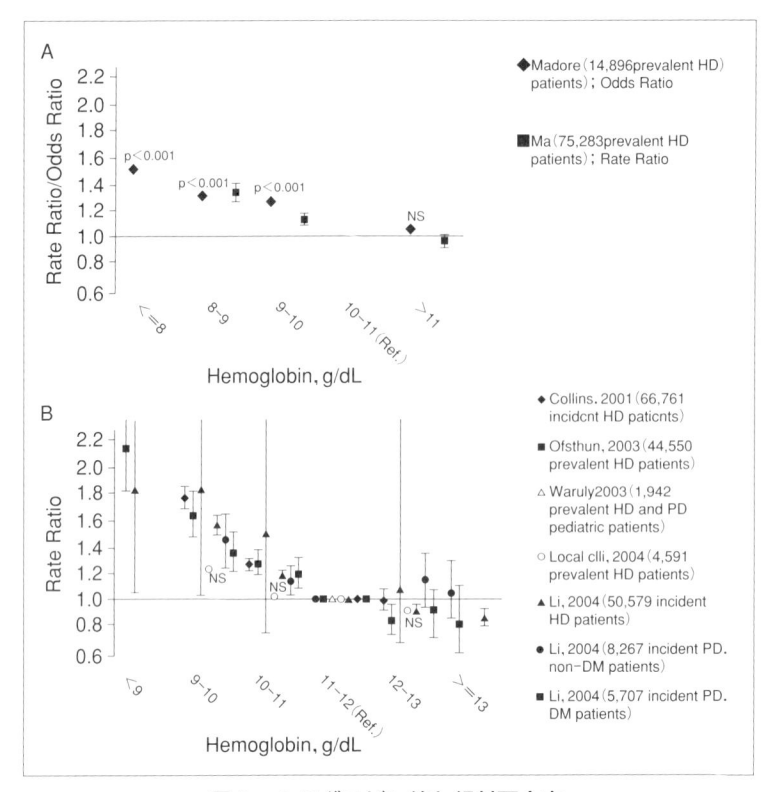

図2 ヘモグロビン値と相対死亡率
A：Hb 10〜11 g/dL を参照群，B：Hb 11〜12 g/dL を参照群．
(Volkova N, et al. Am J Kidney Dis 47：24-36, 2006[11] より引用)

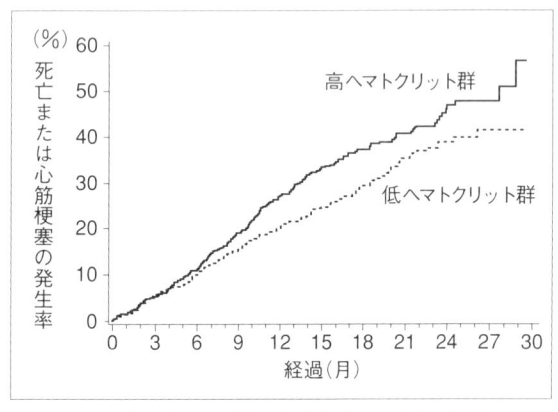

図3 死亡または心筋梗塞発生率に及ぼす目標ヘマトクリット値の影響
(Besarab A, et al. N Engl J Med 339：584-590, 1998[12] より引用)

が蓄積されてきたが，CKD 患者では貧血の影響がさらに大きいことが報告されている．Gurm ら[15]は，冠動脈インターベンション施行例を対象とした3つの抗血小板薬の治験データ（対象患者 6,408 例）を解析し，腎不全，貧血ともに悪化するほど死亡リスクが上昇し，GFR≧75 mL/分/1.73 m^2 および Ht≧39% と比較し，GFR<60 mL/分および Ht<35% では，死亡リスクが約6倍上昇することを報告した（図4）．

Abramson ら[16]は，13,716 例を対象とした9年間の前向きコホート研究で腎不全・貧血と脳卒中の関係について検討し，CCr<60 mL/分の腎機能障害に貧血（男性：Hb<13 g/dL，女性：Hb<12 g/dL）が合併したとき，脳卒中の発症リスクが顕著に（相対危険度 7.49 倍）増加することを報告した（図5）．また，Herzog ら[17]は，Medicare のデータから 5%（1,136,201 例）の高齢一般住民を抽出し，貧血，腎不全，心不全の有無と2年間の死亡率について検討し，それぞれが相加的にリスクを増加させることを報告した（図6）．

以上のように，貧血，CKD，CVD は互いに危険因子として関連し，悪循環（vicious circle）を

表2 CHOIR試験とCREATE試験の比較

臨床試験	CHOIR	CREATE
使用薬剤	エポエチンアルファ	エポエチンベータ
対象症例	保存期CKD Hb値<11 g/dL eGFR 15～50 mL/分/1.73 m²	保存期CKD Hb 11～12.5 g/dL eGFR 15～35 mL/分/1.73 m²
症例数	1,432例 (高Hb群715例,低Hb群717例)	603例 (高Hb群301例,低Hb群302例)
患者の背景	以下のもの以外は両群と差なし 1) 高血圧の既往歴 ($p=0.03$) 2) CABGの既往歴 ($p=0.05$) いずれも,高Hb群で多かった.	以下のもの以外は両群と差なし 1) 体重 ($p=0.05$) 2) ベータ遮断薬 ($p=0.02$) いずれも,高Hb群で多かった.
試験期間	16ヵ月(中央値)	3年
実施施設	アメリカ合衆国130施設	ヨーロッパ,アジアなど22ヵ国,94施設
目標Hb濃度	高Hb群 (13.0～13.5 g/dL) 低Hb群 (10.5～11.0 g/dL) 2003年2月25日以降,下記の目標へ変更 高Hb群 13.5 g/dL,低Hb群 11.3 g/dL	高Hb群 (13.0～15.0 g/dL) 低Hb群 (10.5～11.5 g/dL)
週あたりのエリスロポエチン投与量 (皮下投与)	高Hb群 11,215 U 低Hb群 6,276 U	高Hb群 5,000 U (3,000～8,000 U) 低Hb群 2,000 U (1,000～3,000 U)
主要評価項目	死亡,心筋梗塞,うっ血性心不全による入院,脳卒中の複合イベント発生	初回の心血管系イベント発生 (突然死,心筋梗塞,急性心不全,脳卒中,一過性脳虚血発作,狭心症,末梢血管病の合併症,不整脈)
主要評価項目の結果	高Hb群 17.5% vs 低Hb群 13.5% ただし,各イベントの発生率は差なし	両群間に有意差なし
副次評価項目	腎代替療法への移行,入院,QOL	全死亡,入院,LVMI,CKDの進展,腎代替療法導入期間,QOLなど
副次評価項目の結果	腎代替療法を要する患者の割合は両群とも同等.入院率に関しては,CVDによる入院 (HR 1.23, $p=0.03$),すべての原因による入院 (HR 1.18, $p=0.03$) で高Hb群で上昇	両群ともベースライン時と1年後,2年後のLVMIは差なし
QOLの結果	QOLでは日常役割機能を除き両群間に差なし	高Hb群において全体的健康感,心の健康,身体機能,日常役割機能(身体),社会生活機能,活力が向上(1年目). 全体的健康感および活力で有意差が維持(2年目)
有害事象	高Hb群でうっ血性心不全が増加 (高Hb群 11.2%,低Hb群 7.4%)	両群とも発生率には差がなかったが,高Hb群で高血圧 ($p=0.005$),頭痛 ($p=0.03$) が増加
結論	目標Hb値を13.5 g/dLにすることはリスクが上昇し,QOLの改善にも差がない	Hb値の正常化ではなく,貧血の部分改善を推奨する最新のガイドラインを指示

CABG:冠動脈バイパス術,LVMI:左室心筋重量指数,HR:ハザード比.

生じると考えられる.Silverbergら[18]は,治療抵抗性の重症心不全に貧血を合併した患者(左室駆出率<40%,Hb 10.0～10.5 g/dL)を対象に,鉄剤とESAの併用で積極的に貧血を是正した群 (16例:Hb 10.3 g/dL→12.9 g/dL) と是正しなかった群 (16例:Hb 10.9 g/dL→10.8 g/dL) に無作為割付し,予後を比較した(平均観察期間8.2ヵ月).その結果,貧血是正群では心機能改善,

第8章　腎性貧血

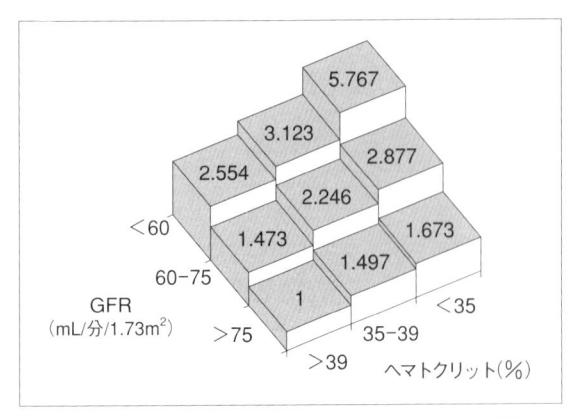

図4　GFR別・ヘマトクリット別にみた3年間の死亡リスク
(Gurm HS, et al. Am J Cardiol 94：30-34, 2004[15]より引用)

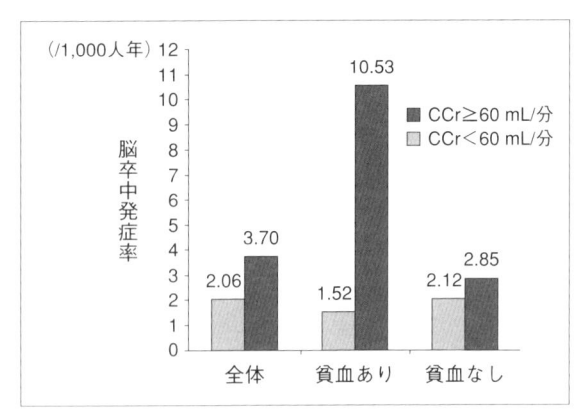

図5　貧血の有無とクレアチニンクリアランス（CCr）別にみた脳卒中発症率
(Abramson JL, et al. Kidney Int 64：610-615, 2003[16]より引用)

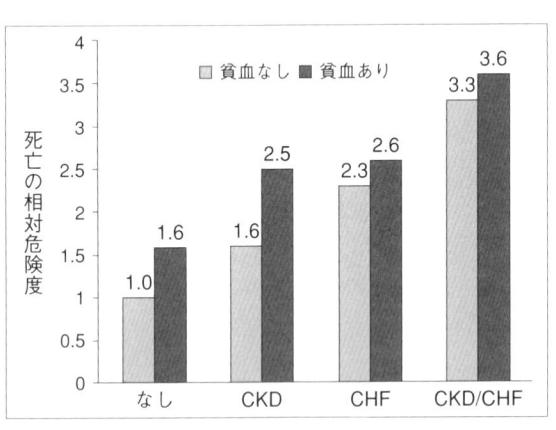

図6　貧血，CKD，CHFの有無と2年間の死亡危険度の相対危険度
CKD：chronic kidney disease（慢性腎臓病）
CHF：congestive heart failure（うっ血性心不全）
(Herzog CA, et al. J Card Fail 10：467-472, 2004[17]より引用)

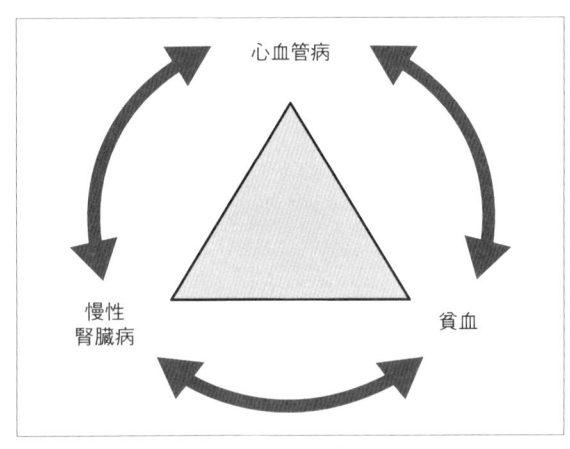

図7　Cardio-renal anemia (CRA) syndrome における vicious circle
(Silverberg DS, et al. Blood Purif 22：277-284, 2004[19]より引用)

腎不全増悪の抑制，心不全の重症度改善とともに入院率の低下が認められたが，対照群ではそれらの指標が増悪したことを報告した．彼らは，CVD，CKDの悪循環の鍵因子として貧血の重要性を強調し，"心・腎・貧血症候群（cardio-renal anemia syndrome：CRA症候群）"という概念を提唱した（図7）[19]．

2 ESA治療の心肥大に及ぼす影響

CKD患者において貧血改善により心負荷が減少し，心肥大も改善することが期待されRCTが行われたが，必ずしも期待どおりの結果は得られていない．Foleyら[20]は，求心性左室肥大あるいは左室拡張を呈する血液透析患者146例（左室肥大70例，左室拡張76例）を高Hb群（13.5g/dL）と低Hb群（10g/dL）に無作為割付し，48週後の左室心筋重量係数（left ventricular mass index：LVMI）や左室容積係数（left ventricular volume index：LVVI）の変化について比較した結果，左室肥大を有する70例において到達Hb値とLVVI増加率に有意な負の相関が認められたものの，両指数の変化率は両群間で同等で

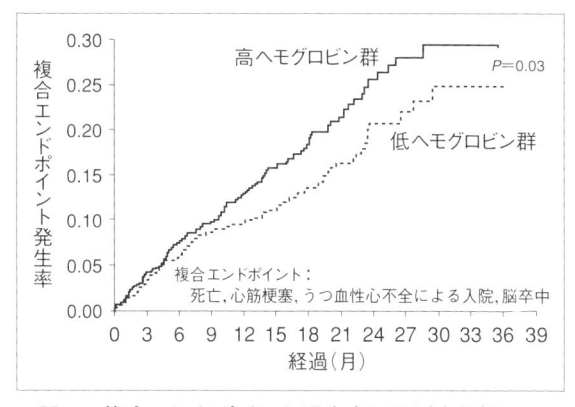

図8 複合エンドポイント発生率に及ぼす目標ヘモグロビン値の影響（CHOIR試験）
(Sarnak MJ, et al. Circulation 108：2154-2169, 2003[3])より引用)

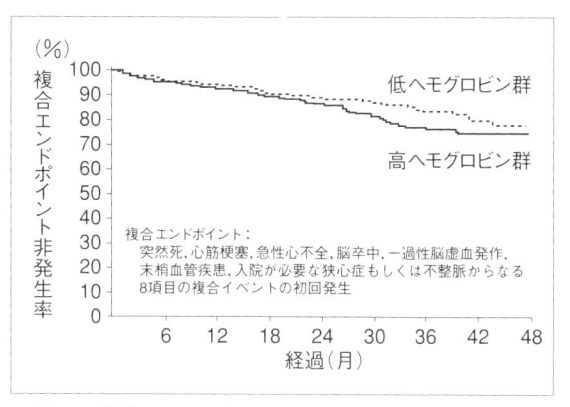

図9 複合エンドポイント非発生率に及ぼす目標ヘモグロビン値の影響（CREATE試験）
(Singh AK, et al. N Engl J Med 355：2085-2098, 2006[4])より引用)

あったことを報告した．また，Parfreyら[13]の検討でもLVVIの変化率には差が認められなかった．保存期患者でも同様で，Rogerら[21]は，CKD stage 3～4（eCCr 15～50 mL/分）の155例を，高Hb群（12～13 g/dL）と低Hb群（9～10 g/dL）に無作為割付し，左室肥大の発症・進行を比較検討した結果，2年間の観察期間で両群間に差がなかったことを報告した．また，Levinら[22]は，CKD stage 2～4（CCr 15～79 mL/分）の172例を，高Hb群（12～13 g/dL）と低Hb群（9～10.5 g/dL）に無作為割付し，2年後のLVMIに差がなかったことを報告した．

3 貧血改善がCVDに及ぼす影響

Rossertら[23]は，CKD stage 3～4（eGFR 25～60 mL/分）の390例を，高Hb群（13～15 g/dL）と低Hb群（11～12 g/dL）に無作為割付し，観察期間におけるCVD発症は，高Hb群で48例（25％），低Hb群で35例（18％）と有意差がなかったことを報告した．

2006年に発表された大規模研究（表2）でも同様で，CHOIR試験[3]では，保存期CKD患者1,432例（eGFR 15～50 mL/分/1.73 m²）を対象に，目標Hb値13.0～13.5 g/dLとした高Hb群と10.5～11.0 g/dLとした低Hb群（2003年2月25日からは高Hb群は13.5 g/dL，低Hb群は11.3 g/dLに目標設定変更）に無作為割付し，死亡，心筋梗塞，心不全による入院，脳卒中の複合イベント発生率を比較検討した結果，平均16ヵ月の追跡後に中間解析が行われ，高Hb群で有意にイベント発生率が高かったために試験が早期に終了された（図8）．CREATE試験[4]では，軽度貧血（Hb 11.0～12.5 g/dL）を有する保存期CKD患者603例（eGFR 15～35 mL/分/1.73 m²）を対象に，直ちにESAの投与を開始し目標Hb値を13.5～15.0 g/dLに設定した高Hb群と，Hb＜10.5 g/dLで投与を開始し目標値を10.5～11.5 g/dLに設定した低Hb群に無作為割付し，初回のCVDイベント（突然死，心筋梗塞，急性心不全，脳卒中，一過性脳虚血発作，狭心症，末梢血管病の合併症，不整脈）発生率について比較検討した結果，両群間でイベント発生率に有意差はなく，副次項目のLVMI変化率にも差が認められなかった（図9）．また，翌年に報告されたACORD（anemia correction in diabetes）試験[24]でも，CKD stage 1～3の糖尿病合併CKD患者172例を対象に同様の検討が行われ，LVMIの変化率に有意差はなく，Hb値正常化のメリットは認められなかった．

4 ESA治療が腎予後に及ぼす影響

貧血はCKDの進展を促進し，貧血治療は腎予後を改善させると考えられている．Kuriyamaら[25]は，保存期腎不全患者（SCr 2～4 mg/dL，

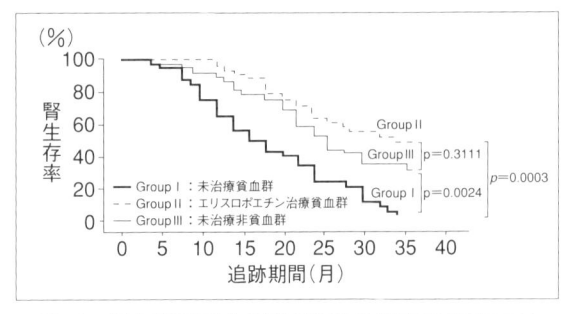

図10 保存期腎不全患者の腎生存率に及ぼすエリスロポエチンの有効性
(Kuriyama S, et al. Nephron 77：176-185, 1997[25]より引用)

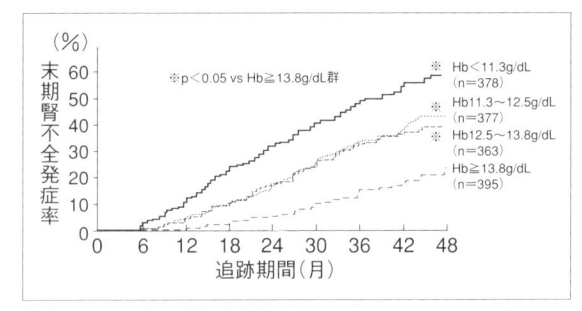

図11 ヘモグロビン値と末期腎不全発症率（RE-NAAL試験サブ解析）
(Mohanram A, et al. Kidney Int 66：1131-1138, 2004[26]より引用)

Ht＜30％）108例を対象にESA投与の有無を無作為割付し，SCrの倍化をエンドポイントとしたときの腎生存率を比較した．その結果，ESA投与群とESA未投与貧血軽度群は，ESA未投与貧血高度群より有意に腎生存率が高かったと報告し，腎不全対策における貧血治療の重要性を明らかにした（図10）．また，Mohanramら[26]は，糖尿病性腎症（顕性腎症）患者を対象にアンジオテンシンⅡ受容体拮抗薬の有用性を検討したRE-NAAL（Reduction of End-points in NIDDM with the Angiotensin Ⅱ Antagonist Losartan）試験のサブ解析で，Hb値を四分位に分け腎予後のエンドポイント（SCr倍化あるいは末期腎不全にいたる割合）を評価し，Hb値が低いほど腎予後が不良で，Hb値が1g/dL低下するとエンドポイント到達リスクが11％上昇すると報告した（図11）．

貧血改善による腎保護の機序は，腎障害進展の共通機序である"低酸素"による尿細管間質の線維化がHb増加と心機能改善により酸素供給量の増加をもたらすためと考えられている[27]．

Ⅳ 貧血治療の開始時期

Gouvaら[28]は，88例の貧血を伴う非糖尿病CKD患者（SCr 2〜6mg/dL，Hb 9.0〜11.6g/dL）を対象に，直ちにESAの投与を行った早期治療群とHb＜9.0g/dLになって投与を開始した遅延治療群の腎予後を比較し，早期治療群で有意にSCrの上昇が抑制され，腎死にいたった割合が少なかったことを報告した（図12）．

一方，Macdougallら[29]は，197例のCKD患者（SCr 150〜500μmol/L，Hb 11.0±1.0g/dL）を対象に同様の臨床試験を行い，LVMIとGFRの変化率を評価したが，早期群，遅延群の両群間でLVMI，GFRに差はなく，早期治療の有効性に対して疑問を投げかけた．しかし，この試験は投与法の問題（皮下注射は適応外であった）で中止されたため，試験中止例が多く（早期群48％，遅延群52％），LVMIとしてもっとも悪いデータを採用していることや観察期間に差があることなど多くの制限事項があり，解釈には注意が必要である．また，CREATE試験[4]では，早期治療群（高Hb群）と，遅延治療群（低Hb群）のCVD抑制について両群間に有意差が認められなかった．これらの結果から，ESA治療開始時期は早期が望ましいが，Hb＞11.0g/dLであれば積極的に投与する意義はなさそうである．

Ⅴ Hb値正常化がCVDを抑制できなかった原因（想定される機序）

Hb値の正常化が心機能を改善せずにむしろ生存率を悪化させた機序としては，貧血改善に伴う血液粘稠度増加により血圧上昇，循環障害，後負荷の増大が起こり，Hb値上昇による酸素供給量の増加という利点が相殺された可能性が考えられ

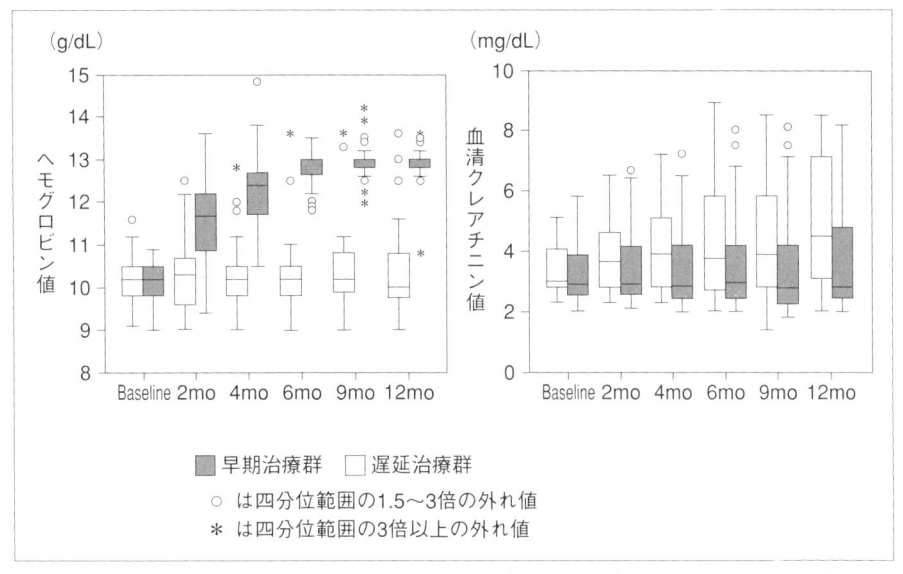

図12 早期治療群と遅延治療群のヘモグロビン値と血清クレアチニン値の推移
(Gouva C, et al. Kidney Int 66：753-760, 2004[28]より引用)

る．実際，CREATE 試験[4]において，高 Hb 群で血圧が高値であった．1～2 mmHg の差ではあるが，大規模臨床試験ではこの程度の差でも予後に影響が出る可能性がある．また，両試験ともに高 Hb 群で ESA 投与量，鉄剤投与量が多く，ESA 大量投与による抗線溶活性の増加や鉄過剰による酸化ストレス負荷が不利に作用した可能性も考えられる．

VI 大規模多施設 RCT の解釈

これらの RCT の結果に対し，その解釈に注意すべきとの意見が出されている．Normal Hematocrit Study[12]では心疾患合併例が対象で，高齢者が多く，多数の併存疾患を有すること，また患者背景に高 Ht 群に不利な要素（冠動脈疾患患者が多い，透析量が少ない）がみられることから，この試験の結果を全透析患者に適応すべきではないと考えられる．しかし，症候性の心疾患患者や左室拡張を有する患者が除外され比較的全身状態のよい患者を対象とした Parfrey ら[13]の検討でも，高 Hb 群において脳卒中が多かったことが報告され，Normal Hematocrit Study を支持する結果が示されている．

CHOIR 試験[4]では，患者背景で高 Hb 群の血圧が高値で冠動脈バイパス術（coronary artery bypass graft：CABG）後の患者の比率が高かったという偏りや，脱落例が多く，高 Hb 群で到達した Hb 値が目標値とかけ離れていた，などの問題点が指摘されている[24]．これらの研究は Intention to Treat（ITT）解析で中間解析が行われ，主要エンドポイントの到達率に有意差が認められたために試験が中止されたが，目標値と達成値が乖離していた症例が多く，両試験ともに達成値による解析では Hb 値が高いほど死亡率が低かったことが後に示されている（図 13）[30]．また，CREATE 試験[3]においても，当初の症例数設定の根拠として予想した発症頻度より実際の発症が大幅に少なく，結果に影響した可能性が指摘されている．

VII CHOIR 試験，CREATE 試験以降の ESA 治療に対する認識の変化

1 Hb 上限についての警告

CHOIR 試験[3]や CREATE 試験[4]において高 Hb 群の死亡率が低 Hb 群より高かったことが報告され，米国食品医薬品庁（United States Food

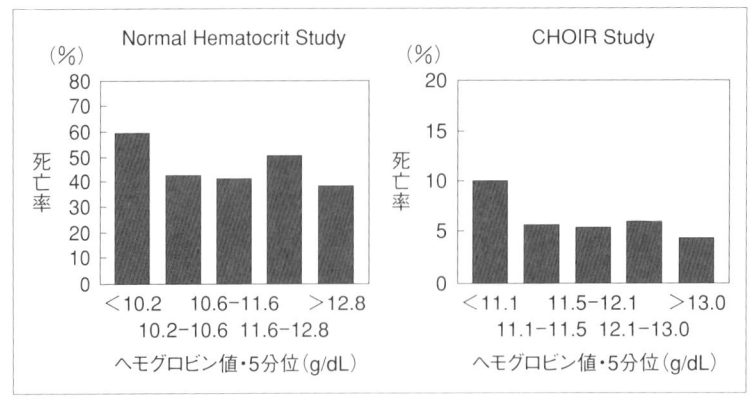

図13 達成ヘモグロビン値（5分位）と死亡率
(http://www.fda.gov/ohrms/dockets/ac/07/briefing/2007-4315b1-01-FDA.pdf. 31 Aug 2010[30] より引用)

and Drug Administration：FDA）から，ESAによる貧血治療において Hb 12 g/dL を超えると死亡や重篤な CVD のリスクが増加するため，12 g/dL を超えるか，2週で 1 g/dL を超える速度で上昇したときは ESA 使用を控えるよう緊急警告が出された（FDA Alert：11/16/2006 公布）[31]．翌年，9つの RCT（対象患者 5,143 例）をメタ解析した結果が報告され，高 Hb 群で全死亡（$p=0.031$）のリスクが有意に上昇することが示された[32]．これらのエビデンスが考慮され，2007年の K/DOQI ガイドライン[33]では，目標 Hb 値は 11.0～12.0 g/dL とし，13.0 g/dL を超えるべきではないと明記された．

2 FDA による合同聴聞会

FDA は，2007 年 9 月 11 日に米国心血管腎薬物諮問委員会（Cardiovascular and Renal Drugs Advisory Committee：CRDAC）と薬物安全危機管理諮問委員会の合同聴聞会を開催し，目標 Hb 値を 11 g/dL まで下げるべきではないかと問題提起を行った．これに対して Amgen 社側は，臨床の場における 18 年の ESA の功績や多くの観察研究の結果を強調するとともに，Normal Hematocrit Study，CHOIR 試験において目標値と達成値が乖離している症例が多く，達成値による解析では，Hb 値が高いほど死亡率が低かった（図13）[30]ことを示し，FDA の提唱に反論した．

この議論の後に諮問委員の投票が行われ，「Normal Hematocrit Study の結果から，HD 患者における目標 Hb 値は 11 g/dL を超えないように設定すべきか？」，「CHOIR 試験の結果から，保存期患者における目標 Hb 値は 11 g/dL を超えないように設定すべきか？」という質問に対する投票結果は，ともに賛成 5 名，反対 14 名で，CKD 患者の目標 Hb 値を 11 g/dL に下げようとした FDA の提唱は否定された．

VIII Hb 値変動の予後に及ぼす影響

近年，ESA 投与中の透析患者における Hb 値の変動が問題視されている．Fishbane ら[34]は，8週以上に及んで 1.5 g/dL 以上の振幅を呈する変動を Hb cycling と定義し，90％以上の患者に認められることを報告した．このような Hb 値の変動は，ESA や鉄剤の不適切な使用，目標 Hb 値の幅の狭い設定，入院，他疾患の合併，体液管理不良などで増大し，死亡率に影響することが報告されている．Yang ら[35]は，Fresenius Medical Care に加入している 34,963 例の血液透析患者を対象に Hb 値の変動と生命予後について検討し，Hb 値の経時変化から回帰直線を求め，Hb 値のばらつきを残差標準偏差で算出して Hb variability（Hb-Var）と定義し，この値が増加するほど死亡率が上昇すると報告した（表3）．

保存期 CKD 患者においても同様に，Hb 値変

表3 ヘモグロビン値の変動が死亡率に及ぼす相対危険度

因子	死亡の相対危険度（95%信頼区間）
ヘモグロビン値（1 g/dL 増加する毎に）	0.81（0.77〜0.84）
ヘモグロビン値変化度（回帰直線の傾き）	0.51（0.44〜0.59）
（1 g/dL／月 増加する毎に）	
ヘモグロビン値のばらつき（Hb-Var）	
0.50 g/dL 増加する毎に	1.15（1.10〜1.20）
0.75 g/dL 増加する毎に	1.24（0.77〜1.32）
1.00 g/dL 増加する毎に	1.33（0.77〜1.45）
1.50 g/dL 増加する毎に	1.53（0.77〜1.75）

（Yang W, et al. J Am Soc Nephrol 18：3164-3170, 2007[35]より引用）

動の問題について報告されている．Nicola ら[36]は，119例の保存期CKD患者を対象に，ESA開始後1年間の通院記録（計917回）をHb値の変動について後向きに解析し，目標値（Hb 11 g/dL）に到達するまでの期間は平均1.5ヵ月であったが，12ヵ月目まで維持できたのはわずかに24％のみで，再度低下する例が多かったことを報告した．また，目標範囲にあった期間（time in target）より全体を3分位に分けて解析し，もっとも長く目標範囲にあった群は有意に腎生存率が維持されたことを示し，保存期患者においてもHb値の安定が重要であることを報告した．

Hb値の変動が予後を悪化させる機序としては，各臓器の酸素供給量が変動し臓器障害を誘発する可能性や，Hb値の変動を心拍出量で代償するために心筋細胞の成長シグナルの活性化障害の結果，心筋の肥大・拡張などの病的変化をきたす可能性が考えられている[37]．

IX TREAT 研究の結果と波紋

2009年，糖尿病性腎症患者4,038例を対象とし，目標Hb値の異なる2群を設定して二重盲検法でESA（darbepoetin）の有効性を検討したTREAT試験の結果が発表された．その結果，高Hb値群で輸血頻度と疲労感が減少したが，生命予後，腎予後，心血管合併症の予防において優位性がなく，むしろ脳卒中の発症や担癌患者の癌死が有意に多かったことが報告され，保存期CKD患者におけるESA投与そのものの是非が問われるほどに波紋を呼んでいる（図14）[7]．ま

た，TREAT試験も含めたメタ解析が行われ，総死亡，CVDともにわずかに有意ではなかったが，高Hb群でリスクが高い傾向にあり，脳卒中に関しては，TREAT試験の結果が大きく影響したためではあるが，高Hb群でリスクが有意に高かったことが示された[38]．一方，最近わが国で行われたアンケート調査（SEASCAN）では，ESA投与による脳卒中や発癌の誘発を示唆する結果は得られなかったことが明らかにされた[39]．現時点では，ESAを過剰投与せずに適正に使用すれば保存期CKDのESA投与は継続すべきと思われるが，このことを断言するためには，今後わが国でエビデンスを出していくことが必要である．

近年の大規模RCTの結果から，Hb値正常化を目標とした腎性貧血治療が問題視されるようになった．高Hb値自体が問題なのか，あるいはESAや鉄剤の使用量増加が問題なのかは明らかではないが，医学的だけでなく経済的な観点からもESAの過剰投与は避けるべきであり，適正な目標値を設定し，適切な使用を心がけることが肝要である．

文 献

1) Go AS, Chertow GM, Fan D, et al.：Chronic kidney disease and the risks of death, cardiovascular events, and hospitalization. N Engl J Med 351：1296-1305, 2004
2) Ninomiya T, Kiyohara Y, Kubo M, et al.：Chronic kidney disease and cardiovascular disease in a general Japanese population：the Hisayama Study. Kidney Int 68：228-236, 2005
3) Sarnak MJ, Levey AS, Schoolwerth AC, et al.：Kidney

文　献

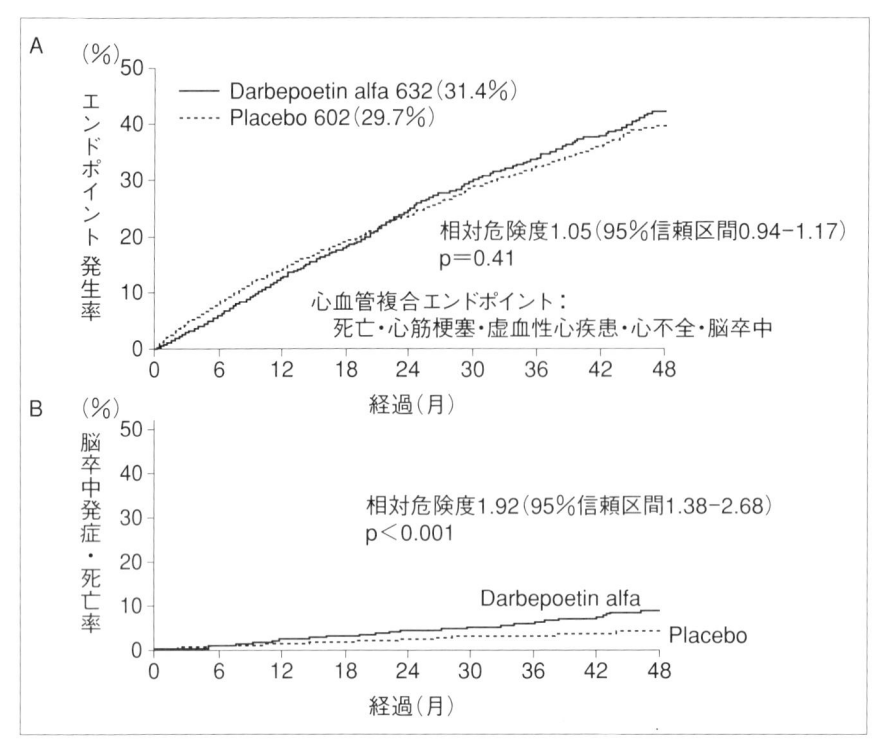

図14　目標ヘモグロビン値の予後に及ぼす影響（TREAT 試験）
A：心血管複合エンドポイント発生率に及ぼす影響
B：脳卒中の発症・死亡率に及ぼす影響
（Pfeffer MA, et al. N Engl J Med 361：2019-2032, 2009[7]より引用）

disease as a risk factor for development of cardiovascular disease : a statement from the American Heart Association Councils on Kidney in Cardiovascular Disease, High Blood Pressure Research, Clinical Cardiology, and Epidemiology and Prevention. Circulation 108：2154-2169, 2003

4) Singh AK, Szczech L, Tang KL, et al.：CHOIR Investigators：Correction of anemia with epoetin alfa in chronic kidney disease. N Engl J Med 355：2085-2098, 2006

5) Drüeke TB, Locatelli F, Clyne N, et al.：CREATE Investigators：Normalization of hemoglobin level in patients with chronic kidney disease and anemia. N Engl J Med 355：2071-2084, 2006

6) Phrommintikul A, Haas SJ, Elsik M, et al.：Mortality and target haemoglobin concentrations in anaemic patients with chronic kidney disease treated with erythropoietin：a meta-analysis. Lancet 369：381-388, 2007

7) Pfeffer MA, Burdmann EA, Chen CY, et al.：TREAT Investigators：A trial of darbepoetin alfa in type 2 diabetes and chronic kidney disease. N Engl J Med 361：2019-2032, 2009

8) Kazmi WH, Kausz AT, Khan S, et al.：Anemia：an early complication of chronic renal insufficiency. Am J Kidney Dis 38：803-812, 2001

9) Hsu CY, Bates DW, Kuperman GJ, et al.：Relationship between hematocrit and renal function in men and women. Kidney Int 59：725-731, 2001

10) Iseki K, Ikemiya Y, Iseki C, et al.：Haematocrit and the risk of developing end-stage renal disease. Nephrol Dial Transplant 18：899-905, 2003

11) Volkova N, Arab L：Evidence-based systematic literature review of hemoglobin/hematocrit and all-cause mortality in dialysis patients. Am J Kidney Dis 47：24-36, 2006

12) Besarab A, Bolton WK, Browne JK, et al.：The effects of normal as compared with low hematocrit values in patients with cardiac disease who are receiving hemodialysis and epoetin. N Engl J Med 339：584-590, 1998

13) Parfrey PS, Foley RN, Wittreich BH, et al.：Double-blind comparison of full and partial anemia correction in incident hemodialysis patients without symptomatic heart disease. J Am Soc Nephrol 16：2180-2189, 2005

14) Furuland H, Linde T, Ahlmen J, et al.：A randomized controlled trial of haemoglobin normalization with epoetin alfa in pre-dialysis and dialysis patients. Nephrol Dial Transplant 18：353-361, 2003

15) Gurm HS, Lincoff AM, Kleiman NS, et al.：Double jeopardy of renal insufficiency and anemia in patients

undergoing percutaneous coronary interventions. Am J Cardiol 94 : 30-34, 2004

16) Abramson JL, Jurkovitz CT, Vaccarino V, et al. : Chronic kidney disease, anemia, and incident stroke in a middle-aged, community-based population : the ARIC Study. Kidney Int 64 : 610-615, 2003

17) Herzog CA, Muster HA, Li S, et al. : Impact of congestive heart failure, chronic kidney disease, and anemia on survival in the Medicare population. J Card Fail 10 : 467-472, 2004

18) Silverberg DS, Wexler D, Sheps D, et al. : The effect of correction of mild anemia in severe, resistant congestive heart failure using subcutaneous erythropoietin and intravenous iron : a randomized controlled study. J Am Coll Cardiol 37 : 1775-1780, 2001

19) Silverberg DS, Wexler D, Blum M, et al. : The interaction between heart failure, renal failure and anemia-the cardio-renal anemia syndrome. Blood Purif 22 : 277-284, 2004

20) Foley RN, Parfrey PS, Morgan J, et al. : Effect of hemoglobin levels in hemodialysis patients with asymptomatic cardiomyopathy. Kidney Int 58 : 1325-1335, 2000

21) Roger SD, McMahon LP, Clarkson A, et al. : Effects of early and late intervention with epoetin alpha on left ventricular mass among patients with chronic kidney disease (stage 3 or 4) : results of a randomized clinical trial. J Am Soc Nephrol 15 : 148-156, 2004

22) Levin A, Djurdjev O, Thompson C, et al. : Canadian randomized trial of hemoglobin maintenance to prevent or delay left ventricular mass growth in patients with CKD. Am J Kidney Dis 46 : 799-811, 2005

23) Rossert J, Levin A, Roger SD, et al. : Effect of early correction of anemia on the progression of CKD. Am J Kidney Dis 47 : 738-750, 2006

24) Ritz E, Laville M, Bilous RW, et al. : Target level for hemoglobin correction in patients with diabetes and CKD : primary results of the Anemia Correction in Diabetes (ACORD) Study. Am J Kidney Dis 49 : 194-207, 2007

25) Kuriyama S, Tomonari H, Yoshida H, et al. : Reversal of anemia by erythropoietin therapy retards the progression of chronic renal failure, especially in nondiabetic patients. Nephron 77 : 176-185, 1997

26) Mohanram A, Zhang Z, Shahinfar S, et al. : Anemia and end-stage renal disease in patients with type 2 diabetes and nephropathy. Kidney Int 66 : 1131-1138, 2004

27) Nangaku M : Chronic hypoxia and tubulointerstitial injury : a final common pathway to end-stage renal failure. J Am Soc Nephrol 17 : 17-25, 2006

28) Gouva C, Nikolopoulos P, Ioannidis JP, et al. : Treating anemia early in renal failure patients slows the decline of renal function : a randomized controlled trial. Kidney Int 66 : 753-760, 2004

29) Macdougall IC, Temple RM, Kwan JT : Is early treatment of anaemia with epoetin-alpha beneficial to predialysis chronic kidney disease patients? Results of a multicentre, open-label, prospective, randomized, comparative group trial. Nephrol Dial Transplant 22 : 784-793, 2007

30) http://www.fda.gov/ohrms/dockets/ac/07/briefing/2007-4315b1-01-FDA.pdf. 31 Aug 2010

31) FDA ALERT [11/16/2006] : Information for Healthcare Professionals : Erythropoiesis Stimulating Agents (ESA) [Aranesp (darbepoetin), Epogen (epoetin alfa), and Procrit (epoetin alfa)] <http://www.fda.gov/Drugs/DrugSafety/PostmarketDrugSafetyInformationforPatientsandProviders/ucm126488.htm>

32) Phrommintikul A, Haas SJ, Elsik M, et al. : Mortality and target haemoglobin concentrations in anaemic patients with chronic kidney disease treated with erythropoietin : a meta-analysis. Lancet 369 : 381-388, 2007

33) National Kidney Foundation : K/DOQI clinical practice guidelines and clinical practice recommendations for anemia in chronic kidney disease : 2007 Update of Hemoglobin Target. Am J Kidney Dis 50 : 471-530, 2007

34) Fishbane S, Berns JS : Hemoglobin cycling in hemodialysis patients treated with recombinant human erythropoietin. Kidney Int 68 : 1337-1343, 2005

35) Yang W, Israni RK, Brunelli SM, et al. : Hemoglobin variability and mortality in ESRD. J Am Soc Nephrol 18 : 3164-3170, 2007

36) De Nicola L, Conte G, Chiodini P, et al. : Stability of target hemoglobin levels during the first year of epoetin treatment in patients with chronic kidney disease. Clin J Am Soc Nephrol 2 : 938-946, 2007

37) Fishbane S, Berns JS : Evidence and implications of haemoglobin cycling in anaemia management. Nephrol Dial Transplant 22 : 2129-2132, 2007

38) Palmer SC, Navaneethan SD, Craig JC, et al. : Meta-analysis : erythropoiesis-stimulating agents in patients with chronic kidney disease. Ann Intern Med 153 : 23-33, 2010

39) Imai E, Yamamoto R, Suzuki H, et al. : Incidence of symptomatic stroke and cancer in chronic kidney disease patients treated with epoetins. Clin Exp Nephrol 14 : 445-452, 2010 (Epub 2010 Jun 30)

第 9 章

透析アミロイドーシス

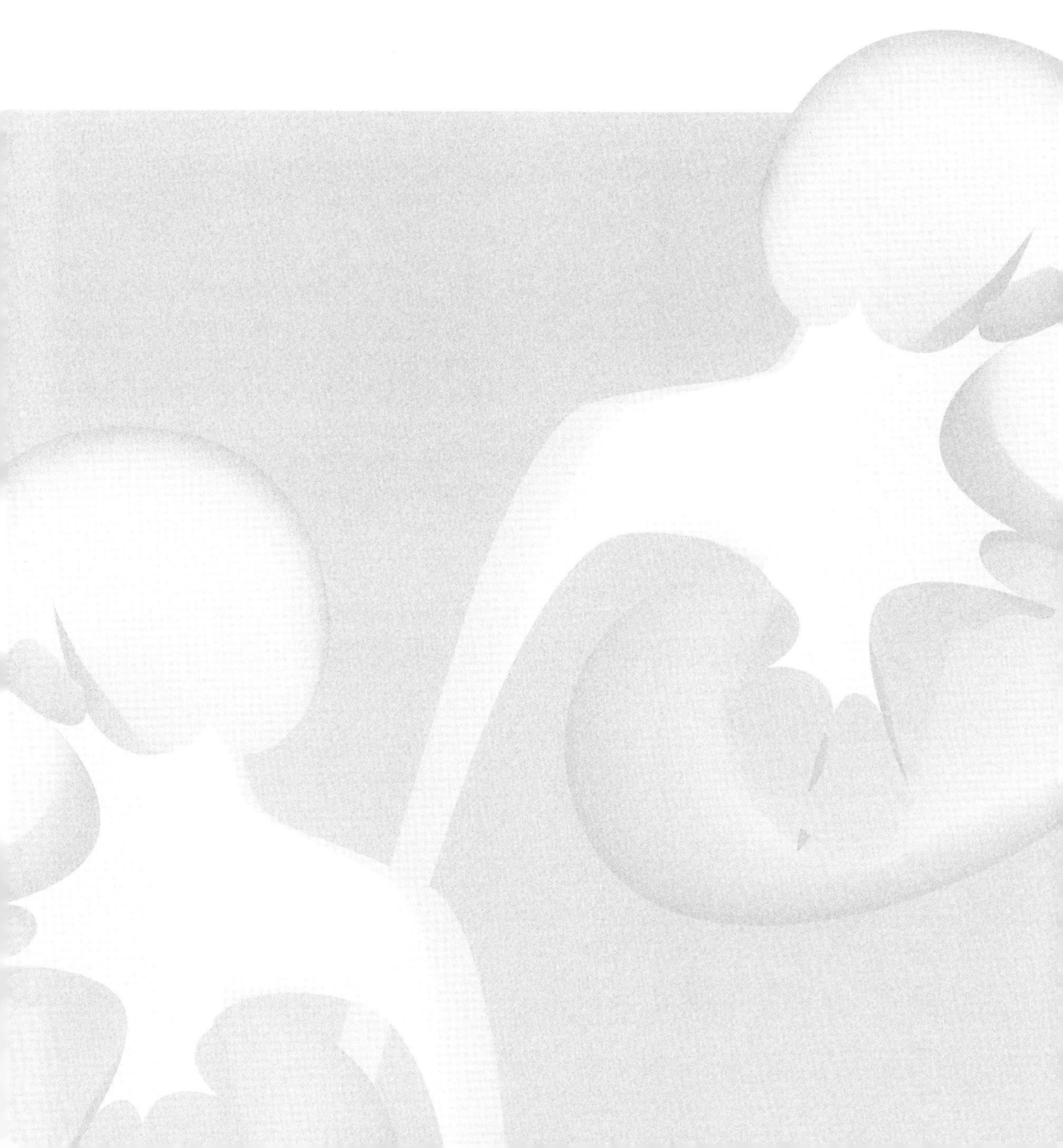

第9章 透析アミロイドーシス

アミロイドーシスとは，アミロイド線維を主とするアミロイド物質が全身諸臓器の細胞外基質に沈着することにより機能障害を起こす疾患と定義されている．病理学的には，アミロイド物質は，Congo red 染色や Dylon 染色で橙赤色に染まり，偏光顕微鏡で観察すると緑色の複屈折を示し，電子顕微鏡では幅が 7～15 nm の細長い線維が錯綜している．形態学的には同一にみえるが，生化学的には異なる蛋白より形成されている．

アミロイドーシスは，沈着するアミロイド蛋白，前駆蛋白の種類により，対応する諸病型に分類されている（表1）．透析アミロイドーシスは，腎不全患者にみられる全身性アミロイドーシスであり，$β_2$ミクログロブリンを前駆物質とするアミロイドが主に骨関節組織に沈着することにより発症する．本症は，長期透析患者，高齢者に発症する傾向があり，生活の質（quality of life：QOL）や日常生活動作（activity of daily living：ADL）を著しく低下させる．

透析患者数は増加の一途をたどり，今後も透析の長期化および患者の高齢化が予測されており，本症への対策は今後の透析医療において重要な課題である．本章では，透析アミロイドーシスの病態，臨床像，治療について概説する．

I 透析アミロイドーシスの発症機序

1975 年，Warren ら[1]により，透析治療を受けている患者に手根管症候群（carpal tunnel syndrome：CTS）が高頻度に合併することが報告されたが，当時はほとんど注目されず，アミロイドとの関係は全く考えられていなかった．1980 年代になり，Assenat ら[2]が，この手根管部の滑膜にアミロイド沈着が存在することを初めて明らかにした．

1985 年，Gejyo ら[3]は，同部位に沈着したアミロイド組織を生化学的に分析し，$β_2$ミクログロブリンがアミロイド前駆蛋白であることを明らかにした．$β_2$ミクログロブリンは有核細胞の細胞表面にある主要組織適応抗原クラス I の軽鎖の蛋白質であり，全身の細胞で恒常的に産生されるが，特に，リンパ球系細胞表面で強く発現している．腎機能が正常であれば糸球体で濾過され，尿細管で再吸収，分解される．慢性腎不全患者では糸球体濾過量が低下しているため，血中の $β_2$ミクログロブリン濃度は上昇する．また，透析患者においても血液透析（hemodialysis：HD）で使用される透析膜では $β_2$ミクログロブリンの除去が十分ではないために，血中の $β_2$ミクログロブリン濃度は上昇し，正常の 20～50 倍もの高値を示す．

表1 全身性アミロイドーシスの分類（厚生労働省特定疾患調査研究班新分類）

アミロイドーシスの病型	アミロイド蛋白	前駆体蛋白
1. 免疫グロブリン性アミロイドーシス		
1）AL アミロイドーシス	AL	L鎖（$κ, λ$）
2）AH アミロイドーシス	AH	Ig$γ$
2. 反応性 AA アミロイドーシス	AA	アポ SAA
3. 家族性アミロイドーシス		
1）FAP I	ATTR	トランスサイレチン
2）FAP II	ATTR	トランスサイレチン
3）FAP III	AApoA1	アポ A1
4）FAP IV	AGel	ゲルソリン
5）家族性地中海熱（FMF）	AA	アポ SAA
6）Muckle-Wells 症候群	AA	アポ SAA
4. 透析アミロイドーシス	A$β_2$M	$β_2$ミクログロブリン
5. 老人性アミロイドーシス	ATTR	トランスサイレチン

FAP：家族性アミロイドポリニューロパチー．

透析アミロイドーシスの発症には，β_2ミクログロブリンの持続的な濃度上昇が必要条件と考えられている．しかしながら，透析アミロイドーシス発症と血清β_2ミクログロブリン値に相関がないことが指摘されており[4]，アミロイド形成には，血清β_2ミクログロブリンの上昇に加えて別の因子の関与が考えられている．近年，β_2ミクログロブリンアミロイド線維の形成，伸長において，酸による変性や生体分子との相互作用[5]によるβ_2ミクログロブリンモノマーの立体構造変化が必要であることが明らかとなっている．また，β_2ミクログロブリンアミロイドは骨，関節を主体に沈着を認められるが，β_2ミクログロブリンがコラーゲンや関節組織に親和性を有していることや軟骨組織に豊富に含まれるプロテオグリカンがアミロイド線維を安定化しているとの報告もある[6]．また，β_2ミクログロブリンが関節，腱組織などに存在するさまざまな生体分子と相互作用の結果，異常構造を獲得し，アミロイド線維の形成，組織への沈着を起こすのではないかという仮説も報告されている[7,8]．

組織に沈着したβ_2ミクログロブリンアミロイドが骨・関節障害を起こす機序は不明である．一般的に，透析アミロイドーシスは長期透析患者にみられることが多いが，剖検による検討では，HD導入後2〜4年で既に20〜30%の患者の椎骨，胸鎖関節にβ_2ミクログロブリンが検出され，導入後7〜13年では90%にも及んでおり[9]，臨床症状や骨関節破壊像などが出現する以前からアミロイドの沈着が起こっていることが明らかとなっている．また，病理学的にも，アミロイド形成初期にはマクロファージの浸潤や骨，関節破壊はなく[10]，これらの事実から，β_2ミクログロブリンアミロイドの沈着のみで透析アミロイドーシスが発症するとは考えにくい．Miyataら[11-13]は，アミロイドに含まれるβ_2ミクログロブリンが腎不全患者の生体内に蓄積した酸化ストレスにより修飾され，糖化最終産物（advanced glycation end products：AGEs），脂質過酸化最終産物（advanced lipoxidation end products：ALEs）へと変化していること，AGEs/ALEs化したβ_2ミクログロブリンアミロイドは，マクロファージの浸潤，骨，関節破壊と共存していることを報告し，これらの因子が骨，関節障害に関与しているのではないかと推察している．

II 透析アミロイドーシスの発症リスク

1 長期透析例

CTSや破壊性脊椎関節症（destructive spondyloarthropathy：DSA）の発症率は透析期間とともに高くなり，手術を要する症例が増加する（図1）[14]．

2 高齢者

CTSや骨嚢胞の発症に対して，年齢は透析期間や透析膜とは独立した危険因子であることが報告されている[14,15]．

3 生体適合性が低い透析膜

生体適合性の低いキュプロファン膜は，細胞の膜への接触と補体の活性化によりβ_2ミクログロブリンの合成が増加することが報告されている[16]．

4 透析液の水質の悪さ

透析液中に含まれるエンドトキシンが透析膜を介して血液中に侵入すると，単球が刺激され，炎症性サイトカインが産生される．これによりβ_2ミクログロブリンの体内蓄積が起こり，透析アミロイドーシスの原因となる．

5 遺伝的素因

アポリポプロテインE4遺伝子[17]，単球走化性蛋白質（monocyte chemotactic protein-1：MCP-1）GG genotype[18]を有する患者では，透析アミロイドーシスの発症リスクが高いことが報告されている．

第9章　透析アミロイドーシス

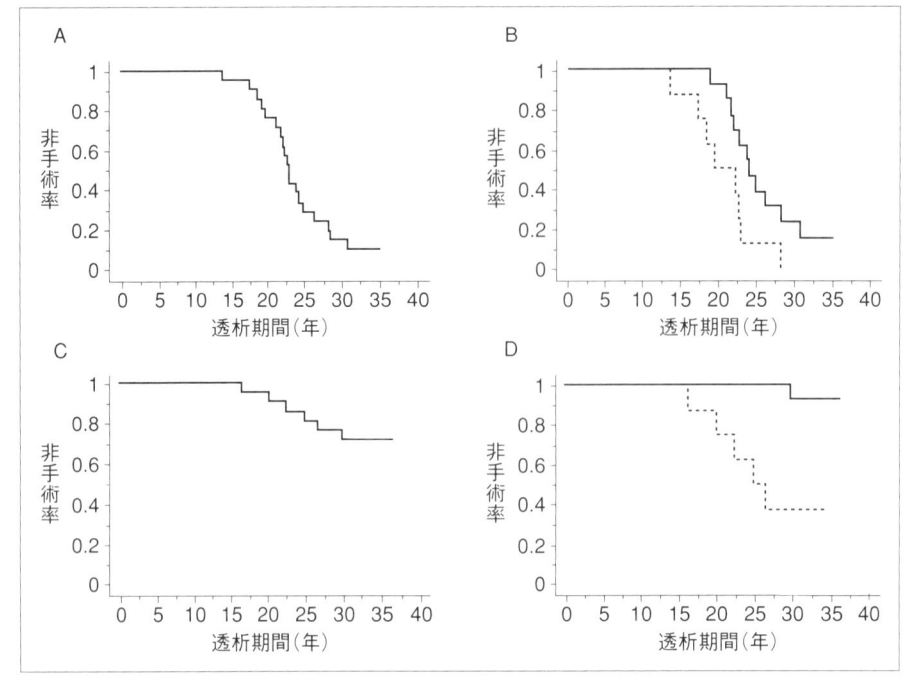

図1　透析期間とCTS（A，B）およびDSA（C，D）の手術の有無
A，C：全患者．B，D：実線：透析開始時30歳未満，点線：透析開始時30歳以上．
（Otsubo S, et al. Nephrol Dial Transplant 24：1593-1598, 2009[14]より引用）

III 透析アミロイドーシスの診断と臨床症状

　透析アミロイドーシスでは，骨・関節へのアミロイドの沈着が好発であるが，消化管，心臓などにも沈着をきたすことがある．確定診断のためには，病理組織からアミロイド線維を証明しなければならないが，病理学的に β_2 ミクログロブリンが存在しても臨床的に問題とならないことも多く，診断目的のために組織診断を行うことは少ない．実際には，透析歴や症状，各種検査で診断することが多く，外科的治療を行った際に組織を採取し，免疫組織染色を行うことで診断を確定する．図2に右股関節のアミロイド沈着のCT，MRI画像を示す．患者は24年の透析歴があり，同部位の疼痛と腫瘤を認め，手術の際に組織を採取し染色を行った．
　Hematoxylin-eosin染色ではeosinに淡染する無構造物質として観察され，Dylon染色で橙赤色に染まり，抗 β_2 ミクログロブリン抗体が陽性であったことから透析アミロイドーシスと診断した（図3）．
　透析アミロイドーシスは，アミロイドが沈着し，障害を及ぼす部位によりさまざまな症状をきたす．代表的な臨床症状は以下のとおりである．

1　手根管症候群

　手根管は手根骨と屈筋支帯などの靱帯組織により形成され，内部を手指屈筋腱と正中神経が通過している（図4）[19]．長期透析患者では，手根管内を通過する屈筋腱や腱滑膜，屈筋支帯などにアミロイドが沈着するため，手根管内の圧が高まり，正中神経が圧迫され発症する．

1 自覚症状

　正中神経の支配領域の圧迫症状であり，第1〜3指と第4指橈骨側のしびれ，疼痛，知覚低下が起こる．就寝中や透析中に痛みが強く，進行すると母指球筋の萎縮にいたる（図5）[20]．

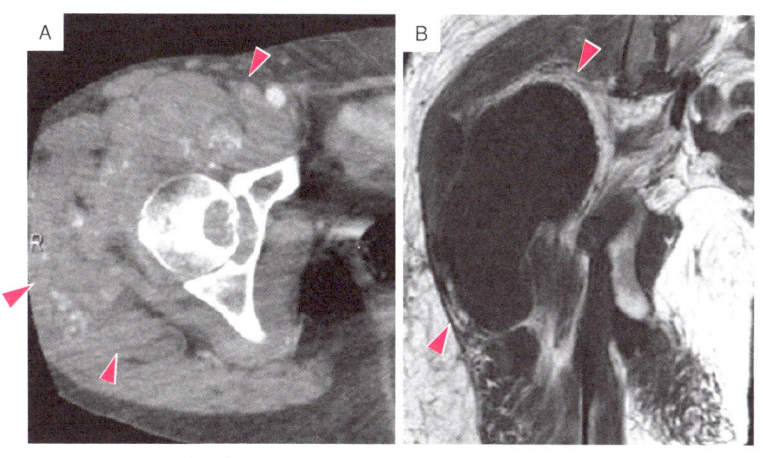

Ⅲ．透析アミロイドーシスの診断と臨床症状

図2　長期透析患者の右股関節に生じたアミロイド沈着
A：骨盤 CT で右股関節周囲に軟部組織腫脹（矢頭）が認められる．
B：骨盤 MRI（冠状断，T1 強調画像）でも同部位に低信号（矢頭）を呈しており，アミロイド沈着と考えられる．

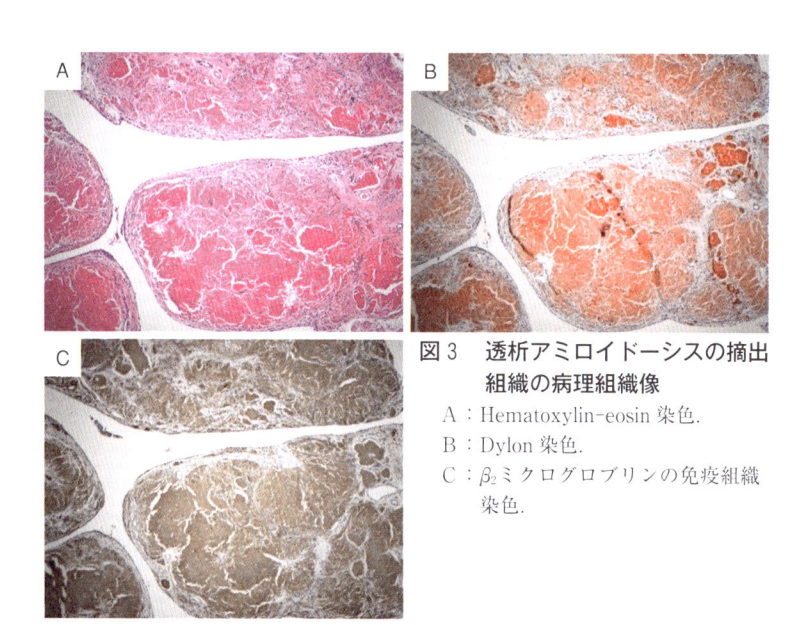

図3　透析アミロイドーシスの摘出組織の病理組織像
A：Hematoxylin-eosin 染色．
B：Dylon 染色．
C：β_2 ミクログロブリンの免疫組織染色．

2 検査所見

　手関節部の叩打により正中神経領域に放散痛を認める Tinel 徴候や手関節を屈曲位に保つと痛みが増強する Phalen 徴候など，狭小化している手根管の内圧を上げることで症状を誘発する試験がある．また，診断のために電気生理検査が行われており，運動神経伝導検査や感覚神経伝導検査において正中神経の遅延を認める．

3 治療

　疼痛が軽度であれば，非ステロイド性抗炎症薬が用いられるが，あくまで対症療法であり，原則として手術が必要となる．CTS の手術の目的は，手根管を形成している靱帯を切離し，正中神経の圧迫を解除することである．

2　ばね指

　指の屈筋腱腱鞘は滑膜性腱鞘とその外側にある

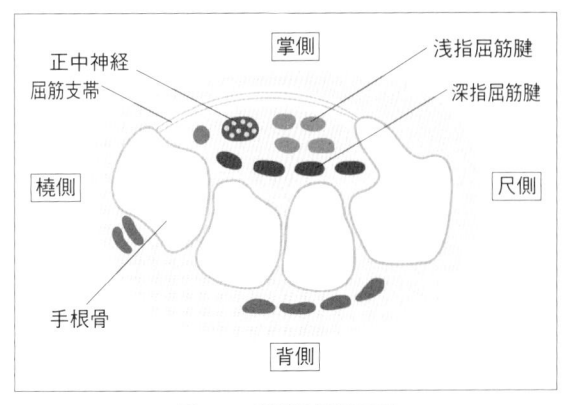

図4 手根管の断面図
(吉田　綾, 奥津一郎, 浜中一輝:手根管症候群はなぜしびれるの？ なぜ痛いの？ 透析ケア 12:558-559, 2006[19]より引用)

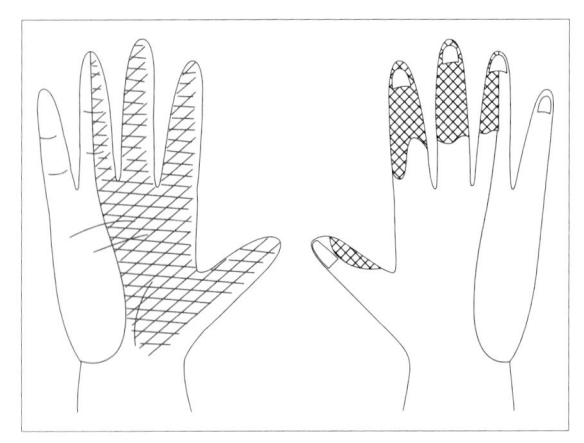

図5 手根管症候群の知覚障害領域
正中神経の支配領域に神経症状が起こり, 進行すると母指球筋の萎縮が生じる.
(山本　卓, 下条文武:透析アミロイドーシスはどんな症状？ どうして手根管症候群になるの？ 透析ケア 11:54-55, 2005[20]より一部改変)

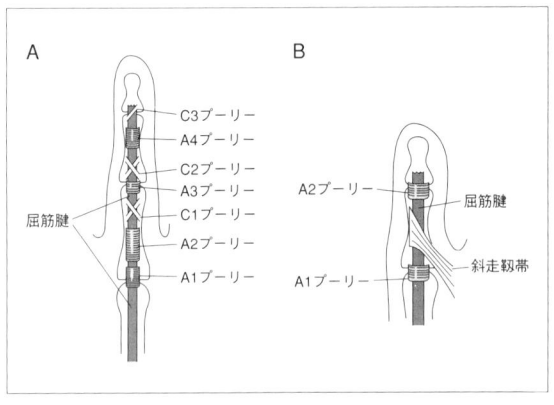

図6 屈筋腱と靱帯性腱鞘
A:手指の靱帯性腱鞘, B:母指の靱帯性腱鞘
(澤泉卓哉:ばね指（弾撥指）の診断と治療. 痛みと臨床 6:45-50, 2006[21]より引用)

靱帯性腱鞘からなり, 構造上の特徴から靱帯性腱鞘は滑車（プーリー）と呼ばれている（**図6**）[21]. 透析患者にみられるばね指では, 手指屈筋の腱にアミロイドが沈着することにより, 中手指節間関節（metacarpophalangeal joint:MP 関節）掌側にある A1 プーリーに狭窄が生じ, 円滑な屈伸運動が困難となる. 局所の安静や副腎皮質ステロイドの注入などの保存的療法で改善がなく, 痛みや日常生活に支障をきたす場合は手術適応となる. A1 プーリーを中心とした狭窄部分を切開することで, 円滑な屈筋腱の動きが可能となる.

3 肩関節周囲炎

　肩峰下滑液包および上腕二頭筋滑液鞘にアミロイドが沈着することにより肩の痛みが生じると考えられている[22]. 肩の痛みは仰臥位で強く, 透析中や夜間に増悪し, 坐位により改善することが多い. 手術療法として, 烏口肩峰靱帯と肩峰下滑液包の切除を行う.

4 骨嚢胞

　手根骨, 上腕骨骨頭, 大腿骨骨頭, 臼蓋などの関節近傍に好発することが知られている. **図7**に長期透析患者（透析歴 31 年）の上腕骨骨頭に生じた骨嚢胞を示す. 単純 X 線写真では, 境界明瞭な骨透亮像として認められる. 骨周囲組織に, アミロイド沈着に伴う炎症性肉芽が形成され, 炎症が骨へと波及し, 皮質骨を破壊し, 嚢胞を形成すると考えられている[23]. アミロイド骨嚢胞の多くは無症状であるが, 経過とともに増大し, 滑膜炎を生じたり, 骨脆弱化が生じると痛みを感じるようになる. 進行して骨折を生じる可能性がある場合は, 自家骨や人工骨を充填する.

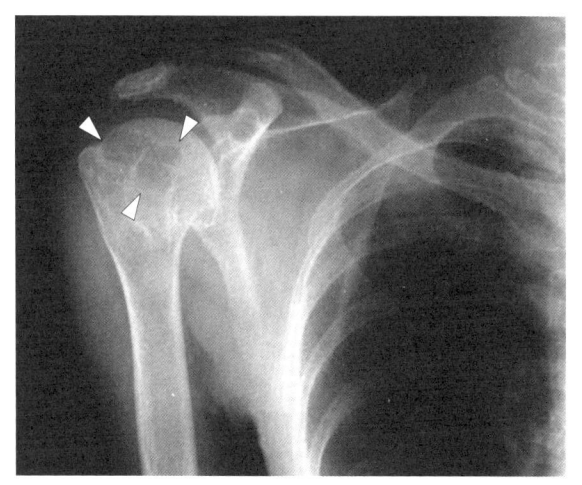

図7 透析歴31年の患者に生じた骨嚢胞
右上腕骨骨頭に境界明瞭な骨透亮像（矢頭）を呈している．

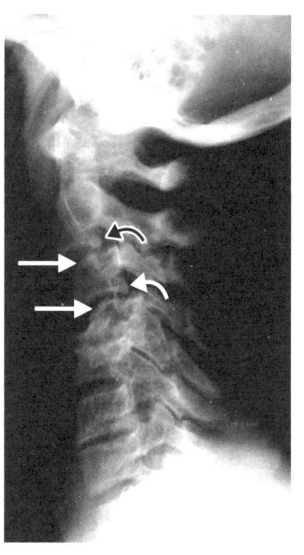

図8 透析歴15年の患者に生じたDSA
椎間板腔の狭小化，椎体終板のびらん，すべり症（黒曲矢印，白曲矢印），椎体隅角の骨吸収像（白直矢印）が認められる．
(Kiss E, et al. Am J Roentgenol 185：1460-1467, 2005[26]より引用)

5 破壊性脊椎関節症（destructive spondyloarthropathy：DSA）

　DSAは，Kuntzら[24]により報告された長期透析患者にみられる脊椎病変である．靱帯の骨付着部にアミロイドの沈着および靱帯付着部炎が生じ，骨破壊と椎体の不安定性を引き起こす．好発部位は頸椎に圧倒的に多く約90％であり，腰椎，胸椎がこれに次ぐ．頸椎，腰椎では前彎のある下位，胸椎では後彎の中心部位に生じやすい[25]．

　単純X線写真では，椎体隅角のびらん，椎間板腔の狭小化，骨棘形成を伴わない椎体終板のびらんが特徴で，病変が進行すると椎体亜脱臼やすべり症，椎体間自然癒合を発症することがある（図8）[26]．骨破壊をきたすことがあり感染との鑑別が重要であるが，感染ではMRIのT2強調画像で高信号を呈するのに対し，DSAでは低信号を呈することが多い[27]．

　臨床的には，無症状や局所の鈍痛程度の軽度なものが多いが，進行すると神経根症状や脊髄症をきたす．保存的加療が中心となるが，病変が進行し神経症状を呈する場合は手術療法を必要とし，病態に応じて除圧術や固定術を行う．

6 消化管病変

　透析アミロイドーシスは骨関節障害として観察されることが多いが，透析期間が10年以上の長期透析患者では，消化管にもβ_2ミクログロブリン由来のアミロイド蛋白が沈着し，症状を呈することがある．沈着範囲は舌から大腸に及び，血管壁や固有筋層にアミロイドの沈着を認める．消化管出血，腸管虚血，イレウスや腸管の拡張を伴った消化管の運動障害，吸収不良，穿孔，下痢などを合併することが報告されている[28,29]．

IV 透析アミロイドーシスの予防と治療

　透析アミロイドーシス発症の必要条件として，長期間にわたりβ_2ミクログロブリンが体内に蓄積することが挙げられる．したがって，β_2ミクログロブリンの十分な除去と産生減少を目指した透

第9章 透析アミロイドーシス

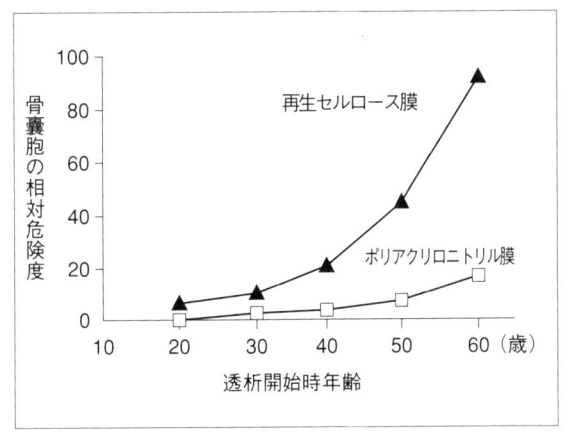

図9 透析膜と透析開始時年齢による骨囊胞の相対危険度
透析開始年齢が20歳でポリアクリロニトリル使用の相対危険度を1として算出．
（van Ypersele de Strihou C, et al. Kidney Int 39：1012-1019, 1991[15]を元に作成）

析治療を行い，β_2ミクログロブリンの蓄積を予防することが重要である．透析患者では，透析療法を行っていてもβ_2ミクログロブリンが1年間に51～111g体内に蓄積するとの報告もあり[30]，β_2ミクログロブリンを十分に除去することは容易ではない．血液浄化膜を含めた透析の方法を工夫することにより，β_2ミクログロブリンをより効果的に除去することが可能となる．

1 血液透析療法

1 血液浄化膜

high-flux膜は，low-flux膜よりもβ_2ミクログロブリンをより多く除去することが示されており[31]，透析アミロイドーシスの予防に有効と考えられる．透析歴5年以上の患者に対する後向きの研究では，ポリアクリロニトリル膜で治療した患者は，再生セルロース膜で治療した患者よりも骨囊胞発症のリスクが低いことが報告されている（図9）[15]．また，high-flux膜の使用によりCTSの発症が抑制され，生命予後が改善したことが報告されており[32]，high-flux膜による透析はlow-flux膜よりも透析アミロイドーシスの予防に有用であると考えられる．

2 生体適合性

血液が透析膜などの治療材料と接すると，生体にさまざまな反応が生じる．この際の生体への影響を基に材料の安全性を評価する概念を生体適合性という．生体適合性の悪い材料と血液が接すると，補体の活性化や白血球の減少，サイトカインの産生をきたし，β_2ミクログロブリンが産生される．一般的に合成高分子膜は生体適合性がよいと考えられており，生体適合性のよい透析膜を用いた患者では，透析アミロイドーシスの症状の抑制[33]，血清β_2ミクログロブリンの上昇の抑制[34]，骨囊胞の発症の抑制[15]などが認められることが報告されている．

2 血液濾過（hemofiltration：HF），血液濾過透析（hemodiafiltration：HDF）

血液濾過法は，β_2ミクログロブリンを含めた中～大分子量物質をより強力に除去することが可能なため，透析アミロイドーシスの予防に有効と考えられている．日本透析医学会の統計調査報告[35]では，透析アミロイドーシスの症状悪化に対する治療効果をみた場合，通常の血液浄化膜を使用した血液透析の相対危険度を1とすると，off-line HDF，on-line HDF，push/pull HDF，β_2ミクログロブリン吸着カラムを用いた透析はそれぞれ0.117，0.013，0.017，0.054ときわめて低く，これらの治療法は透析アミロイドーシスの予防に有効と考えられる（表2）．また，Locatelliら[36]は，HDFやHFを受けている患者は血液透析を受けている患者よりもCTSのリスクが42%低く，HDFやHFはCTSの手術を遅らせるのに有効であると報告している．

3 透析液の清浄化

透析液中のエンドトキシンが微細炎症を引き起こし，透析アミロイドーシスの進展に関与していると考えられ，透析液の清浄化は透析アミロイドーシスの予防につながると考えられる．清浄化された透析液の使用により，CTSの発症が有意

表2 透析アミロイドーシスに対する治療法の治療効果

治療方法	相対危険度	95%信頼区間	p値
血液透析（通常膜）	1.000	対照	対照
血液透析（ハイパフォーマンス膜）	0.489	0.349〜0.685	0.0001
血液透析濾過（off-line）	0.117	0.061〜0.224	0.0001
血液透析濾過（on-line）	0.013	0.002〜0.081	0.0001
オリジナル push/pull HDF	0.017	0.001〜0.276	0.0041
$β_2$MG 吸着カラムを用いた血液透析	0.054	0.013〜0.221	0.0001

(Nakai S, et al. Am J Kidney Dis 38：S212-S216, 2001[35]より引用)

表3 リクセル®の保険適用項目

1. 手術または生検により，$β_2$ミクログロブリンによるアミロイド沈着が確認されている
2. 透析歴が10年以上であり，以前に手根管開放術を受けている
3. 画像診断により骨囊胞像が認められる

に抑制されたことが報告されている[37]．

4 透析時間

透析時間は$β_2$ミクログロブリンの除去と関連すると考えられ，長時間透析は$β_2$ミクログロブリン値を低下させる可能性がある[38]．4時間（低血流量200 mL/分）透析のほうが2時間（高血流量400 mL/分）透析よりも$β_2$ミクログロブリンを低下させることや[39]，長時間（8時間，週6回）透析のほうが通常（4時間，週3回）透析よりも$β_2$ミクログロブリンを除去することが報告されている[40]．

5 $β_2$ミクログロブリン吸着カラム

$β_2$ミクログロブリン除去用の吸着型血液浄化器であるリクセル®は，多孔質セルロースビーズの表面の細孔による分子ふるい効果と疎水性相互作用により，$β_2$ミクログロブリンを選択的に吸着除去する．HD時に，回路に直列に接続して使用する．

保険上の適用基準は，「関節痛を伴う透析アミロイド症であって，以下（表3）の1〜3までのいずれの要件も満たしている患者に対して，人工腎臓（HDに限る）を行う際に用いた場合に，初回の使用日から1年を限度として算定される」と定義されている．一旦使用を中止した後に再び疼痛などの症状の出現を認めた場合は，以下（表3）の2および3の要件を満たすことを確認した場合に限り，さらに1年を限度として算定できる．

リクセル®の使用により，ADL，関節痛，夜間覚醒，つまみ力の改善など透析アミロイドーシスによる臨床症状の改善や，血中$β_2$ミクログロブリンの低下，X線所見における骨囊胞の増加の抑制などが報告されている[41,42]．副作用として体外循環血漿量の増加が原因と考えられる血圧低下や貧血がみられることがあるが，リクセル®を容量の小さいサイズに変更することで副作用が軽減する[43]．

6 保存的治療

透析アミロイドーシスによる症状を改善するために，骨，関節痛に対して対症的に非ステロイド系消炎鎮痛薬が使用される．また，少量の副腎皮質ステロイドは関節痛に対する効果が認められているが，長期的な使用は骨障害を促進するために回避する必要がある[44]．

7 外科的治療

罹患部位や症状の程度に応じて外科的治療が選択される．CTSには手根管開放術，神経剝離術

が，DSAには椎体固定術や除圧術などが行われる．手術に際しては，長期透析患者が対象となることが多く，一般的にハイリスクであることやアミロイドの沈着が持続することから，中長期的には病状の再発や進行があることなどを考慮したうえで手術を検討する必要がある．

V 腹膜透析（peritoneal dialysis：PD）と透析アミロイドーシス

PD患者では，β_2ミクログロブリンの除去は残存腎機能に依存するところが大きい．β_2ミクログロブリンの総クリアランスの約6〜7割が残存腎機能によるという報告[45,46]や，血清β_2ミクログロブリンと残存腎機能に逆相関の関係がみられるとの報告[47,48]があり，PDにおける透析アミロイドーシスの管理には残存腎機能の保持が重要と考えられる．残存腎機能の保持という点で，PDはHDよりも優れていることが示されている[49]．

PDとHDによるβ_2ミクログロブリンのクリアランスの優位性については，以前はPDのほうが優れていると報告されていたが，近年ではHDのほうが優れていることが報告されている[45,47]．この結果についてEvenepoelら[45]は，以前はlow-flux膜を使用した報告が中心であったのに対し，近年ではβ_2ミクログロブリンの除去に優れるhigh-flux膜を使用するようになったことによると考察している．

アミロイドの組織への沈着について，HD患者とPD患者での優劣は，現在のところ明らかではない．透析導入時の年齢と透析期間をあわせてHDとPD患者の組織アミロイドの沈着を観察した剖検例での検討では，両群でアミロイドの沈着の有無に有意差はなかったことが示され[50]，また，高性能膜を使用しているHD患者とPD患者で，透析アミロイドーシスの指標として棘上筋腱の肥厚を比較した検討では，両群とも健常人よりも肥厚の程度が大きかったが，HD患者とPD患者の間では差がなかったことが示された[51]．

PD患者の多くは数年でHDに移行するため，PD患者において透析アミロイドーシスの所見を認めることは少ない[52]．そのため，PDにおける透析アミロイドーシスの長期的な評価は容易でなく，報告も少ない．

VI 腎移植と透析アミロイドーシス

腎移植は，腎機能低下によるβ_2ミクログロブリンの蓄積や腎不全状態を改善し，透析アミロイドーシスの進展を抑制する．この病態における有効な治療法である．腎移植によって血清β_2ミクログロブリンは正常化し，関節痛などの透析アミロイドーシスの臨床症状は多くの患者で急速に改善する[53,54]．臨床症状の改善には，β_2ミクログロブリンのクリアランスの上昇，生体適合性の悪い治療材料の中止，腎不全自体の改善による酸化ストレスの軽減，ステロイドを中心とした免疫抑制剤の使用などが関与していると考えられる．

腎移植後は，透析アミロイドーシスの既存の病変は持続し，組織へのアミロイドの沈着も長期間残存するが，病変の進展は抑制される．多くの透析患者で骨嚢胞は徐々に増大および増加するが，腎移植後の患者では骨嚢胞は変化しないことが報告され[55]，一部には骨嚢胞が縮小する症例[54]も報告されている．アミロイドの組織沈着は長期間残存することが報告されており，Jadoulら[56]は透析アミロイドーシスの所見のある患者が，腎移植後の推算糸球体濾過量50 mL/分/1.73 m^{2}程度と比較的良好な腎機能で推移していたにもかかわらず，腎移植の約20年後も依然としてアミロイドの沈着が存在していたことを報告している．

移植後透析再導入になった患者では，急速に透析アミロイドーシスが進行することが知られており，注意が必要である．

文献

1) Warren DJ, Otieno LS : Carpal tunnel syndrome in patients on intermittent haemodialysis. Postgrad Med J 51 : 450-452, 1975
2) Assenat H, Calemard E, Charra B, et al. : Hemodialysis : carpal tunnel syndrome and amyloid substance. Nouv Press Med 9 : 1715, 1980
3) Gejyo F, Yamada T, Odani S, et al. : A new form of amyloid protein associated with chronic hemodialysis

文献

was identified as beta 2-microglobulin. Biochem Biophys Res Commun 129 : 701-706, 1985

4) Gejyo F, Homma N, Suzuki Y, et al. : Serum levels of beta 2-microglobulin as a new form of amyloid protein in patients undergoing long-term hemodialysis. N Engl J Med 314 : 585-586, 1986

5) Yamamoto S, Yamaguchi I, Hasegawa K, et al. : Glycosaminoglycans enhance the trifluoroethanol-induced extension of beta 2-microglobulin-related amyloid fibrils at a neutral pH. J Am Soc Nephrol 15 : 126-133, 2004

6) Yamaguchi I, Suda H, Tsuzuike N, et al. : Glycosaminoglycan and proteoglycan inhibit the depolymerization of beta2-microglobulin amyloid fibrils in vitro. Kidney Int 64 : 1080-1088, 2003

7) 内木宏延:透析アミロイドーシス発症の分子機構.医学のあゆみ 229 : 377-383, 2009

8) Ookoshi T, Hasegawa K, Ohhashi Y, et al. : Lysophospholipids induce the nucleation and extension of beta2-microglobulin-related amyloid fibrils at a neutral pH. Nephrol Dial Transplant 23 : 3247-3255, 2008

9) Jadoul M, Garbar C, Noël H, et al. : Histological prevalence of beta 2-microglobulin amyloidosis in hemodialysis : a prospective post-mortem study. Kidney Int 51 : 1928-1932, 1997

10) Garbar C, Jadoul M, Noël H, et al. : Histological characteristics of sternoclavicular beta 2-microglobulin amyloidosis and clues for its histogenesis. Kidney Int 55 : 1983-1990, 1999

11) Miyata T, Inagi R, Iida Y, et al. : Involvement of beta 2-microglobulin modified with advanced glycation end products in the pathogenesis of hemodialysis-associated amyloidosis. Induction of human monocyte chemotaxis and macrophage secretion of tumor necrosis factor-alpha and interleukin-1. J Clin Invest 93 : 521-528, 1994

12) Miyata T, van Ypersele de Strihou C, Kurokawa K, et al. : Alterations in nonenzymatic biochemistry in uremia : origin and significance of "carbonyl stress" in long-term uremic complications. Kidney Int 55 : 389-399, 1999

13) 伊豆原優子, 宮田敏男:透析アミロイドーシスの発症機序.腎と透析 62 : 161-167, 2007

14) Otsubo S, Kimata N, Okutsu I, et al. : Characteristics of dialysis-related amyloidosis in patients on haemodialysis therapy for more than 30 years. Nephrol Dial Transplant 24 : 1593-1598, 2009

15) van Ypersele de Strihou C, Jadoul M, Malghem J, et al. : Effect of dialysis membrane and patient's age on signs of dialysis-related amyloidosis. The Working Party on Dialysis Amyloidosis. Kidney Int 39 : 1012-1019, 1991

16) Schoels M, Jahn B, Hug F, et al. : Stimulation of mononuclear cells by contact with cuprophan membranes : further increase of beta 2-microglobulin synthesis by activated late complement components. Am J Kidney Dis 21 : 394-399, 1993

17) Gejyo F, Kimura H, Suzuki S, et al. : Apolipoprotein E and alpha 1-antichymotrypsin in dialysis-related amyloidosis. Kidney Int Suppl 62 : S75-S78, 1997

18) Omori K, Kazama JJ, Song J, et al. : Association of the MCP-1 gene polymorphism A-2518G with carpal-tunnel syndrome in hemodialysis patients. Amyloid 9 : 175-182, 2002

19) 吉田 綾, 奥津一郎, 浜中一輝:手根管症候群はなぜしびれるの? なぜ痛いの? 透析ケア 12 : 558-559, 2006

20) 山本 卓, 下条文武:透析アミロイドーシスはどんな症状? どうして手根管症候群になるの? 透析ケア 11 : 54-55, 2005

21) 澤泉卓哉:ばね指(弾撥指)の診断と治療.痛みと臨床 6 : 45-50, 2006

22) Nakazawa R, Hamaguchi K, Hosaka E, et al. : Synovial amyloidosis of beta 2-microglobulin type in patients undergoing long-term hemodialysis. Nephron 44 : 379-380, 1986

23) 小川洋史, 斉藤 明, 石黒直樹:骨嚢胞性病変形成のメカニズムについて.臨床透析 10 : 77-82, 1994

24) Kuntz D, Naveau B, Bardin T, et al. : Destructive spondylarthropathy in hemodialyzed patients. A new syndrome. Arthritis Rheum 27 : 369-375, 1984

25) 圓尾宗司:破壊性脊椎関節症(DSA).透析アミロイドーシスと骨・関節障害.圓尾宗司, 井上聖士, 楊 鴻生(編集), 南江堂, 東京, pp55-78, 2002

26) Kiss E, Keusch G, Zanetti M, et al. : Dialysis-related amyloidosis revisited. Am J Roentgenol 185 : 1460-1467, 2005

27) Theodorou DJ, Theodorou SJ, Resnick D : Imaging in dialysis spondyloarthropathy. Semin Dial 15 : 290-296, 2002

28) Dulgheru EC, Balos LL, Baer AN : Gastrointestinal complications of beta2-microglobulin amyloidosis : a case report and review of the literature. Arthritis Rheum 53 : 142-145, 2005

29) Jimenez RE, Price DA, Pinkus GS, et al. : Development of gastrointestinal beta2-microglobulin amyloidosis correlates with time on dialysis. Am J Surg Pathol 22 : 729-735, 1998

30) Dember LM, Jaber BL : Dialysis-related amyloidosis : late finding or hidden epidemic? Semin Dial 19 : 105-109, 2006

31) Eknoyan G, Beck GJ, Cheung AK, et al. : Effect of dialysis dose and membrane flux in maintenance hemodialysis. N Engl J Med 347 : 2010-2019, 2002

32) Koda Y, Nishi S, Miyazaki S, et al. : Switch from conventional to high-flux membrane reduces the risk of carpal tunnel syndrome and mortality of hemodialysis patients. Kidney Int 52 : 1096-1101, 1997

33) Schiffl H, Fischer R, Lang SM, et al. : Clinical manifestations of Aβ-amyloidosis : effects of biocompatibility and flux. Nephrol Dial Transplant 15 : 840-845, 2000

文献

34) Hakim RM, Wingard RL, Husni L, et al.: The effect of membrane biocompatibility on plasma beta 2-microglobulin levels in chronic hemodialysis patients. J Am Soc Nephrol 7: 472-478, 1996

35) Nakai S, Iseki K, Tabei K, et al.: Outcomes of hemodiafiltration based on Japanese dialysis patient registry. Am J Kidney Dis 38: S212-S216, 2001

36) Locatelli F, Marcelli D, Conte F, et al.: Comparison of mortality in ESRD patients on convective and diffusive extracorporeal treatments. Kidney Int 55: 286-293, 1999

37) Baz M, Durand C, Ragon A, et al.: Using ultrapure water in hemodialysis delays carpal tunnel syndrome. Int J Artif Organs 14: 681-685, 1991

38) Leypoldt JK: Kinetics of beta2-microglobulin and phosphate during hemodialysis: effects of treatment frequency and duration. Semin Dial 18: 401-408, 2005

39) Skroeder NR, Jacobson SH, Holmquist B, et al.: Beta2-microglobulin generation and removal in long slow and short fast hemodialysis. Am J Kidney Dis 21: 519-526, 1993

40) Raj DS, Ouwendyk M, Francoeur R, et al.: Beta (2)-microglobulin kinetics in nocturnal haemodialysis. Nephrol Dial Transplant 15: 58-64, 2000

41) Abe T, Uchita K, Orita H, et al.: Effect of beta (2)-microglobulin adsorption column on dialysis-related amyloidosis. Kidney Int 64: 1522-1528, 2003

42) Gejyo F, Kawaguchi Y, Hara S, et al.: Arresting dialysis-related amyloidosis: a prospective multicenter controlled trial of direct hemoperfusion with a beta2-microglobulin adsorption column. Artif Organs 28: 371-380, 2004

43) 下条文武, 天野 泉, 中澤了一, 他: β_2 ミクログロブリン吸着器リクセル S-15 および S-35 の臨床検討 (他施設共同研究). 透析会誌 36: 117-123, 2003

44) 下条文武: 透析アミロイドーシスの予防と治療戦略. 医学のあゆみ 229: 388-392, 2009

45) Evenepoel P, Bammens B, Verbeke K, et al.: Superior dialytic clearance of beta (2)-microglobulin and p-cresol by high-flux hemodialysis as compared to peritoneal dialysis. Kidney Int 70: 794-799, 2006

46) Bammens B, Evenepoel P, Verbeke K, et al.: Removal of middle molecules and protein-bound solutes by peritoneal dialysis and relation with uremic symptoms. Kidney Int 64: 2238-2243, 2003

47) Tielemans C, Dratwa M, Bergmann P, et al.: Continuous ambulatory peritoneal dialysis vs haemodialysis: a lesser risk of amyloidosis? Nephrol Dial Transplant 3: 291-294, 1998

48) Catizone L, Cocchi R, Fusaroli M, et al.: Relationship between plasma beta 2-microglobulin and residual diuresis in continuous ambulatory peritoneal dialysis and hemodialysis patients. Perit Dial Int 13: S523-S526, 1993

49) Marrón B, Remón C, Pérez-Fontán M, et al.: Benefits of preserving residual renal function in peritoneal dialysis. Kidney Int Suppl 108: S42-S51, 2008

50) Jadoul M, Garbar C, Vanholder R, et al.: Prevalence of histological beta2-microglobulin amyloidosis in CAPD patients compared with hemodialysis patients. Kidney Int 54: 956-959, 1998

51) Dervisoglu E, Anik Y, Erdogan S, et al.: Beta2-microglobulin amyloidosis in hemodialysis and peritoneal dialysis patients. Ther Apher Dial 12: 306-310, 2008

52) Nomoto Y, Kawaguchi Y, Ohira S, et al.: Carpal tunnel syndrome in patients undergoing CAPD: a collaborative study in 143 centers. Am J Nephrol 15: 295-299, 1995

53) Mourad G, Argilés A: Renal transplantation relieves the symptoms but does not reverse beta 2-microglobulin amyloidosis. J Am Soc Nephrol 7: 798-804, 1996

54) Tan SY, Irish A, Winearls CG, et al.: Long term effect of renal transplantation on dialysis-related amyloid deposits and symptomatology. Kidney Int 50: 282-289, 1996

55) Bardin T, Lebail-Darné JL, Zingraff J, et al.: Dialysis arthropathy: outcome after renal transplantation. Am J Med 99: 243-248, 1995

56) Labriola L, Garbar C, Jadoul M: Persistence of beta2-microglobulin amyloidosis 20 years after successful kidney transplantation. Am J Kidney Dis 50: 167-168, 2007

索 引

〔A〕

ABO 血液型不適合移植 …………………… 78
absorption …………………………………… 47
ACORD 試験 ………………………………… 167
activated clotting time：ACT …………… 52
activated partial thromboplastin time：aPTT
 ………………………………………………… 52
ADEMEX study ……………………… 23, 24
adequacy of dialysis ……………………… 53
advanced glycation end-product：AGE …… 17
AGE 濃度 …………………………………… 18, 19
alfacalcidol ………………………………… 113
APD ……………………………………………… 16
arteriovenous fistula：AVF ……………… 59
arteriovenous graft：AVG ……………… 59
asymmetrical dimethylargine：ADMA
 ……………………………………………… 152, 153
Atrium® ……………………………………… 58
AU-rich binding factor 1：AUF1 ……… 108
Australian and New Zealand Dialysis and
 Transplant（ANZDATA）Registry ……… 65
automated peritoneal dialysis：APD …… 16, 17
azathiopurine：Az ……………………… 72, 84

〔B〕

β₂ミクログロブリン
 ………………… 51, 66, 136, 176, 181, 182, 184
β₂ミクログロブリン吸着カラム ………… 183
Banff 分類 …………………………………… 85
BIA 法 ………………………………………… 97
bioelectrical impedance analysis ………… 97
BK ウイルス腎症 ……………………………… 88

body mass index：BMI ……………………… 97
borderline change ………………………… 86

〔C〕

Ca-PTH 相関曲線 …………………………… 107
CA125 ………………………………………… 19
calcineurin inhibitor：CNI ……………… 72
calcitriol …………………………………… 113
Canada-USA Peritoneal Dialysis Study：
 CANUSA study ……………………… 23, 25, 26
cardio-renal anemia syndrome, CRA 症候群
 ……………………………………………… 162, 166
Cardiovascular and Renal Drugs Advisory
 Committee：CRDAC …………………… 170
cardiovascular disease：CVD …………… 162
carpal tunnel syndrome：CTS ………… 176
Ca 感受受容体 ……………………………… 105
CCPD …………………………………………… 16
CHOIR 試験 ……………………… 163, 165, 167, 169
chronic kidney disease：CKD ……………… 2
CKD-Mineral and Bone Disorder：CKD-MBD
 ……………………………… 91, 104, 119, 130, 137, 139
CNI …………………………………………… 87
continuous ambulatory peritoneal dialysis：
 CAPD ……………………………………… 16
continuous cyclic peritoneal dialysis：CCPD
 ……………………………………………… 16, 17
continuous quality improvement …………… 9
coronary artery calcification score：CACS …… 113
CREATE 試験 …………………… 163, 165, 167, 168, 169
CsA …………………………………………… 83
CVD ……………………………………… 119, 167

索　引

〔D〕

D/D0 比 ……………………………………… 14
D/P 比 ………………………………………… 14
darbepoetin ………………………………… 171
De Jager-Krough 現象 ……………………… 64
destructive spondyloarthropathy：DSA
　………………………………………… 177, 181
DEXA 法 ……………………………………… 97
dialysis disequilibrium syndrome …………… 61
DOPPS ………………………………… 65, 138, 158
doxercalciferol ……………………………… 115
dual-energy X-ray absorptiometry ………… 97

〔E〕

EB ウイルス感染症 …………………………… 89
empiric therapy ……………………………… 27
encapsulating peritoneal sclerosis：EPS
　………………………………………… 5, 25, 37
EPS 前期 ……………………………………… 38
equilibrated Kt/V …………………………… 54
erythropoiesis stimulating agent：ESA
　………………………………………… 153, 162
ethylene vinyl alcohol ……………………… 51
expanded polytetrafluoroethylene：ePTFE
　……………………………………………… 58

〔F〕

falecalcitriol ………………………………… 113
FDA Alert …………………………………… 170
fibroblast growth factor 23：FGF23 …… 110, 129
filtration ……………………………………… 47
frequently and short time PET：fast PET …… 15

〔G〕

Gcm-2 遺伝子 ……………………………… 105
GDP 濃度 …………………………………… 18

Geriatric nutritional risk index：GNRI ……… 98
glucose degradation product：GDP ………… 17
GNRI ………………………………………… 99
GRADE システム …………………………… 139

〔H〕

Hb cycling …………………………………… 170
Hb variability（Hb-Var）…………………… 170
hemodiafiltration：HDF ………………… 47, 48
hemodialysis：HD …………………………… 47
Hemodialysis（HEMO）Study ……………… 55
hemofiltration：HF ……………………… 47, 48
heparin-induced thrombocytopenia：HIT …… 53
home hemodialysis：HHD …………………… 5
Hong Kong study ……………………… 23, 24, 25

〔I〕

IF/TA ………………………………………… 86
IgA 腎症 ……………………………………… 88
Incremental PD ……………………………… 2
informed consent …………………………… 9
integrated renal replacement therapy ……… 2
Integrative care ……………………………… 9
Intention to Treat（ITT）解析 …………… 169
intermittent peritoneal dialysis：IPD ……… 16
International Society of Peritoneal Dialysis：
　ISPD ……………………………………… 26
interstitial fibrosis and tubular atrophy：IF/TA
　……………………………………………… 83
ISPD ガイドライン ………………………… 27

〔J〕

JSDT ガイドライン …………………… 138, 140

〔K〕

K/DOQI ガイドライン ………………… 24, 137, 140

Kaposi 肉腫 …………………………………… 90
KDIGO ガイドライン ……………………… 139
Kidney Disease：Improving Global Outcomes
　（KDIGO）…………………………… 104, 131
Kiil 型透析装置 ……………………………… 46
Kt/V ……………………………………… 22, 54

〔L〕

left ventricular mass index：LVMI …… 166, 168
left ventricular volume index：LVVI ………… 166
low molecular weight heparin：LMWH ……… 53

〔M〕

macrophage colony-stimulating factor：M-CSF
　………………………………………………… 105
malnutrition-inflammation complex syndrome
　………………………………………………… 96
malnutrition-inflammation score：MIS ……… 98
malnutrition-inflammation-atherosclerosis
　syndrome ……………………………… 66, 96
maxacalcitol …………………………………… 114
mesothelium …………………………………… 12
methicillin-resistant staphylococcus aureus：
　MRSA ……………………………………… 32
MEX Study …………………………………… 25
MIA 症候群 …………………………………… 96
MICS …………………………………………… 96
MIS ……………………………………………… 99
mizoribine：MZR …………………………… 72
MMF …………………………………………… 84
modality ………………………………………… 4
mycophenolate mofetil：MMF ……………… 72
MZR …………………………………………… 84

〔N〕

n-3 系脂肪酸 ………………………………… 101

n-6 系脂肪酸 ………………………………… 101
National Cooperative Dialysis Study：NCDS
　………………………………………………… 55
National Kidney Foundation-Dialysis Outcome
　Quality Initiative：NKF-DOQI ………… 23, 56
NECOSAD（Netherlands Cooperative Study on
　the Adequacy of Dialysis）-2 study ………… 24
new onset diabetes mellitus after transplanta-
　tion：NODAT ……………………………… 90
NFκB 活性化受容体リガンド ……………… 105
nocturnal hemodialysis：NHD ……………… 64
nocturnal peritoneal dialysis：NPD ……… 16, 17
Normal Hematocrit Study ……………… 163, 169
normalized protein catabolic rate：nPCR …… 98
normalized protein nitrogen appearance：
　nPNA ……………………………………… 100
NPD …………………………………………… 16

〔O〕

OKT3 …………………………………………… 84
optimum dialysis ……………………………… 53
osteoprotegerin：OPG ……………………… 105

〔P〕

parathyroidectomy …………………………… 110
paricalcitol …………………………………… 115
PD first ……………………………… 5, 22, 25, 26
PD holiday ……………………………………… 5
PD last ………………………………………… 5
percutaneous transluminal angioplasty：PTA
　………………………………………………… 61
permanent vascular catheter：PVC ………… 60
PET …………………………………………… 14
PEW …………………………………………… 96
Phalen 徴候 …………………………………… 179
polyacrylonitrile ……………………………… 51

polyester polymer alloy ……………………… 51
polymethylmethacrylate ……………………… 51
polysulfone ……………………………………… 51
polyurethane 製人工血管 …………………… 58
posttransplant lymphoproliferative disorder：
　PTLD ……………………………………… 89
preemptive renal transplantation：PET ……… 5
protein catabolic rate：PCR ………………… 66
protein-energy wasting：PEW ………… 66, 96
PTH ……………………………………… 140
PTH mRNA …………………………………… 108
PTH 断片化 …………………………………… 107
PTH フラグメント …………………………… 108
PTLD …………………………………………… 90
pulse pressure：PP …………………………… 154
P 吸着薬 ……………………………………… 144

〔Q〕

quality-adjusted life year：QALY …………… 25

〔R〕

receptor activator of NFκB ligand：RANKL
　………………………………………………… 105
regional blood flow model …………………… 54
RENAAL 試験 ……………………………… 168
renal osteodystrophy：ROD …………… 104, 130

〔S〕

SEASCAN ……………………………………… 171
shared decision making ………………………… 9
Sherrard の 5 型 ……………………………… 130
single-pool Kt/V (spKt/V) …………………… 54
stepwise initiation of peritoneal dialysis using
　Moncrief and Popovich technique：SMAP
　…………………………………………………… 31
subcutaneously fixed superficial artery：SFSA
　…………………………………………………… 59
subjective global assessment：SGA ………… 98
SV40 large T 抗原 …………………………… 88

〔T〕

tacrolimus：Tac ………………………… 72, 83
Tassin's artificial kidney center …………… 64
TCD システム® (JMS) ……………………… 22
temporary vascular catheter：TVC ………… 59
The Dialysis Outcomes and Practice Pattern
　Study：DOPPS …………………………… 56
Thoratec® ……………………………………… 58
tidal peritoneal dialysis：TPD ……………… 17
time averaged concentration of urea：TAC
　urea ……………………………………… 54, 98
Tinel 徴候 …………………………………… 179
TMV 分類 …………………………………… 131
touch contamination ……………… 20, 27, 28, 31
TPD ……………………………………………… 16
trade-off 仮説 ………………………………… 109
TREAT 試験 ………………………………… 171
trial to reduce cardiovascular events with
　aranesp therapy：TREAT ……………… 162
type Ⅱa sodium-dependent phosphate trans-
　porter：NaPi-Ⅱa ………………………… 106

〔U〕

United States Food and Drug Administration：
　FDA ……………………………………… 169
urea reduction rate：URR ……………… 54, 55

〔V〕

vancomycin-resistant enterococci：VRE …… 27
vascular endothelial growth factor：VEGF … 18

索　引

〔W〕

weekly averaged blood pressure：WAB …… 154

〔ア〕

悪性腫瘍 …………………………………… 90
悪性リンパ腫 ……………………………… 90
アザチオプリン …………………………… 72
アミロイドーシス ………………………… 176
アミロイド骨症 …………………………… 136
アメジニウムメチル硫酸塩 ……………… 158
アラキドン酸 ……………………………… 107
アルガトロバン ………………………… 52, 53
アンジオテンシンⅡ受容体阻害薬 ……… 155
アンジオテンシン変換酵素 ……………… 51
アンジオテンシン変換酵素阻害薬 ……… 155
アンチトロンビンⅢ ……………………… 52
アンルーフィング ………………………… 33

〔イ〕

イコデキストリン ………………………… 19
意思決定 …………………………………… 9
意思決定までのプロセス ………………… 8
移植後リンパ球増殖症 …………………… 89
移植手術 …………………………………… 80
移植腎生検 ………………………………… 85
移植腎生着率 ……………………………… 73
異所性石灰 ………………………………… 133
異所性石灰化 ……………………………… 109
1コンパートメントモデル ……………… 54
一過性受容体電位チャネル ……………… 106
一酸化窒素 …………………………… 152, 153
インジゴカルミン ………………………… 40

〔エ〕

栄養障害 …………………………………… 96

エネルギー摂取量 ………………………… 99
エベロリムス ……………………………… 85
炎症期 ……………………………………… 38
エンドトキシン …………………………… 177

〔オ〕

横隔膜交通症 ……………………………… 39
黄色ブドウ球菌 ………………………… 28, 33
オステオプロテジェリン ………………… 105

〔カ〕

改正臓器移植法 …………………………… 77
介入試験 …………………………………… 144
拡散 …………………………………… 13, 46
各治療法の特徴 …………………………… 6
過剰血流 …………………………………… 61
肩関節周囲炎 ……………………………… 180
活性型ビタミンD ………………………… 105
家庭血圧 …………………………………… 154
カテーテル位置異常 ……………………… 35
カテーテル関連感染症 …………………… 31
カテーテル機能異常 ……………………… 35
カテーテル抜去 …………………………… 30
カルシニューリン阻害薬 ……………… 72, 83
簡易型腹膜機能平衡試験 ………………… 15
間欠的腹膜透析 …………………………… 16
観察研究 …………………………………… 144
間質 ………………………………………… 12
完成期 ……………………………………… 38
冠動脈石灰化係数 ………………………… 113

〔キ〕

求心性左室肥大 …………………………… 166
急性T細胞関連拒絶 ……………………… 85
急性拒絶反応 ……………………………… 82
急性抗体関連拒絶 ………………………… 85

索　引

吸着	47
鏡視下腎摘出術	81
局所血流モデル	54
起立性低血圧	157
筋肉痙攣	63

〔ク〕

くり〜んフラッシュ®	21
グリセロール	62
グルコン酸クロルヘキシジン	60

〔ケ〕

経皮的エタノール注入療法	110
経皮的血管形成術	61
血液透析	2, 47
血液透析濾過	47, 48
血液脳関門	61
血液濾過	47, 48
血管石灰化	119
血管痛	61
血管内皮細胞増殖因子	18
血漿交換	78
血漿交換療法	79
血性排液	40
血清プレアルブミン	97
結節性過形成	110
血栓性微小血管障害症	87
限外濾過	47
限外濾過不全	36
原疾患の再発	88
現状	4

〔コ〕

コアグラーゼ陰性ブドウ球菌	27
高Na透析液	50
後希釈法	48

高血圧	89
膠質浸透圧	19
抗体関連拒絶	79
高ナトリウム透析	158
国際腹膜透析学会	26
骨芽細胞	128
骨吸収	128
骨吸収マーカー	131
骨形成	128
骨形成マーカー	131
骨生検	131, 133
骨折	136
骨粗鬆症	133
骨代謝マーカー	131
骨軟化症	134
骨嚢胞	180
骨量測定	133

〔サ〕

最終糖化産物	17
再生セルロース膜	50, 51
在宅血液透析	5
サイトメガロウイルス感染症	89
酢酸	50
酢酸カルシウム	112
左室心筋重量係数	166
左室容積係数	166
残存腎CCr	23
残存腎Kt/V	22
残存腎機能	3, 5, 6, 22, 25

〔シ〕

紫外線殺菌器	21
紫外線殺菌器加算	22
時間平均尿素窒素濃度	54
自己血管内シャント	58, 59

索　引

脂質異常症	90
持続性低血圧	156, 157
持続的周期的腹膜透析	17
至適透析	53
自動腹膜灌流装置加算	22
シドフォビル	88
シナカルセト塩酸塩	91, 116, 141, 142
週当たりの平均血圧	154
修正 trade-off 仮説	110
重炭酸イオン	50
重炭酸透析液	50
主観的包括的アセスメント	98
手根管症候群	176, 178
酒石酸抵抗性酸性フォスファターゼ	131
消化管病変	181
晶質浸透圧	19
腎移植	2, 4, 184
腎移植件数	73
腎移植と透析アミロイドーシス	184
腎移植の歴史	72
真菌	29
心血管合併症	26
心血管系疾患	162
進行期	38
人工血管内シャント	58, 59
心・腎・貧血症候群	162, 163, 166
腎性骨異栄養症	104, 130
腎性貧血	162
浸透	46
浸透圧格差	15
浸透圧勾配	14
浸透圧物質	19
心肥大	166

〔ス〕

スティール症候群	61

〔セ〕

生存率	23
生体適合性	177, 182
正中神経	178
精密濾過	47
生命予後	119, 137, 140, 141, 144
赤血球造血刺激因子製剤	153, 162
セットポイント	106
セベラマー塩酸塩	112
線維芽細胞増殖因子 23	129
線維性骨炎	129, 133
遷延性副甲状腺機能亢進症	116
前希釈法	48
先行的腎移植	5, 79

〔ソ〕

総 Kt/V	22, 24
臓器移植法	75
総クレアチニンクリアランス	23
巣状糸球体硬化症	88
促進急性拒絶反応	82
組織適合性検査	77

〔タ〕

体液量依存性高血圧	152
体液量過剰	152
待機日数	77
タイダル腹膜透析	17
大網巻絡	35
大網固定術	35
大網部分切除	35
ダウングロース	34
タクロリムス	72
脱感作療法	79
短期型バスキュラーカテーテル	58, 59
炭酸カルシウム	112

索　引

炭酸ランタン …………………………… 113
蛋白異化率 ……………………………… 98
蛋白質・エネルギー消耗状態 ………… 66
蛋白質摂取推奨量 ……………………… 100

〔チ〕

中間希釈法 ……………………………… 48
注排液不良 ……………………………… 34
中皮細胞 ………………………………… 12
長期型バスキュラーカテーテル …… 58, 60
腸球菌 …………………………………… 27
腸閉塞期 ………………………………… 38
治療法選択 ……………………………… 5
治療方法 ………………………………… 4

〔テ〕

低Na透析液 ……………………………… 50
低栄養・炎症・動脈硬化 ……………… 66
低分子ヘパリン ………………………… 53
適正透析 ………………………………… 53
出口部感染 ……………………………… 31
出口部ケア ……………………………… 33
出口部評価スコア ……………………… 32
出口部変更術 …………………………… 33

〔ト〕

透析アミロイドーシス ……… 50, 176, 177, 181
透析アミロイドーシスの予防と治療 … 181
透析液Ca濃度 …………………………… 141
透析液の清浄化 ………………………… 182
透析関連低血圧 ………………………… 157
透析困難症 ……………………………… 157
透析時間 ………………………………… 183
透析低血圧 ……………………………… 156
糖尿病 …………………………………… 90
動脈表在化 ……………………………… 59

ドナー適応基準 ………………………… 76
ドナー・レシピエント ………………… 76
ドロキシドパ …………………………… 158
トンネル感染 …………………………… 31

〔ニ〕

Ⅱa型Na-Pi共輸送体 …………………… 106
2コンパートメントモデル …………… 54
二次性副甲状腺機能亢進症 …………… 104
二次性副甲状腺機能亢進症ガイドライン … 116
日本臓器移植ネットワーク ………… 75, 77
乳糜混濁 ………………………………… 40
尿素クリアランス ……………………… 22
尿素除去率 …………………………… 54, 55
尿素動態モデル ………………………… 54

〔ネ〕

熱溶解接続システム …………………… 22
ネフロン数ミスマッチ ………………… 88

〔ノ〕

脳萎縮 …………………………………… 157
脳卒中 ……………………………… 164, 171

〔ハ〕

バイオフィルム ………………………… 28
ハイブリッドPTFE人工血管 ………… 58
破壊性脊椎関節症 ………………… 177, 181
バジリキシマブ ……………………… 72, 84
バッグ交換 ……………………………… 20
ばね指 …………………………………… 179
バンコマイシン耐性腸球菌 …………… 27

〔ヒ〕

ヒアルロン酸 …………………………… 18
ビスフォスフォネート製剤 …………… 91

索　引

ビタミン D ……………………………… 113
ビタミン D_2 …………………………… 115
ビタミン D 応答配列 …………………… 108
ビタミン D 受容体 ……………………… 108
ビタミン D 静注療法 …………………… 114
ビタミン D 製剤 ………………………… 141
脾摘 ………………………………………… 78
被囊期 ……………………………………… 38
被囊性腹膜硬化症 ………………… 5, 25, 37
皮膚癌 ……………………………………… 90
びまん性過形成 ………………………… 110
標準化蛋白窒素出現量 ………………… 100
日和見感染症 ……………………………… 89

〔フ〕

不均衡症候群 ……………………………… 61
腹腔洗浄 …………………………………… 37
副甲状腺過形成 ………………………… 110
副甲状腺機能亢進症 ……………………… 91
副甲状腺摘出術 ………………………… 110
副甲状腺ホルモン ……………………… 129
副腎皮質ステロイド薬 …………………… 84
腹膜 ………………………………………… 37
腹膜 CCr ………………………………… 23
腹膜 Kt/V …………………………… 22, 24
腹膜機能検査 ……………………………… 14
腹膜機能劣化 ……………………………… 25
腹膜休息日 ………………………………… 5
腹膜透過性 …………………………… 15, 37
腹膜透析 ………………………………… 2, 12
腹膜透析ガイドライン ……………… 5, 15
腹膜透析と透析アミロイドーシス …… 184
腹膜劣化 …………………………………… 36
ブドウ糖代謝産物 ………………………… 17
ブドウ糖濃度 ……………………………… 17
プロトコール生検 ………………………… 85

〔ヘ〕

平均蛋白異化率 …………………………… 66
米国食品医薬品庁 ……………………… 169
米国心血管腎薬物諮問委員会 ………… 170
併用療法 …………………………………… 5
ヘパリン ……………………………… 46, 52
ヘパリン起因性血小板減少症 …………… 53
ヘルニア …………………………………… 39

〔ホ〕

包括的腎代替療法 …………………… 2, 3, 5
ボディマス指数 …………………………… 97
ポリオーマウイルス ……………………… 88

〔マ〕

マイコバクテリウム属 …………………… 29
マクロファージコロニー刺激因子 …… 105
慢性移植腎症 ……………………………… 82
慢性拒絶 …………………………………… 83
慢性拒絶反応 ……………………………… 82
慢性腎臓病 …………………………… 2, 162
マンニトール ……………………………… 62

〔ミ〕

ミコフェノール酸モフェチル …………… 72
ミゾリビン ………………………………… 72
ミドドリン塩酸塩 ……………………… 158
ミニモデリング ………………………… 129
脈圧 ……………………………………… 154

〔ム〕

むきんエース ……………………………… 21
無形成骨症 …………………………… 129, 134
無作為化比較試験（Randomized Clinical Trial：RCT）………………………… 141
無酢酸透析液 ……………………………… 50

索　引

〔メ〕

メシル酸ナファモスタット……………… 52, 53
メチシリン耐性黄色ブドウ球菌 …………… 32

〔モ〕

毛細血管 ……………………………………… 12

〔ヤ〕

夜間腹膜透析 ………………………………… 17
夜間連日血液透析 …………………………… 64

〔ヨ〕

腰部斜切開法 ………………………………… 81

〔リ〕

リクセル® …………………………………… 183

リツキシマブ …………………………… 79, 84
リモデリング（再構築）…………… 128, 129
瘤化 …………………………………………… 61
緑膿菌 …………………………………… 28, 32
リン吸着薬 ………………………………… 144
リンパ管 ……………………………………… 13

〔レ〕

レシピエントの選択基準 …………………… 76
レニン・アンジオテンシン系 …………… 152
レニン依存性高血圧 ……………………… 152
連鎖球菌 ……………………………………… 27

〔ロ〕

濾過 ……………………………………… 13, 46, 47

【編著者紹介】

鶴屋和彦（つるや　かずひこ）

1990 年	九州大学医学部卒業
1992 年	松山赤十字病院腎臓内科
2003 年	九州大学大学病院病態機能内科学・助手
2006 年	九州大学大学院包括的腎不全治療学・客員准教授
2011 年	九州大学大学院包括的腎不全治療学・准教授

©2012　　　　　　　　　　　　　　第1版発行　2012年3月31日

包括的腎代替治療

（定価はカバーに表示してあります）

検印省略

編著　　鶴屋和彦
発行者　林　峰子
発行所　株式会社 新興医学出版社
〒113-0033　東京都文京区本郷6丁目26番8号
電話　03（3816）2853　　FAX　03（3816）2895

印刷　三報社印刷株式会社　　ISBN 978-4-88002-716-6　　郵便振替　00120-8-191625

- 本書の複製権・翻訳権・上映権・譲渡権・公衆送信権（送信可能化権を含む）は株式会社新興医学出版社が保有します。
- 本書を無断で複製する行為，（コピー，スキャン，デジタルデータ化など）は，著作権法上での限られた例外（「私的使用のための複製」など）を除き禁じられています。研究活動，診療を含み業務上使用する目的で上記の行為を行うことは大学，病院，企業などにおける内部的な利用であっても，私的使用には該当せず，違法です。また，私的使用のためであっても，代行業者等の第三者に依頼して上記の行為を行うことは違法となります。
- JCOPY 〈(社)出版者著作権管理機構　委託出版物〉
本書の無断複写は著作権法上での例外を除き禁じられています。複写される場合は，そのつど事前に，(社)出版者著作権管理機構（電話 03-3513-6969，FAX03-3513-6979，e-mail：info@jcopy.or.jp）の許諾を得てください。